U0197286

溶酶体贮积病
临床实践指南

Lysosomal Storage Disorders

A Practical Guide

溶酶体贮积病
临床实践指南

Lysosomal Storage Disorders
A Practical Guide

原　著　Atul Mehta
　　　　Bryan Winchester
主　审　王拥军　焉传祝
主　译　任守臣
译　者　（按姓名汉语拼音排序）
　　　　陈　娜（首都医科大学附属北京天坛医院儿科）
　　　　冯卫星（首都医科大学附属北京儿童医院神经内科）
　　　　郭芒芒（首都医科大学附属北京天坛医院儿科）
　　　　任守臣（首都医科大学附属北京天坛医院儿科）
　　　　田亚萍（北京大学国际医院儿科）
　　　　王　蕾（首都医科大学附属北京天坛医院儿科）
　　　　王雅洁（首都医科大学附属北京天坛医院儿科）
　　　　王拥军（首都医科大学附属北京天坛医院神经内科）
　　　　焉传祝（山东大学医学院附属齐鲁医院神经内科）
　　　　姚春美（首都医科大学附属北京天坛医院儿科）

北京大学医学出版社

RONGMEITI ZHUJIBING——LINCHUANG SHIJIAN ZHINAN

图书在版编目（CIP）数据

溶酶体贮积病：临床实践指南/（英）阿图尔·梅塔（Atul Mehta），（英）布莱恩·温彻斯特（Bryan Winchester）原著；任守臣主译. —北京：北京大学医学出版社，2017.11

书名原文：Lysosomal storage disorders：a practical guide

ISBN 978-7-5659-1678-6

Ⅰ．①溶… Ⅱ．①阿… ②布… ③任… Ⅲ．①溶酶体—代谢病—诊疗—指南 Ⅳ．①R58-62

中国版本图书馆 CIP 数据核字（2017）第 240225 号

北京市版权局著作权合同登记号：图字：01-2015-5259

Lysosomal Storage Disorders A Practical Guide，Atul Mehta & Bryan Winchester，ISBN 978-0-470-67087-3

© 2012 by John Wiley & Sons，Ltd.

溶酶体贮积病——临床实践指南

主　　译：任守臣
出版发行：北京大学医学出版社
地　　址：（100191）北京市海淀区学院路 38 号　北京大学医学部院内
电　　话：发行部 010-82802230；图书邮购 010-82802495
网　　址：http://www.pumpress.com.cn
E - mail：booksale@bjmu.edu.cn
印　　刷：中煤（北京）印务有限公司
经　　销：新华书店
责任编辑：高　瑾　武翔靓　　责任校对：金彤文　　责任印制：李　啸
开　　本：787mm×1092mm　1/16　印张：14.5　彩插：4　字数：376 千字
版　　次：2017 年 11 月第 1 版　2017 年 11 月第 1 次印刷
书　　号：ISBN 978-7-5659-1678-6
定　　价：95.00 元

版权所有，违者必究
（凡属质量问题请与本社发行部联系退换）

原著名单

Andrea Ballabio, MD

Director, TIGEM (Telethon Institute of Genetics and Medicine)
Naples, Italy;
Professor, Department of Molecular and Human Genetics
Baylor College of Medicine
Houston, TX, USA;
Jan and Dan Duncan Neurological Research Institute
Texas Children's Hospital
Houston, TX, USA;
Medical Genetics
Department of Pediatrics
Federico II University
Naples, Italy

Michael Beck

Children's Hospital
University of Mainz
Mainz, Germany

David J. Begley, BSc, PhD

Senior Lecturer in Physiology
Kings College London
London, UK

Erik J. Bonten, PhD

Department of Genetics
St. Jude Children's Research Hospital
Memphis, TN, USA

Thomas Braulke, PhD

Department of Biochemistry
Children's Hospital
University Medical Center Hamburg-Eppendorf
Hamburg, Germany

T. Andrew Burrow, MD

Assistant Professor
The Division of Human Genetics
University of Cincinnati Department of Pediatrics and
Cincinnati Children's Hospital Medical Center
Cincinnati, OH, USA

Joe T.R. Clarke, MD, PhD

Professor Emeritus (Pediatrics)
University of Toronto
Toronto, ON, Canada
Professor d'ensiegnement clinique
Centre Hospitalier Universitaire
Sherbrooke, QC, Canada

Jonathan D. Cooper, BSc(Hons), PhD

Professor of Experimental Neuropathology
Pediatric Storage Disorders Laboratory, Neuroscience
Centre for the Cellular Basis of Behaviour
King's Health Partners Centre for Neurodegeneration Research
James Black Centre
Institute of Psychiatry
King's College London
London, UK

Timothy M. Cox, MD, FMedSci

Professor of Medicine
University of Cambridge
Addenbrooke's Hospital
Cambridge, UK

Alessandra d'Azzo, PhD

Member and Endowed Chair
Department of Genetics
St. Jude Children's Research Hospital
Memphis, TN, USA

Robert J. Desnick, PhD, MD
Dean for Genetic and Genomic Medicine
Professor and Chairman Emeritus
Department of Genetics and Genomic Sciences
Mount Sinai School of Medicine
New York, NY, USA

Graciana Diez-Roux
Telethon Institute of Genetics and Medicine
Naples, Italy

Deborah Elstein, PhD
Clinical Research Coordinator
Gaucher Clinic
Shaare Zedek Medical Center
Jerusalem, Israel

Volkmar Gieselmann, MD
Professor of Biochemistry
Institut fuer Biochemie und Molekularbiologie
Rheinische-Friedrich-Wilhelms Universitaet
Bonn, Germany

Roberto Giugliani, MD, PhD
Professor, Department of Genetics,
Federal University of Rio Grande do Sul
Director, WHO Collaborating Centre
Medical Genetics Service, HCPA
Porto Alegre, RS, Brazil

Gregory A. Grabowski, MD
The A. Graeme Mitchell Chair in Human Genetics
Professor and Director, Human Genetics
Cincinnati Children's Hospital Medical Center
University of Cincinnati
Cincinnati, OH, USA

Carla E.M. Hollak, MD, PhD
Internist, Professor of Inherited Metabolic Diseases in Adults
Department of Endocrinology and Metabolism
Academic Medical Center
Amsterdam, The Netherlands

John J. Hopwood, AM, FAA, PhD
Lysosomal Diseases Research Unit
SA Pathology at Women's and Children's Hospital
North Adelaide, SA, Australia

Alastair Kent
Director
Genetic Alliance UK
London, UK

Ingeborg Krägeloh-Mann, MD
Professor of Pediatrics
Director, Pediatric Neurology and
    Developmental Medicine
University Children's Hospital
Tübingen, Germany

Christine Lavery, MBE
Chief Executive
Society for Mucopolysaccharide Diseases
Amersham, Buckinghamshire, UK

Gabor E. Linthorst, MD, PhD
Internist-Endocrinologist
Department of Internal Medicine, Endocrinology and
    Metabolism
Academic Medical Center
Amsterdam, The Netherlands

Dag Malm, MD, PhD
The Tromsø Centre of Internal Medicine (TIS)
Tromsø, Norway

Jeremy Manuel, OBE
Chairman
European Gaucher Alliance
Dursley, Gloucestershire, UK

Atul Mehta
Clinical Director
Lysosomal Storage Disorders Unit
Department of Haematology, University College London
Royal Free Hospital
London, UK

Matthew C. Micsenyi
The Dominick P. Purpura Department of Neuroscience
Albert Einstein College of Medicine
Bronx, NY, USA

Øivind Nilssen
Professor
Department of Clinical Medicine-Medical Genetics
University of Tromsø; Department of Medical Genetics
University Hospital of North-Norway
Tromsø, Norway

Marc C. Patterson, MD, FRACP
Chair, Division of Child and Adolescent Neurology
Professor of Neurology, Pediatrics and
    Medical Genetics
Mayo Clinic
Rochester, MN, USA

Sandra Pohl, PhD

Department of Biochemistry
Children's Hospital
University Medical Center Hamburg-Eppendorf
Hamburg, Germany

Annick Raas-Rothschild, MD

Associate Professor of Genetics
Department of Human Genetics and Metabolic Diseases
Hadassah Hebrew University Medical Center
Ein Kerem
Jerusalem, Israel

Uma Ramaswami, MBBS, MSc, MD, FRCPCH

Consultant Metabolic Paediatrician
The Willink Biochemical Genetics Unit
Genetic Medicine
St Mary's Hospital
Manchester, UK

Arnold J.J. Reuser

Department of Clinical Genetics
Center for Lysosomal and Metabolic Diseases
Erasmus MC University Medical Center
Rotterdam, The Netherlands

Paul Saftig, PhD

Biochemical Institute
Christian-Albrechts-University Kiel
Kiel, Germany

Maurizo Scarpa

Department of Paediatrics
University of Padova
Padova, Italy

Edward H. Schuchman, PhD

Genetic Disease Foundation – Francis Crick Professor
Vice Chairman for Research
Department of Genetics and Genomic Sciences
Mount Sinai School of Medicine
New York, NY, USA

Michael Schwake, PhD

Biochemical Institute
Christian-Albrechts-University Kiel
Kiel, Germany

Hilde Monica F. Riise Stensland, DrSc

Senior Scientist
Department of Medical Genetics
University Hospital of North-Norway
Tromsø, Norway

Ans T. van der Ploeg

Department of Pediatrics
Center for Lysosomal and Metabolic Diseases
Erasmus MC University Medical Center
Rotterdam, The Netherlands

Marie T. Vanier, MD, PhD

Director of Research (Emeritus)
Institut National de la Santé et de la Recherche Médicale
and Hospices Civils de Lyon
Lyon, France

Steven U. Walkley, DVM, PhD

Director, Rose F. Kennedy Intellectual and Developmental
    Disabilities Research Center
Professor of Neuroscience, Pathology and Neurology
Albert Einstein College of Medicine
Bronx, NY, USA

Melissa P. Wasserstein

Department of Genetics and Genomic Sciences
Mount Sinai School of Medicine
New York, NY, USA

David A. Wenger, PhD

Professor of Neurology
Thomas Jefferson University, Jefferson Medical College
Philadelphia, PA, USA

Ruth E. Williams

Department of Paediatric Neurology
Evelina Childrens Hospital
Guy's and St Thomas' NHS Foundation Trust
London, UK

Bryan Winchester

Biochemistry Research Group
UCL Institute of Child Health at Great Ormond Street Hospital
University College London
London, UK

J. Edmond Wraith, MBChB, FRCPCH

Professor of Paediatric Metabolic Medicine
Manchester Academic Health Sciences Centre;
Willink Biochemical Genetics Unit
Royal Manchester Children's Hospital
Manchester, UK

Ari Zimran, MD

Gaucher Clinic
Shaare Zedek Medical Center
The Hebrew University – Hadassah Medical School
Jerusalem, Israel

译者前言

溶酶体贮积病是一组遗传性疾病，目前已经命名的大概有 60 余种，均属于罕见病。了解这样一组疾病，面临许多困难：首先是每种疾病的发病率均比较低，其次是这类疾病从发病的病理生理机制来讲，涉及的分子生物学基础理论比较复杂，范围也比较广，每种疾病都有其独特的病理生理学特点，临床表现也复杂多样。但是，这类疾病的一个共同的特点是，发病以后，病情将持续进展。

就目前的治疗手段来讲，能够改变疾病进程的治疗方法少之又少，目前国内更是仅限于对症和支持治疗，病情进展以后的临床结局非常悲观。绝大多数溶酶体贮积病都会影响患者的预期寿命，严重的甚至是在其婴儿期就导致死亡了，这对于患病的家庭来讲无异于一场灾难。并且，因为这类疾病均属于遗传性疾病，更大的灾难就是同一个家庭中连续出现两人，甚至更多人患病。出现这种局面，很大一部分是因为先证者不能被及早明确诊断，导致影响了对疾病的早期治疗和遗传咨询。

因此，提高广大医务工作者对这类疾病的认识已刻不容缓，只有大多数医务人员认识了这类疾病，才能及时地识别它、重视它，共同推进对这类致死性疾病的诊疗和预防工作。国内针对这类疾病的专业书籍鲜见，这无疑会影响大家对这类疾病的认识。在日常工作之余，把 *Lysosomal Storage Disorders：A Practical Guide* 一书翻译成更容易查阅的中文版，是希望借此让更多的国内业界人士认识这类疾病，进而为更好地开展这类疾病的防治工作贡献微薄之力。限于个人能力和精力，疏漏之处在所难免，谨以此抛砖，寄期于引玉。

任守臣

2017 年 4 月 23 日于北京

原著前言

自提出溶酶体贮积病这一概念至今约有50年了，我们觉得，现在应该对这类疾病进行系统的回顾了。

"溶酶体"这个词是由 Christian de Duve 首先提出来的[1]。他之所以这样命名，是为了反映出这种细胞器的功能——溶酶体在细胞内的主要作用是为酶降解大分子物质提供场所，这样大分子物质才能被重新利用。随后又发现，有一种糖原贮积病（庞贝病，酸性麦芽糖酶缺乏）是由缺乏一种溶酶体酶所引起的，于是 Hers HG 首先提出了溶酶体贮积病的概念[2]。当把两名患有不同类型溶酶体贮积病患者的成纤维细胞共同培养之后，发现它们的缺陷可以相互得到纠正，所以 Elizabeth Neufeld 和他的研究小组提出了"交叉修正"的理念[3]，并由此引出了"酶替代治疗（enzyme replacement therapy，ERT）"的概念。Roscoe Brady 不仅发现了戈谢病和法布里病的酶学改变基础，还首先把酶替代疗法应用于人类[4-5]。

最近的二十年来，这一领域的研究有了非常大的进展，无论是在基础科学，还是在临床研究方面，我们都对溶酶体贮积病有了更加深入的认识[6]。在基础科学层面，已知溶酶体作为胞内体/溶酶体网络的一部分，在细胞代谢过程的各个环节都发挥了关键性的作用，溶酶体参与了细胞膜和其他细胞器的循环再利用过程，参与了生物大分子的胞饮、吞噬、摄入和转化过程，溶酶体在细胞的凋亡和自噬过程中也起着非常重要的作用。从临床层面来讲，已有一些可行的治疗方法用于减少底物沉积或促进底物降解。不过，现在也逐渐认识到，这类疾病除了单纯的溶酶体内代谢物的沉积和溶酶体本身的破坏以外，在它的病理生理演进过程中，还会出现复杂的多系统的损害。

对于这本书，我们有一个宏伟的设想，期望通过这本书能够全面地回顾溶酶体贮积病的基础科学和临床医学的各个方面，我们认为这需要一本足够份量的书来综述这一类疾病的新近进展。虽说目前已有了有效的治疗方法，但仍要对该病有个清醒的认识，以便于在疾病的早期能够给予恰当的治疗[7]。此外，在这个瞬息万变的时代，对那些费用昂贵的治疗方法，也的确需要做些改进。在本书的第一部分，对溶酶体贮积病在病理生理方面的最新进展进行了综述，同时我们也尝试对其进行重新分类。第二部分为疾病的各论，对每种具体的疾病进行综述，分别从患者和专家的角度提出对未来治疗方向的展望。本书的读者对象涵盖了科学家、临床医生、医务工作者和管理者，还有制药公司从业人员、患者以及患者组织。

在本书的成书过程中，承蒙 Christine

Lavery 的恩惠，她是英国黏多糖贮积病（mucopolysaccharidosis diseases，MPS）协会的创建者和执行主席。Christine 从最初就是这一计划的合作伙伴，本书的出版过程也有她的参与，直到最后完成，她也一直在给予悉心的指导。最值得称道的是，因为她的努力，使我们召集了当代国际上这一领域最杰出的科学家和临床医生。此外，所有作者和编辑人员都把他们的稿酬捐赠给了MPS 协会，以此来促进对这类疾病的研究，帮助患者和他们的家属。我们也对 Shire HGT 公司表示感谢，他们通过对 MPS 协会的无限制教育拨款，使得计划得以落实。编辑人员和作者对本书的内容完全负责，在此也声明：Shire HGT 公司、MPS 协会和Wiley-Blackwell 出版社均未对本书的内容有任何干预和影响。

我们也对在本计划实施的每个阶段都给予了帮助的 Wiley-Blackwell 出版社产品经理 Elisabeth Dodds，还有出版社的工作人员 Nick Godwin 和 Rob Blundell 表示感谢。本书作者们在百忙之中，积极准备并修订他们的文稿，在此我们也对他们在投稿时所表现出来的耐心、守时以及行为上的高风亮节和乐善好施表示感谢。

此外，还有我们中的多位学术顾问要相互致谢，对 Atul 来讲，要感谢 Lucio Luzzatto，其作为一名临床医生和科研工作者，在 Atul 学术生涯的早期给予其指导，他强调在科学研究中需要仔细的观察和翔实的记录。Atul 还要对 Victor Hoffbrand 表达感谢，因为他在 Atul 作为临床医生、学者以至于后来成为一名作者期间，一直给予了弥足珍贵的鼓励。Bryan 要对 Don Robinson 表达感谢，因为是他引导 Bryan 进入了溶酶体贮积病的研究领域，并为 Bryan 提供了第一份工作，还有 Bob Jolly，是他通过动物实验让 Bryan 了解了病理和生物化学之间相互关联的重要性。最后，我们两人都对各自的妻子和家人表示感谢，感谢他们一直以来的支持和宽容。

Atul Mehta

Bryan Winchester

任守臣　译

王拥军　焉传祝　审校

参考文献

1 de Duve C, Pressman B, Gianetto R, Wattiaux R, Appelmans F. Tissue fractionation studies: Intracellular distribution patterns of enzymes in rat-liver tissue. *Biochem J* 1955;**64**:604–617.

2 Hers HG. Alpha glucosidase deficiency in generalised glycogen storage disease (Pompe Disease). *Biochem J* 1963; **86**:11–16.

3 Fratantoni JC, Hall CW, Neufeld EF. The defect in Hurler and Hunter Syndromes II deficiency of specific factor involved in mucopolysaccharide degradation. *Proc Nat Acad.Sci USA* 1969; **64**:360–366.

4 Barton NW, Furbish FS, Murray GJ, Garfield M, Brady RO. Therapeutic response to intravenous infusions of glucocerebrosidase in a patient with Gaucher disease. *Proc Natl Acad Sci USA*. 1990;**87**:1913–6.

5 Brady RO. Enzyme replacement therapy for lysosomal diseases *Annu Rev Med* 2006; **57**: 283–296.

6 Cox TM, Cachon-Gonzales MB. The cellular pathology of lysosomal diseases. *J Pathol* 2012; **226**:241–254.

7 D'Aco K, Underhill L, Rangachani L *et al.* Diagnosis and treatment trends in mucopolysaccharidosis I; findings from the MPS I registry. *Eur J Pediatr* 2012: Advance online publication.

原著序言

在发现戈谢病所存在的代谢异常后不久，就有人提议对这类遗传性酶缺陷病患者采用酶替代治疗，以观察患者是否可以从中获益[1]。于是，人们就开始寻找所需酶的合适来源。考虑到异种蛋白有可能使受者致敏，人们就希望能够避免使用那些来自人类组织以外的酶。最终，我想起了人类胎盘组织可能是一个适用于提取葡糖脑苷脂酶的原材料，而戈谢病患者正是因为缺乏这种酶而患病的，由此我们就开始了提取该酶的试验。

由于酶具有疏水性，我们也缺乏处理这种蛋白质的经验，所以想要获取足够量的所需要的酶，遇到很多困难。最终有少量的足够纯度的葡糖脑苷脂酶被提取出来了，首先试用于一个 3 型戈谢病患者，随后又用于一个 1 型戈谢病患者[2]。结果，这两个接受治疗的患者肝中葡糖脑苷脂均下降了 26%，血淋巴细胞内的葡糖脑苷脂量也有显著下降。另一组戈谢病患者在进行了酶替代治疗以后，也显示出了良好的治疗效果，但显效时间有明显的延迟[3]。

本书及时地对酶替代治疗这一快速发展的领域作了系统的回顾。在此，对编辑们表示祝贺，因为供稿专家均是来自业界著名的科学家和临床医生，从而保证了文稿的质量。酶替代治疗对于各种鞘磷脂贮积病或黏多糖贮积病的治疗效果，以及还有哪些不尽如人意的地方，都将在疾病的各论章节进行专门的讨论。尽管目前用酶替代治疗在对代谢性贮积病的全身症状改善方面取得了巨大的成功，但对于这类疾病引起的中枢神经系统损害，这种方法的治疗效果却差强人意、令人失望。目前，这方面的研究正如火如荼地进行着，所预期的成果值得期待。现在也有几种其他的治疗方法正在进行临床研究，一种是用小分子，比如说，用分子伴侣来加强酶的稳定性或促进突变的酶转运至它发挥作用的溶酶体；另一种是研究组蛋白脱乙酰酶抑制剂对突变酶含量和功能的影响。最终的目标是通过发展有效的基因疗法，彻底治愈溶酶体贮积病患者。

最后，我想对黏多糖贮积病（MPS）协会的工作表示肯定，他们一直在为了改善患者及其家属的生活质量而努力，本书的编辑和作者们也已经把他们的稿酬捐赠给了这一番有价值的慈善事业，我也非常希望这本书能成功地唤醒大家对这类疾病的关注。

Roscoe O. Brady，MD

任守臣　译

王拥军　焉传祝　审校

参考文献

1 Brady RO. The sphingolipidoses. *N Engl J Med* 1966; **275**: 312–318.

2 Brady RO, Pentchev PG, Gal AE, Hibbert SR, Dekaban AS. Replacement therapy for inherited enzyme deficiency: use of purified glucocerebrosidase in Gaucher's disease. *N Engl J Med* 1974; **291**: 989–993.

3 Barton NW, Brady RO, Dambrosia JM, et al. Replacement therapy for inherited enzyme deficiency — macrophage-targeted glucocerebrosidase for Gaucher's disease. *N Engl J Med* 1991; **324**: 1464–1470.

目　　录

第一部分

溶酶体贮积病总论

PART 1　General Aspects of Lysosomal Storage Diseases

第一章

溶酶体系统：生理与病理
The Lysosomal System：Physiology and Pathology

Matthew C. Micsenyi and Steven U. Walkley　著

陈娜　任守臣　译　王拥军　审校

引言

溶酶体和那些称为大溶酶体系统[1]的细胞内结构一起构成了真核细胞内的主要代谢调节网络。这一系统包括：负责把新合成的酶和其他蛋白质转运到溶酶体或胞内体的分泌通道，负责信号转导和相关处理过程的转导通道，负责把细胞内物质转送至溶酶体进行降解的自噬通道，以及负责将溶酶体内降解产物转运至细胞的其他部位，以利于二次利用的回收通道。溶酶体与另一个称为泛素-蛋白酶体系统（UPS）的蛋白质水解酶体系一道，共同参与蛋白质的酶解过程，而从根本上来讲，溶酶体是这个庞大的细胞内网络的总调度中心。溶酶体是一种酸性被膜包裹的细胞器，它的主要功能是降解并回收利用细胞内各种各样的成分。溶酶体腔内的水解酶在酸性 pH 值环境下具有最佳的活性，可以降解诸如蛋白质、糖、脂类、RNA 和 DNA 等大多数细胞内的大分子，降解之后的产物是氨基酸、葡萄糖、简单的糖脂、胆固醇和核苷酸，然后这些降解产物再由溶酶体膜上的特异性转运蛋白转送到溶酶体之外的其他细胞器或细胞膜上，随后被再次利用，参与生物合成的过程。尽管传统上称之为"代谢的终末器官"，但是因为其在各种分子前体的循环再利用方面也发挥了重要作用，实际上来讲，溶酶体参与了物质代谢的整个过程。总之，这个大溶酶体系统是维持细胞代谢稳定性的基石。近来，随着一个被称为溶酶体表达和协调管理器（CLEAR）的溶酶体网络调控总基因以及它的基因调控转录因子（TFEB）的发现，这个大溶酶体系统的各个组成部分在转录水平就被联系在了一起[2]。的确，这些研究成果进一步表明，溶酶体系统是一个极其高效和相互协调的网络系统，如此一来，维持正常的溶酶体功能是至关重要的，因为这个系统出现问题，无论是对细胞、器官还是对整个人体来讲，都将不可避免地产生灾难性的后果，至今已发现的近 60 种不同类型的溶酶体病都是这种结局（见第五章"溶酶体贮积病的分类"）。

大溶酶体系统

50 年前 Christian de Duve 发现了溶酶体，现今我们对于溶酶体和它在细胞内所起的作用有了更深入的认识。溶酶体这种细胞器以及和它相关的通道（或称为"路径"），组成了一个处理和再循环中心，这对于所有的细胞都是极其重要的。虽然每一个组成部分都有独立的名称，但是对发挥功能的各个部分提出一个整体的概念，来表现出高度协调的细胞机制也是非常重要的（图1-1）。

内吞作用

前溶酶体（初级和次级溶酶体）路径由传送通道构成它的主要组成部分，此外还包括一些分子装置，这些分子装置在细胞外物质与细胞外部环境相联系以及在细胞表面的内化过程中都是必不可少的。随着人们对各种形式内吞作用机制的不断揭示以及对内吞过程中各种关键分子的不断阐明，整个内吞系统的复杂性才逐渐被认识。通常按细胞膜内陷时的形态学特征对内吞过程进行分类：

网格蛋白介导的内吞作用（CME）是指网格蛋白包裹的小凹位于胞质膜上，内化的受体和配体复合物进入囊泡，然后被分类，并定向转运至细胞的各个部位。在中枢神经系统内，神经元就是在网格蛋白介导的内吞作用下实现了神经递质-受体的循环过程，从而调节信号传递和那些需要神经激活才能实现的神经重塑。也有的不依赖网格蛋白的内吞作用，有这种内吞作用的内吞小泡常常沿着胞质膜呈烧瓶状，又称为小窝，小窝出现后的存在时间比较长，它是一种胞质膜的功能结构域，内含小窝蛋白、胆固醇、鞘脂（包括鞘糖脂和鞘磷脂）、糖基磷脂酰肌醇（GPI）锚定蛋白和各种受体蛋白。这些特

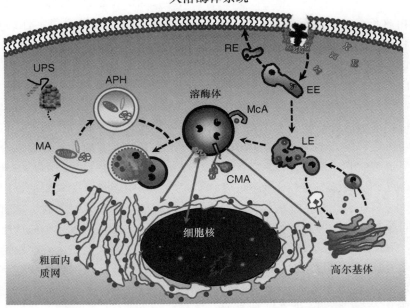

大溶酶体系统

图 1-1（见书后彩图）　图中突出显示了大溶酶体系统的各主要通道和发挥作用的机制，其中包括：分泌通道，其主要作用是把高尔基复合体分泌的各种酸性水解酶定向地转运至晚期胞内体/溶酶体；内吞通道，通过这个通道完成细胞外成分的内化过程；自噬通道——大自噬（MA）、分子伴侣介导的自噬（CMA）和微自噬（McA），通过这个途径，细胞内的蛋白质和细胞器被定向转运至溶酶体内进行降解；泛素-蛋白酶系统（UPS），这个系统与自噬/溶酶体系统一起，共同维持和调控着蛋白质的水解过程。回收通道，通过这个途径把小分子产物运出溶酶体，并转运至细胞内的各个细胞器中，循环再利用。APH：自噬体；EE：早期胞内体；LE：晚期胞内体；RE：回收胞内体；HSC70：热休克同源蛋白 70；LAMP2A：溶酶体相关膜蛋白 2A；MPR：甘露糖-6-磷酸受体；NPC1：尼曼匹克 C1 蛋白

殊的胞质膜结构最终要由前溶酶体所处理，且现在已经知道，它们是细胞信号转导的重要平台，并且在调整细胞膜的脂质成分中也起着重要作用。

典型的内吞通道是沿着一个腔内酸性逐渐增高的梯度进行的，自早期胞内体逆行到胞质膜，然后到多泡体或晚期胞内体，最后到达位于核周的溶酶体。偏离这一轨道，早期胞内体就要被召回到胞质膜或其他细胞器，并被重新分类或再次形成胞内体。这些偏离路径的胞内体是可以被重新利用起来的，可以被重新插入细胞表面受体，再把信号配体转运到整个细胞，还可以把细胞膜的成分内化以后重新编排。这个高度精密的内吞流程和相关的信号转导可因溶酶体系统的疾病而中止，这样就导致内吞的成分，包括胆固醇、鞘脂等沉积下来。虽然发生这种沉积主要与晚期胞内体和溶酶体有关，但最近的研究发现，早期胞内体也与之相关[3]，越来越多的证据显示，很可能溶酶体疾病不仅仅是溶酶体本身的问题。

自噬

除了经内吞途径，有些物质还可以经自噬途径被转入到溶酶体，这包括衰老的细胞器、长寿蛋白等细胞内物质以及病原体等的降解过程[4]。自噬程序通常是在细胞饥饿的应激状态下被激活，根据把底物转入溶酶体形式上的区别，又把自噬分为三种不同的类型：微自噬（microautophagy，McA）、分子伴侣介导的自噬（chaperone-mediated autophagy，CMA）和大自噬（macroautophagy，MA）。McA 是指通过溶酶体膜直接内陷或伸出触角包裹住底物，将细胞质内的物质直接吞噬进入溶酶体内形成小囊泡。CMA 对含有 Lys-Phe-Glu-Arg-Gln（KFERQ）模序信号的可溶性单体蛋白质具有选择性，这段模序可以和热休克同源蛋白 70（HSC70）相结合，HSC70 与协同分子伴侣促使蛋白质解折叠，然后在溶酶体相关膜蛋

白 2A（LAMP2A）的协助下穿过溶酶体膜，进入溶酶体。传统上来讲，MA 的特点是在营养素匮乏的情况下被激活，然后在囊泡的介导下对大块物质进行降解。而最近的研究表明，大自噬也具有持续的基本活性和对底物的选择性。当大自噬被激活，形成双层膜的囊泡结构，也称自噬体，将吞噬细胞液中的底物。丧失功能的细胞器和寡聚蛋白等底物首先由热休克蛋白、泛素蛋白、p62/SQSTM1 等适调分子和分子伴侣复合体选择性识别，自噬体再将这些底物特异性地摄入囊泡中。迄今为止，已发现有多种溶酶体病存在自噬功能的异常，但是对自噬功能异常导致的继发性改变现在还不是很清楚，目前对自噬损害以后所引起的神经系统变性是个研究的热点。

回收利用

经溶酶体处理后的降解产物必须要得到有效的处置，自溶酶体再转运到细胞的其他部位重新利用。这个资源回收过程涉及大量的溶酶体膜蛋白，包括胱氨酸载体、唾液酸转运蛋白、钴胺素和尼曼匹克 C1（NPC1）蛋白均作为转运载体参与其中（见第十七章）。比如钴胺素（即维生素 B_{12}）的回收利用发生障碍将引起 F 型钴胺素病，这种疾病的特点是儿童期发病的巨幼红细胞性贫血、生长发育迟缓和神经系统损害[5]。钴胺素不能从溶酶体转运到细胞质中，就意味着它不能再转化为甲基钴胺素和腺苷钴胺素，这两种辅酶对于多种物质代谢过程都是非常重要的。另外，回收障碍还会使溶酶体的降解产物不能被重新利用，直接影响高尔基体和细胞其他地方的生物合成。尼曼匹克病 C 型就是由于 NPC1 蛋白的缺失，使未酯化胆固醇的外运受到影响，不能转运到细胞的其他地方，继发性引起胆固醇的合成增加[6]，鞘糖脂（GSLs）也出现类似的现象，随后 GM2 和 GM3 神经节苷脂的代谢也受到影

响[3]，在高尔基体中的生物合成以及转运至胞质膜的过程受阻，GM1 和其他复合性神经节苷脂最终通过内吞作用在溶酶体中被降解。神经节苷脂单体（如 GM2 和 GM3）经溶酶体的回收作用，再次运回高尔基体，可以提高神经节苷脂复合体的生物合成效率，不必再以神经酰胺为原料，从头开始进行神经节苷脂复合体的生物合成了。其他因降解缺陷而非运出过程障碍的溶酶体病，比如因 β-氨基己糖苷酶缺乏导致 GM2 神经节苷脂沉积的 Sandhoff 病，甚至也会出现与上述结果类似的情况，在这种患者的神经元内也出现了神经节苷脂复合体生物合成的前体物质缺乏。把溶酶体降解后的小分子组分再次重新回收利用，对从头开始的生物合成来讲，有着积极而有利的影响。到底是什么物质的沉积导致了细胞的能量消耗增加和改变了细胞的调控过程？对这个问题现在已经开始了深入的研究。因此，尽管溶酶体病一直被认为是未降解产物过量堆积性的疾病，现在看来，也可以认为它是一类多种代谢路径上重要成分缺乏性疾病。

泛素-蛋白酶体系统（UPS）

除了那些直接转入和转出溶酶体的路径以外，溶酶体系统内还包括了联合维持蛋白质水解质量的调控系统，称为泛素-蛋白酶体系统（UPS）。作为大多数可溶性短寿蛋白的初步降解途径，UPS 在细胞的调控过程中也发挥了重要的作用，包括内质网相关的降解（ERAD）系统。在蛋白质的翻译过程中，ERAD 系统负责把异常折叠的蛋白立即纠正过来，因此成为蛋白质翻译过程的质控点。此外还发现，在某些情况下，UPS 通过自噬-溶酶体通路协调蛋白质的水解过程。比如，抑制 UPS 可以促进大自噬功能的上调，对溶酶体降解蛋白质的效果能够起到明显的纠偏和维持的作用。此外，UPS 系统和自噬-溶酶体系统都同样依赖某几种关键分子，最明显的是泛素和 p62，这样它

们都选择性地降解某几种底物。这种互补作用是有限的，UPS 只能降解那些已被输送到蛋白酶体裂解核心，且已经解聚好了的蛋白单体，而通过大自噬过程就能够把细胞器和寡聚蛋白等大块物质进行降解。溶酶体发生疾病以后，它的降解能力受损，不难想象，此时 UPS 就可以起到一定的补偿作用，以降低溶酶体对蛋白质水解的负荷，但是对其中的分子机制以及所产生的效果目前还不清楚。最后，目前尚不清楚是否存在压垮 UPS 的"最后一根稻草"，它也许是启动了内质网应激，从而导致溶酶体病时蛋白质水解能力的彻底丧失。

溶酶体病

在临床上认识溶酶体病（lysosomal diseases，LDs）并对其进行分类已达半个多世纪之后，溶酶体贮积病被定义为由于某一种溶酶体水解酶缺陷，引起其水解的特异性底物沉积而导致的疾病[7]。至今已知的溶酶体病包括近 60 种单基因病，总的发病率约为 1∶7000 个活产婴儿。不仅是溶酶体水解酶缺陷可以导致溶酶体病，其他蛋白质缺陷，比如溶酶体或非溶酶体蛋白，包括酶、可溶性非酶性蛋白以及维持大溶酶体系统正常功能的重要膜相关蛋白等出现问题，也可以导致溶酶体病[8]。对溶酶体病进行分类不是一件简单的事，因为往往有几种溶酶体病在病理机制、沉积物等诸如此类的情况上，相互之间有明显的重叠现象。然而，传统上往往会根据细胞内最先发生沉积的底物的生化特征对溶酶体病进行分类，包括：脂质贮积病、黏多糖贮积病（MPSs）、糖原贮积病、神经元蜡样脂褐质贮积病（NCLs）、黏脂贮积病（MLs）以及糖蛋白贮积病等等（见第五章溶酶体病的分类）。

基本上大多数的溶酶体病都会累及儿童，发病年龄和临床经过都不尽相同，但几乎所有的溶酶体病都不是先天发病，而是延

迟发病，并呈现为进行性病程，直到最后导致早亡。尽管近年来对这类疾病的致病基因、分子和生化基础的认识已经有了很大进步，但是对于发病机制和疾病导致细胞损害后的可逆性机制方面，仍有很多没有弄清楚，这方面最重要的是关于脑损害的问题。

中枢神经系统受累（参见第二十一章）

全身各组织器官均可受累，这进一步增加了溶酶体病的复杂性，溶酶体病的临床表现主要累及骨骼、肌肉、肝、肾和脾（见第二章），然而，也有大约2/3的患者会出现广泛的神经系统损害，包括智力损害、痴呆、抽搐、运动障碍、视听觉受损等，上述在某些溶酶体病中均很常见。在这类疾病中呈现出的进行性病程和持续加重的病理改变也进一步强调了溶酶体的重要性，特别是不再继续分化的神经元，在这类疾病中受到的影响最大。值得注意的一点是，不知为什么，不同亚型的神经元对这类疾病的敏感性不同，往往是大脑的神经元呈现出明显的病理改变。

神经系统变性又进一步增加了溶酶体病的复杂性，虽说这类疾病大都会出现一定程度的神经元变性脱失，但问题是，为何某些神经元在这种类型的LSDs就更容易受累，而在其他类型的LSDs就很少受到影响？神经系统变性对于疾病的进程又会有哪些方面的影响呢？发生运动障碍的常见原因之一是浦肯野细胞（PCs）的死亡，尼曼匹克病C型（NPC）大鼠出现PCs死亡的时间比较早，这种现象在小脑的发展顺序是自小脑前叶逐渐进展，而后累及小脑后叶，这种疾病的PCs死亡非常严重，甚至是全部PCs均变性脱失，但也有一个很明显的例外，X脑叶（在人类称为绒球小结叶）的PCs保存完好。非常值得注意的是，很多类型的溶酶体病均伴有这种明显规律性的PC变性脱失现象，包括黏脂贮积病Ⅳ型和神经节苷脂贮积病。还有一点需要注意，NPC患者的PCs和大脑皮质神经元都出现了广泛的胆固醇和神经节苷脂的病理性沉积，但是与发生的PC变性不同，大脑皮质神经元的死亡现象，在疾病的早期阶段通常不是很明显。中枢神经系统炎症反应是溶酶体病的另一特征，在很多病例中，炎症反应在空间上和时间上与神经元功能障碍以及神经系统变性保持一致。尤其让人感兴趣的一点是，这种本来是对疾病产生的保护性反应，是如何慢慢地演变成了有害因素，而最终导致了二次损害，进而恶化了疾病进程的？在正常大脑，小胶质细胞与神经元的功能密切配合，承担着基本的内务工作。作为中枢神经系统内固有的巨噬细胞，小胶质细胞负责突触的维护，轴突和神经棘的删剪，清理神经元细胞外的凋亡细胞和细胞碎片，调控谷氨酸盐和神经营养因子，各处巡视、改正偏差以维护细胞外环境的稳定。相反，在疾病情况下，受损的小胶质细胞被激活而大量增殖，伙同外周浸润而来的巨噬细胞一起，可以生成细胞毒性物质，包括活性氧家族、一氧化氮和促炎因子等等。许多溶酶体病会出现小胶质细胞和巨噬细胞的形态学改变，而活化的星形胶质细胞也对中枢神经系统的病理改变有一定的影响。某些神经元蜡样脂褐质贮积病、神经节苷脂贮积病、MPSs、MLs和神经型戈谢病都会出现神经系统的炎症反应。在一项对Sandhoff病大鼠的研究中发现，小胶质细胞的活化出现在神经元细胞死亡之前，骨髓移植可以改善小胶质细胞增殖和神经变性[9]。然而有趣的是，这种改善与GM2神经节苷脂的沉积量减少无关，这说明小胶质细胞活化是独立于沉积现象之外的，是导致神经元死亡的另一个重要途径。基于这个原理，在治疗溶酶体病方面，对某些病例来讲，采用抗炎药物，可能会使患者从中获益。未来应该对这类疾病导致的小胶质细胞激活以及由于病理刺激引起的炎症反应机制进行深入的研究，找到针对这些因素的保护措施，以决定在合适的时间窗里采用抗炎药物来治疗溶酶体病，这是至关重要的。

细胞内的沉积

自从溶酶体病的概念被 Hers HG 提出来以后，一直将细胞内的沉积物作为这类疾病的特点，而据此为疾病命名。由于这类疾病病理特征的复杂性远远超过了一种酶/底物的理论，目前研究的重点是要弄清楚沉积到底是如何引发后续的病理级联反应的。初级沉积和继发沉积的关系也有必要弄明白：初级沉积是指由于溶酶体中的生化成分不能被降解或降解后的产物不能排出，从而直接在溶酶体系统内沉积下来，而继发沉积是指由于溶酶体功能出现障碍，导致继发性的物质沉积。考虑到有些溶酶体病是由一些功能未知或知之甚少的底物沉积所致，这样一来对于判断特定的沉积物究竟是原发的还是继发的，就需要更多的研究。神经元内的沉积物通常位于细胞核周围区域的核周体内，也有延伸到树突或轴丘的情况。轴丘里沉积物堆积以后形成局部膨大，称为巨大神经突（后面有描述）。

简单来说，初级沉积物的堆积可能会进一步损害溶酶体的降解能力，由此而加重继发沉积物的堆积，形成恶性循环。更详细讲就是，沉积物是如何通过推进继发事件的进展而影响到溶酶体系统功能的呢？这里面就牵涉到溶酶体内合适的 pH 值调节，自噬体、胞内体和溶酶体相互融合过程的正确协调，内吞作用路径上信号转导的维持以及在调节细胞生物合成过程中，溶酶体所进行的有效和恰当的降解物回收。如同发生神经系统变性时所具有的选择性一样，在不同区域的不同神经元族群，沉积现象的发生也具有明显的不同。比如黏脂贮积病（ML）Ⅳ型的大鼠，在整个中枢神经系统内的各个区域内神经节苷脂的沉积是有区别的。不知为何，海马区的神经节苷脂沉积看起来是被限定在特定的区域内的。GM3 沉积出现在 CA3 区，而 GD3 沉积仅出现在 CA1-CA2 区域。至于发生这种沉积的区域性差异代表

了什么含义，目前还不是很清楚。

至于溶酶体内发生的沉积是否为导致神经功能障碍的最根本原因，仍然是一个未解的课题。在对神经元蜡样脂褐质贮积病（NCL）的研究中发现，线粒体 ATP 合酶亚单位（SCMAS）以及鞘磷脂激活蛋白 A、D 的沉积和神经元的变性脱失没有直接的关系（见图 1-2）。事实上，在 NCL 以及其他溶酶体病动物模型的研究中，普遍存在一种现象，在模型动物出现行为异常之前，沉积的病理改变就已经出现很久了[8]。同样，许多溶酶体病的神经元中很早就出现了明显的病理性沉积物，但是仍然可以继续存活很久（数十年），这表明沉积物并不是直接导致细胞中毒死亡的原因，但这并不意味着神经元的功能仍然完好如初。的确，就像后文所描述的那样，如果出现了代谢的异常或轴突、树突、突触的功能障碍，很可能病变的神经元从沉积过程的早期就不能维持最佳的功能状态了。最终，在神经网络中出现了各种功能异常的神经元。即使没有明显的神经变性，在系统层面也会逐渐达到一个临界点，结果就出现了临床症状。这种临床症状一旦出现，就不能再恢复，并持续恶化，最终导致这一神经网络中的神经元逐步死亡。在选择治疗时机的时候，了解这些情况非常重要，因为沉积现象发生很久以后才会出现相应的临床症状，但要在神经元死亡之前，才可能有挽救的余地。在底物清除疗法中，对神经节苷脂贮积病来讲，目的是抑制 GSLs 的生物合成[11]，而对于尼曼匹克病 C 型来讲，其目的就是促进胆固醇和 GSLs 的排出[12]。让人感兴趣的是，已经证实，这种方法可以延缓病程、延长寿命。这些研究明确指出，对溶酶体病来讲，减少沉积物的治疗是有效的，但并未揭示出沉积物与脑功能障碍之间的确切联系。

除了对最初的发病机制方面有影响以外，沉积物尚对细胞的代谢平衡产生更多且更广泛的间接影响。溶酶体回收利用方面功

在 *CLN2*^{-/-} 小鼠模型中的SCMAS的沉积

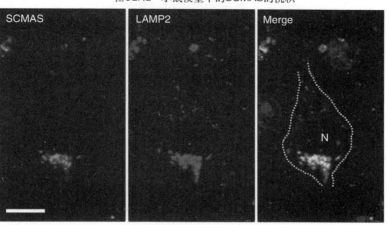

图 1-2（见书后彩图）　线粒体 ATP 合酶（SCMAS）亚单位 c 在经典婴儿型神经元蜡样质脂褐质贮积病 *CLN2*^{-/-} 小鼠模型皮质锥体神经元的沉积。图中为共聚焦免疫荧光显微镜显示的 SCMAS 与晚期胞体/溶酶体标志 LAMP2 的共定位，细胞核为 DAPI 染色（N，细胞核）。标尺比例 10 μm

能障碍，可能意味着出现了一种越来越不利的代谢负担，使得细胞需要消耗能量去合成一些简单的小分子，以替代那些沉积在残余溶酶体中的分子。在下丘脑对外周储存能量的严密调控下，再加上周围星形胶质细胞的支持，一般认为，大脑（特别是神经元）对于一些饥饿的情况还是比较耐受的。溶酶体病可能代表了一种独特的病理生理状态，患有这种疾病的中枢神经系统处于慢性能量消耗的状态下，而神经元需要高耗能来维持活性，这就可以解释为何神经系统更容易受累了。设想一下，假如线粒体的功能也不是很好（如 NCLs 和 ML Ⅳ 型），此时它和溶酶体病之间，又是如何相互影响的呢？对于造成的慢性能量耗竭，究竟谁是因？谁是果？这样的设问颇有意思。再者，沉积是如何与神经系统功能障碍相关联的？为何某些神经元亚群在溶酶体病中更容易受到累及而发生病理改变？从上面的线索中可以推测，这可能是因为不同的神经元亚群对代谢的要求不一样。这些所谓"细胞的个性化代谢"可能就决定了细胞的易损性，在一些沉积所继发的有害事件中，比如：饥饿应激、氧化应激、内质网应激等情况下，有些神经元就更

容易受到伤害，甚至是对蛋白质凝结和底物沉积的耐受能力不同，也使那些代谢要求高的神经元更容易受到影响。溶酶体贮积病除了影响细胞的代谢平衡之外，细胞中的沉积物本身所固有的功能也会受到影响，比如黏多糖（GAGs）是 MPS 的主要沉积物，正常情况下，成熟的蛋白多糖连接有 GAG 侧链，它们位于胞质膜的最外层，在向细胞内信号转导的级联反应中发挥作用，特别是它可以通过与生长因子和其他细胞外因子的交互作用，引导着轴突的生长和突触的形成，从而在中枢神经系统的发育过程中发挥着重要的作用。像其他溶酶体病一样，尽管认为 MPS 本身和异常的神经系统发育并没有直接关系，但可以想象到，由于 MPS 会有 GAGs 的沉积，时间一长，就可能影响到正常的信号转导，像上面说的那样，最后达到一个临界值，导致神经元和神经环路的功能出现异常。

轴索球

神经轴索营养不良，也称为轴索球状体（axonal spheroids，简称轴索球）形成，可以出现在许多种溶酶体病中，如神经节苷脂贮

积病和糖蛋白贮积病等均可见到[8]。这种病理变化主要出现在 γ－氨基丁酸（GABA）能神经元中，特别是在小脑的 PCs 中更常见（见图 1-3）。从形态学上来看，轴索球是沿着轴索长径形成的一种局部膨大，内有线粒体、多泡体、致密体和管状体，还可能有自噬泡等的沉积。让人感兴趣的是，不同溶酶体病的轴索球内容物在超微结构上却具有相似的特征，而其与神经元胞体内的沉积物又是截然不同的。考虑到神经元的表面积是很大的，又有高度极性化的特点，从功能上来讲，顺向和逆向运输都是最基本的需求。轴索球的出现所反映出的看上去是顺向或逆向运输出现了问题，这可能是那些促进目标神经元发育、维护生长和支持存活的关键生长因子受到阻碍以后的结果。这些轴索球也比较大，足以影响到动作电位的正常传导，因此会引起神经元的功能障碍。在对动物模型的研究中发现，也的确是这样，轴索球的发生频率与中枢神经系统损害的发生、发展密切相关，它在人类神经系统疾病中也具有类似的重要作用[8]。

钙离子信号转导

钙离子作为第二信使，广泛参与各种细胞的功能活动，起着非常重要的作用，钙离子稳态失衡和信号转导障碍，为研究溶酶体病的发病机制提供了重要依据。的确，在细胞器通过内吞作用和自噬途径而发生相互融合的事件中，钙离子起着非常关键的作用。在多种溶酶体病中出现了胞内体、自噬体和溶酶体的融合障碍，部分原因就是钙离子稳态失衡——这不足为奇，因为沉积现象影响了内质网钙通道的功能，使得多种疾病出现了神经元细胞内钙离子水平的升高。对

图 1-3（见书后彩图）　黏脂贮积病Ⅳ型大鼠模型小脑中的轴索球，通过免疫组化（IHC）和电镜（EM）观察。IHC 是用抗钙结合蛋白 D-28K 抗体作为初级抗体进行组织切片的标记，用 3,3′-二氨基联苯胺（DBA）的过氧化物酶底物试剂盒进行的染色（Vector 实验室）。染色结果可见钙结合蛋白标记的浦肯野细胞、位于分子层（ML）的树突和位于颗粒细胞层（GCL）的轴索球。右侧框起来的区域是放大观察。电镜下可见 Mcoln1^{−/−} 大鼠的轴索球有拉长的线粒体、致密体和管泡样结构。IHC：比例尺显示为 50 μm，EM：比例尺显示为 1 μm

Mcoln1^{−/−} 大鼠模型的轴索球

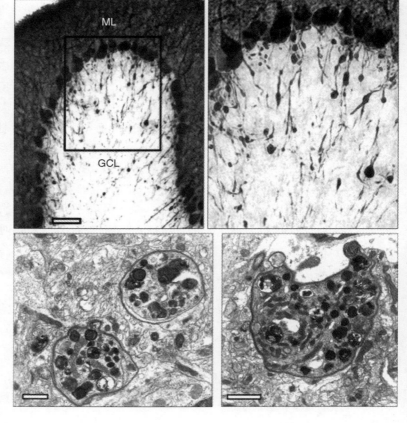

NPC1 患者的研究发现，由于鞘氨醇的沉积，导致溶酶体内钙的储存量减少、pH 值发生改变，胆固醇、鞘磷脂和 GSLs 转运障碍而在溶酶体内沉积[13]。NCL 患者中也发现存在钙离子稳态失衡，这可能与细胞的兴奋毒性应激有关。当大脑皮质的神经元受到刺激而发生兴奋后，由于细胞内钙离子水平的升高，从而不能从去极化的状态中恢复过来。

巨大神经突和异生树突

沉积物在神经元胞体内的堆积会逐渐延伸到轴丘，形成异常的巨大神经突，通过氯化银或高尔基染色法可以观察到这种明显的变化，比如在神经节苷脂贮积病的大脑皮质就可以观察到这种特征性的改变。巨大神经突的形成引起轴突起始段的位置发生变化，使其远离神经元胞体。因该起始段富含钠离子通道，是动作电位的触发域，所以当位置发生变化以后，可能就容易触发不正常的动作电位，这样一来就会严重影响神经元的功能。应该注意一点，巨大神经突和轴索球在形态学上是不同的，巨大神经突出现在轴丘的位置，靠近轴突的起始段，内含物与溶酶体病的种类相关，有疾病特征性；而轴索球位于轴突起始端的远端，内含物没有特征性，是一些细胞器和其他结构。这在前面已经描述过[8]。

异生树突常常和巨大神经突相伴、相连而生，它的出现代表部分大脑皮质兴奋性锥体神经元形成了新的树突和突触[8]。这种现象在时间和空间上都是有特征性的，它只发生在正常树突发育早期之后的一段时间窗里，并且也只是错误地出现在轴丘的位置。异生树突在多种溶酶体病中均有描述，所有异生树突的内容物都是神经节苷脂，可以是原发沉积物，也可以是继发沉积物。关于异生树突和胞内体/溶酶体功能障碍以及 GSL 代谢之间的确切关系，目前尚不清楚。

自噬功能障碍

脑组织中自噬体的形成标志着自噬功能出现了障碍，这与神经变性相关，多种溶酶体病均会出现这种关键性的自稳机制异常[14]。这种现象表示自噬体的降解过程出现了异常，或者说生理状态下所诱发的大自噬途径出现了问题，在某些情况下，也可以是大自噬的诱发和阻断过程均有异常。因存在溶酶体的原发病所引起的溶酶体功能障碍，可以想到，自噬功能异常应该是继发于溶酶体内沉积物的堆积所致。在某些疾病，还可能有自噬体与溶酶体的融合和运输过程异常，以及自噬物质的降解障碍等，这些因素都对自噬体的形成有促进作用。自噬体的形成也提示激发大自噬途径的分子装置是完整的，功能也是正常的，而在其后的路径上出现了问题。由 LAMP2 的遗传性缺陷引起的达农病（糖原贮积病Ⅱ型）是自噬体成熟障碍的典型代表[14]。对大鼠的研究发现，LAMP2 是自噬体和溶酶体融合的关键因子，当 LAMP2 的功能发生缺陷以后，将导致病变组织中出现明显的自噬泡沉积。还要注意，LAMP2A 这种 LAMP2 的同型体在分子伴侣介导的自噬（CMA）中所起的重要作用，尽管在达农病（Danon disease）中 LAMP2A 介导的自噬过程异常对疾病的影响目前还没有完全弄清楚。

在多种溶酶体病中也经常可以看到被诱导出现或过度激活的大自噬活动，但对于出现这种反应的原因尚未弄清楚，比较可靠的推测可能是增强大自噬活动是为了应对细胞中由降解物回收障碍导致的能量危机。在庞贝病（Pompe disease），由于 α-葡糖苷酶的遗传性缺陷导致糖原分解障碍，从而激活了大自噬活动，然而，随之而来的沉积物堆积又阻碍了自噬体的成熟，这种自噬体的沉积严重影响了肌肉的收缩，并导致肌肉的退变萎缩[14]。庞贝病的Ⅱ型肌纤维中出现了过度活跃的自噬活动，而这种现象被认为是妨碍酶替代疗法发挥治疗效果的重要原因，因为重组酶被沉积的自噬体所摄取，从而影响了向溶酶体的有效转运。研究表明抑制骨骼肌的大自噬活动可以纠正重组酶的转运缺陷，逆转庞贝病小鼠模型的糖原沉积。还有其他几种溶酶体病也存在大自噬活动的增强，但是触发这种反应以后究竟是有利的，还是有害的，现在还不得而知。

关于自噬功能受损，还要考虑到其他环节的问题：如大自噬途径的启动异常或底物转运至自噬体的过程受阻等。与自噬途径晚期出现的自噬体成熟障碍或外流的转运异常不同，一些寡聚蛋白和衰老细胞器的沉积意味着溶酶体内完整的蛋白质水解功能的下降和大自噬途径启动阶段的异常。研究发现，在多种溶酶体病（MPS ⅢA 型、MSD、NPC、MLⅣ型、几种 NCLs 和几种神经节苷脂贮积病）中出现了某些蛋白质水平的升高，而这些蛋白质本应该是通过大自噬途径进行降解的，尤其是自噬体调节蛋白 p62（图 1-4）。这种蛋白质通常作为自噬功能的一个间接指标，更确切地说，细胞质中 p62 的聚集代表的是自噬体的形成障碍或自噬体对底物的吞噬功能异常。p62 聚集可以广泛分布在中枢神经系统的各个部位，无论是神经元或神经胶质细胞都可以受累，具体的分布情况取决于疾病的类型。然而现在还不清

楚，p62 的聚集到底起到什么作用，对于溶酶体病所出现的病理改变，又有哪些是由这种蛋白质的聚集所引起的？除了蛋白质聚集，大自噬途径的启动异常和底物识别障碍还直接导致溶酶体对衰老线粒体的分解功能丧失，这种功能也称为线粒体自噬。衰老线粒体的沉积使钙离子稳态失衡并促进生成活性氧离子，从而明显加重细胞损伤。最重要的一点是，衰老的线粒体可以激发细胞色素 C 的释放，从而启动了内源性的细胞凋亡途径。多种溶酶体病中存在线粒体的异常，但是线粒体自噬功能缺陷对于溶酶体病的发病究竟起到什么作用，现在还不很清楚。今后的研究应该关注，自噬功能的改变，无论是启动异常还是自噬受阻，是否和疾病的发病情况相符合？蛋白质聚集以后究竟引起了什么样的病理生理改变？线粒体自噬功能缺陷对于神经变性又起到了什么样的作用？我们除了要研究溶酶体功能障碍是如何影响到它的转运通道，还应该深入了解各系统是如何共同运转联合维持蛋白质水解质量的呢？比如泛素-蛋白酶体系统可能是影响到了溶酶体病发病过程中的下游途径，但是，目前对于它们之间的联系还是知之甚少。

图 1-4（见书后彩图） $Npc1^{-/-}$ 小鼠模型的终末期小脑中出现的 p62 蛋白沉积。（**a**）共聚焦免疫荧光观察见 $Npc1^{-/-}$ 小鼠小脑的 X 叶浦肯野细胞内显示的 p62 蛋白聚集。比例尺显示为 10 μm。（**b**）Western blot（Wt）检测野生型和 $Npc1^{-/-}$ 小鼠小脑匀浆中的可溶性 p62 片段和 SDS-不溶性片段，结果显示 $Npc1^{-/-}$ 小鼠小脑匀浆中的这两种蛋白质片段均有升高。用肌动蛋白（Actin）来调控上样量

(a)

$Npc1^{-/-}$浦肯野细胞中出现的p62沉积

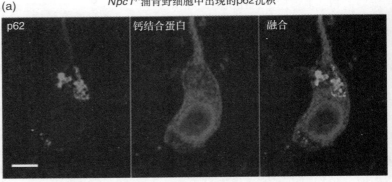

| p62 | 钙结合蛋白 | 融合 |

(b)

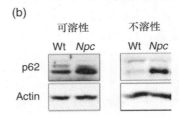

结束语

　　对溶酶体病发病过程中出现的病理级联反应的阐述，不断地揭示着大溶酶体系统的复杂本质和它在维持细胞内稳态中的作用。与溶酶体功能相关的新基因和新蛋白质也不断地被发现，溶酶体病和溶酶体相关疾病谱也在不断地扩大，对溶酶体病的分子和细胞病理机制的研究从未如此引人注目，有越来越多的新兴治疗方法逐渐展现在我们的面前。此外，那些传统上认为相互之间没有什么关系的神经系统疾病，也有些相似点逐渐显露出来，为我们认识神经功能障碍提供了新的思路，修正了我们对于溶酶体在神经元功能上所起作用的认识。的确，近些年溶酶体病和其他神经系统疾病在发病的病理生理机制方面相互重叠，边界已不那么清晰了，比如像早发的神经遗传病——天使人综合征（Angelman 综合征）[15]，晚发的神经变性病——阿尔茨海默病[16]和帕金森病[17]。溶酶体功能异常是这些疾病的共同特征，抓住这样一个同性，把这些疾病联系起来，从治疗方面来讲，的确有可能为开发出新的治疗方法提供有价值的思路，来治疗一系列的目前尚没有有效治疗方法的神经系统疾病。

参考文献

1　Walkley SU. Pathogenic cascades in lysosomal disease – Why so complex? *J Inherit Metab Dis* 2009; **32**(2): 181–189.

2　Sardiello M, Palmieri M, di Ronza A, *et al*. A gene network regulating lysosomal biogenesis and function. *Science* 2009; **325**(5939): 473–477.

3　Zhou S, Davidson C, McGlynn R, *et al*. Endosomal/lysosomal processing of gangliosides affects neuronal cholesterol sequestration in Niemann-Pick disease type C. *Am J Pathol* 2011; **179**(2): 890–902.

4　Klionsky DJ. Autophagy: from phenomenology to molecular understanding in less than a decade. *Nat Rev Mol Cell Biol* 2007; **8**(11): 931–937.

5　Ruivo R, Anne C, Sagne C, Gasnier B. Molecular and cellular basis of lysosomal transmembrane protein dysfunction. *Biochim Biophys Acta* 2009; **1793**(4): 636–649.

6　Xie C, Turley SD, Pentchev PG, Dietschy JM. Cholesterol balance and metabolism in mice with loss of function of Niemann-Pick C protein. *Am J Physiol* 1999; **276**(2 Pt 1): E336–344.

7　Hers HG. Inborn lysosomal diseases. *Gastroenterology* 1965; **48**: 625–633.

8　Platt FM, Walkley SU. *Lysosomal Disorders of the Brain: Recent Advances in Molecular and Cellular Pathogenesis and Treatment*. Oxford: Oxford University Press, 2004; xxvii, 447 pp.

9　Wada R, Tifft CJ, Proia RL. Microglial activation precedes acute neurodegeneration in Sandhoff disease and is suppressed by bone marrow transplantation. *Proc Natl Acad Sci USA* 2000; **97**(20): 10954–10959.

10　Micsenyi MC, Dobrenis K, Stephney G, *et al*. Neuropathology of the Mcoln1(-/-) knockout mouse model of mucolipidosis type IV. *J Neuropathol Exp Neurol* 2009; **68**(2): 125–135.

11　Zervas M, Somers KL, Thrall MA, Walkley SU. Critical role for glycosphingolipids in Niemann-Pick disease type C. *Curr Biol* 2001; **11**(16): 1283–1287.

12　Davidson CD, Ali NF, Micsenyi MC, *et al*. Chronic cyclodextrin treatment of murine Niemann-Pick C disease ameliorates neuronal cholesterol and glycosphingolipid storage and disease progression. *PLoS One* 2009; **4**(9): e6951.

13　Lloyd-Evans E, Morgan AJ, He X, *et al*. Niemann-Pick disease type C1 is a sphingosine storage disease that causes deregulation of lysosomal calcium. *Nat Med* 2008; **14**(11): 1247–1255.

14　Lieberman AP, Puertollano R, Raben N, *et al*. Autophagy in lysosomal storage disorders. *Autophagy* (in press)

15　Stromme P, Dobrenis K, Sillitoe RV, *et al*. X-linked Angelman-like syndrome caused by Slc9a6 knockout in mice exhibits evidence of endosomal-lysosomal dysfunction. *Brain* 2011; **134**(11): 3369–3383.

16　Lee JH, Yu WH, Kumar A, *et al*. Lysosomal proteolysis and autophagy require presenilin 1 and are disrupted by Alzheimer-related PS1 mutations. *Cell* 2010; **141**(7): 1146–1158.

17　DePaolo J, Goker-Alpan O, Samaddar T, *et al*. The association between mutations in the lysosomal protein glucocerebrosidase and parkinsonism. *Mov Disord* 2009; **24**(11): 1571–1578.

第二章

溶酶体贮积病的临床表现和诊断
Clinical Aspects and Clinical Diagnosis

J. Edmond Wraith, Michael Beck　著
陈娜　任守臣　译　王拥军　审校

引言

　　自 21 世纪初期，临床医生在治疗溶酶体贮积病（lysosomal storage diseases，LSDs）患者时就在不断地引入一系列新的特异性治疗方法，使用所有这些新治疗方法后的初步结果均表明，最好的结果还是来自疾病初期患者刚出现临床表现的时候就实施治疗，此时患者的病情尚未造成器官的不可逆性损害。因此，临床医生面临很大的压力，以期能够及时地作出明确诊断，从而使患者在这些新治疗方法中获益。若没有进行新生儿筛查，想要对 LSDs 作出早期诊断，只能依靠丰富的临床经验，因为这类疾病的临床表现复杂多变，可能会涉及很多科室的各种专家。同样一种酶缺陷（但基因突变类型不同），有些患者在新生儿时期就可以出现胎儿积水的临床表现，有些患者的发病年龄可晚至成年。

　　很多患者的症状是在生后的头几个月或前几年就出现了，随后有一段时间的缓慢进展过程。首发症状可能是发育迟缓或神经系统的其他异常，有些患者可能表现为脏器肿大或面容粗陋，能识别出这些临床特征有助于选择最恰当的检查方法来协助诊断（图 2-1）。在成人阶段被首次诊断为 LSDs 的患者也越来越多，这些患者大部分的临床表现可能不典型或表现为神经精神方面的异常，而没有外观的畸形或脏器肿大。

临床表现

胎儿水肿

　　有许多原因可以导致胎儿水肿，来自胎儿的、胎盘的或母体的因素均可以，此时胎儿的死亡率将非常高，因此要尽力去查找那些导致胎儿水肿反复出现的病因。关于这种情况下在产前会出现的临床表现已有很多的文献报告[1]，图 2-2 给出了一些关于妊娠期胎儿水肿的诊断方法。胎盘病理检查对于诊断通常比较有价值，肉眼看上去胎盘颜色苍白、体积增大，对于那些继发于 LSDs 的胎儿水肿，通过光镜或电子显微镜观察，通常就能够比较容易地发现溶酶体空泡。

先天畸形

　　LSDs 患者出现的面部畸形（图 2-1）这种外貌特征通常被描述成"粗陋"，黏多糖贮积病Ⅱ型（MPⅡ，又称Ⅰ-细胞病）的患者，若是症状典型，在出生时就可以表现出来粗陋的外貌特征（图 2-3）。其他大多数的疾病，出生时外表看起来还是正常的，但在生后的第一年，面部逐渐发展出一种特征

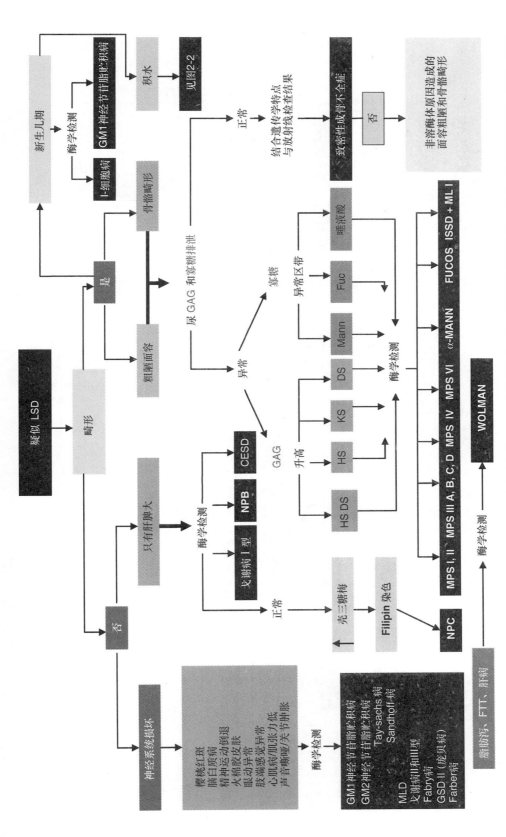

图 2-1 溶酶体贮积病（LSD）：临床诊断方法。CESD，胆固醇酯贮积病；DS，硫酸皮肤素；Fuc，岩藻糖苷贮积病；GAG，黏多糖贮积病；GSD，糖原贮积病；HS，硫酸乙酰肝素；ISSSD，婴儿型唾液酸贮积病；KS，硫酸角质素；Mann，甘露糖贮积病；ML，黏脂贮积病；MLD，异染性脑白质营养不良；MPS，黏多糖贮积病；OLIGOS，低聚糖；NPC，尼曼匹克病 C 型

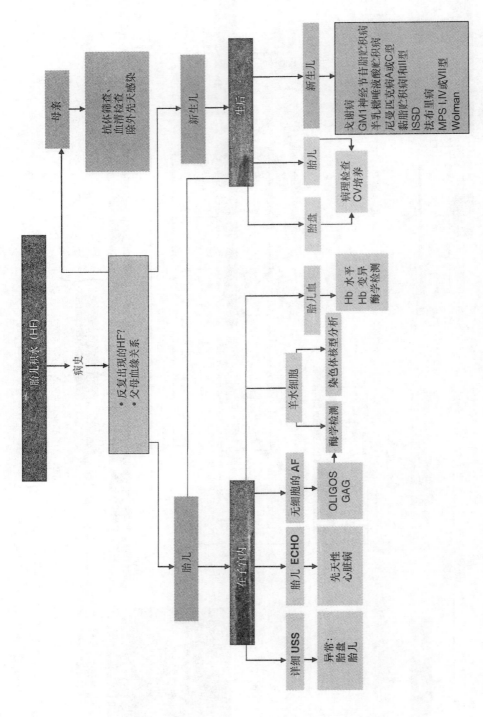

图 2-2 胎儿积水：一种诊断方法。AF，羊水；CV，绒毛；ECHO，超声心动图；ENZ，酶测定；GAG，黏多糖检测；Hb，血红蛋白；HF，胎儿积水；ISSD，婴儿涎酸贮积病；OLIGOS，寡糖检测；USS，超声扫描

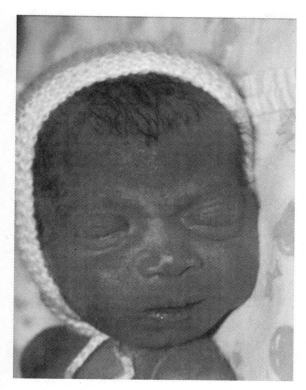

图2-3（见书后彩图） 生后第1天患黏多醣贮积病Ⅱ型的婴儿（Ⅰ-细胞病），LSD的面部特征已很明显

性的外观：面部扁平、鼻梁变宽、前额突出、齿龈增厚和巨舌畸形。某些婴儿期发病的LSDs患者（尤其是黏多糖贮积病），出生时身材偏大，2～3岁前生长正常，其后开始出现发育落后的表现。有的还出现特征性的骨发育不良（多发性成骨异常，详见后述）、关节挛缩以及脐疝和腹股沟疝。

急性神经型戈谢病（GDⅡ型）患者可以出现严重的鱼鳞病（棉胶婴儿）、面部畸形、关节挛缩、肝脾大和疝气。还有一种提示为LSD的皮肤表现是蒙古青斑，这一表现可见于患有黏多糖贮积病的儿童。

上气道阻塞、耳聋和复发性呼吸道感染

很多LSD婴儿的早期听力筛查不合格，这部分患者随着发育逐渐表现出了面部畸形、上气道阻塞、睡眠呼吸暂停（OSA）以

及反复的上呼吸道感染。生后第一年，在诊断为LSD之前，这些患者经常会去耳鼻喉科就诊，因此，如果有12～18个月龄的患者到耳鼻喉科寻求手术治疗，应该考虑到LSD的可能，而给予相应的检查[2]。耳聋在甘露糖贮积病患者中是一种发病非常早的症状，事实上所有甘露糖贮积病的患者也均会出现耳聋的症状。

心脏病

婴儿型庞贝病（糖原贮积病Ⅱ型，酸性麦芽糖酶缺乏）患者，出生时即可出现心力衰竭、心律失常和心脏肥大的表现，也的确有很多患有这种疾病的婴儿，在妊娠晚期的体检中即可通过胎儿超声发现心脏肥大，患该病的婴儿还可以有向外伸出的巨大舌以及全身肌张力低下等表现。除了在超声心动图上观察到的心脏肥大以外（通常为心脏肥厚，少数呈心腔扩大），大多数患者在进行生化检查时还可以发现肝酶和磷酸肌酸激酶（CPK）的升高，血涂片还会发现淋巴细胞空泡。

其他LSDs还可能会出现新生儿心肌病，这种情况在GM1神经节苷脂贮积病、MLⅡ（Ⅰ-细胞病）和MPS IH（Hurler综合征）中比较常见。这类患者也可能会出现冠状动脉疾病，发生心肌缺血事件，但通常不容易被发现，除非专门进行心脏彩超和心电图检查[3]。年长的LSD患者经常会出现心脏瓣膜受累（尤其是二尖瓣和主动脉瓣），某些年长的LSD患者可能需要进行瓣膜置换手术。一些LSDs（如法布里病）的心脏受累是一种特征性的表现，这将在该类疾病的相关章节中进行详细的讨论。

肝脾大及肝病

新生儿时期的肝脾大有多种不同的原因，细菌或病毒感染，以及解剖结构的异常是其中最常见的原因，这些均需要早期诊断

以便及时采取有针对性的治疗。

　　某些溶酶体病也可以表现为肝脾大，有些患者还可以有腹水的表现。详细的临床资料和合适的影像学检查对鉴别诊断很有帮助，某些情况下骨髓穿刺和肝活检会提示有溶酶体病的可能。

　　相对于这些非特异性的表现，某些尼曼匹克病 C 型（NPC）的婴儿，在新生儿期即可出现典型的肝病表现。患这种疾病的婴儿（我们诊所中大约有 1/4 的患者为 NPC），严重的肝功能损害往往还会伴有高胆红素血症，这提示该患者存在胆道闭锁，并且部分患者为了除外这种疾病，还做了外科手术。其中有相当多的患者会逐渐出现肝衰竭，最后死亡（约占 1/3），其他患者则会在随后的数月（有些甚至需要数年）内缓慢改善，最后肝病完全恢复，仅表现为 NPC 的神经系统症状，这通常是在很多年以后才出现。

　　最后，早发的溶酶体酸性脂肪酶缺乏的患者（LAL 缺乏，Wolman 病），在新生儿期会因为脂肪吸收不良而呈现出严重的生长迟缓、肝病（最终出现进行性的肝衰竭）和严重的贫血，腹部平片见到肾上腺钙化也是本病重要的诊断线索。

　　年长儿出现的肝脾大，可能是戈谢病（Ⅰ 和 Ⅲ 型）、胆固醇酯贮积病或尼曼匹克病的表现。因为有脾功能亢进和骨髓浸润，这些疾病的患者还经常会伴有血脂异常和血液指标异常，呼吸系统受累往往症状不明显而被忽略，极少数情况下还可能会出现呼吸衰竭。

多发性成骨异常

　　LSD 出现的骨骼方面的放射线检查异常被称为多发性成骨异常，典型的黏多糖贮积病（MPS）患者会出现一系列的特征性放射学异常，典型的头颅呈舟状头伴头围增大，脊椎的 C2 齿突发育不良，低位脊椎呈前突的鸟喙样，这种现象最常见于胸腰椎联

合处，从而导致驼背畸形，这也是早期诊断本病的线索之一[4]。其他骨骼异常还有髂骨外展、髋臼扁平和长骨变短变宽，锁骨和肋骨向前突出，近端掌骨变尖。图 2-4（a）和（b）中展示了大的骨骼异常改变，近期的文献中对此也有详细的描述[5]。

　　某些疾病的放射线异常具有更大的特异性，比如 MPS Ⅳ 型经常会出现枢椎齿突的严重发育不良，并且脊椎椎体扁平和前突的鸟喙样改变也非常常见，相对来讲，这种特征性改变在其他类型的 MPS 就没有这么明显。ML Ⅱ 型（Ⅰ-细胞病）经常在宫内就会出现病理性骨折的现象，某些患者在新生儿期就有非常严重的骨发育不良，还经常会伴有甲状旁腺功能亢进的情况。某些 LSDs 的骨骼病变是在疾病后期才会出现的特征性改变，但偶尔也可以是一些疾病的首发症状，比如戈谢病患者出现的缺血性骨坏死和病理性骨折，也有报道是疾病最初表现出来的症状。

神经系统表现

　　很不幸，绝大多数的 LSDs 会有明显的神经系统受累，在某些类型 LSDs，这还是它的

(a)

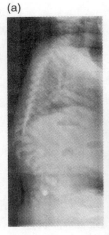

(b)

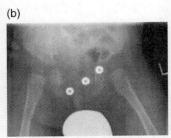

图 2-4 （a）18 个月黏多糖贮积病患者的胸腰椎连接处，出现驼背畸形及腰椎前突，椎体呈鸟喙样畸形。（b）12 个月龄 MPS Ⅰ 型（Hurler 综合征）患者的髋臼发育不良和髋外翻

主要临床表现（比如大多数的神经鞘脂贮积病），而其他一些LSDs，神经系统表现仅是疾病全身表现的一部分（如黏多糖贮积病Ⅰ型）。

婴儿型邰-萨病（Tay-Sachs disease）患者的神经系统表现就像是爆发性脑病的发病过程，看似发育正常的婴儿，在生后1岁左右突然出现频繁的癫痫发作，快速进展的神经系统退行性变，随后出现视力丧失、痉挛发作，发展到后来患者丧失所有的技能，患该病的婴儿多数在5岁前死亡。这类患者临床查体会在黄斑区发现经典的樱桃红斑，这是由于代谢物沉积在视网膜细胞所致（图2-5），随疾病的进展，樱桃红斑会逐渐消失[6]。

LSDs典型的发育模式是出现发育的倒退，在一段看似正常的发育阶段之后，同龄的孩子开始越来越快地掌握更多技能了，患儿的发育显得慢了，最后自身的技能发育达到了一个顶点，既往获得的技能开始以某种方式丧失，往往是最后获得的技能最先丧失，后期患儿的所有需求就只能依靠他的监护人才能满足了。

某些疾病可以看到这种典型的发育模式，大多数黏多糖贮积病Ⅲ型（Sanfilippo综合征）的患者，在12～18个月前发育是正常的，随后出现语言的发育落后，最初这种现象常常被认为是由于中耳疾病导致的耳聋问题，然而，当这种问题纠正之后，语言功能仍不能改善，并且发育进程进一步受到

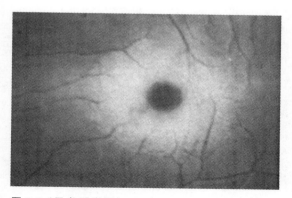

图2-5（见书后彩图） 2岁Tay-Sachs病患者的樱桃红斑

损害。这种疾病的患者仅有很轻的躯体方面的异常，MPS导致面部畸形的特征常常不明显。通常只有当患者出现了MPSⅢ型的特征性表现时，才能够被诊断出来，这时患者可以出现严重的失眠，经常是极度亢奋，且对治疗的反应很差。随着疾病的进展，患者已获得的技能逐渐丧失，走路变得不稳，易跌倒，出现神经性的吞咽困难。在十几岁的时候，大多数患者的生活需要完全依赖监护人，死亡时间大概是在22～26岁。

据说神经元蜡样脂褐质贮积病（NCL）是儿童期发病率最高的一组神经系统变性病，神经变性的发生年龄和发展速度各不相同，这和NCL的类型有关。整体来讲，这组疾病的临床特征是癫痫发作（通常是难治性的）和进行性的视力丧失，现在通过酶学检查和DNA突变分析可以比较容易地对NCL进行诊断。

尼曼匹克病C型（NPC）的患者可以出现两种不常见而特异性的神经系统症状。第一种是出现自主眼球运动的异常，这是由于患者不能启动正常的眼球快速扫视功能所致。这种核上性注视麻痹最先影响到眼球的垂直运动，患者常常出现过度频繁的眨眼，试图去启动眼球运动，此种表现常常是这类患者的首发神经系统症状。随病情的进展，水平方向的运动也受到影响，双眼球几乎就固定不动了（而戈谢病Ⅲ型的患者出现的是水平方向的注视麻痹，让这类患者快速运动头部，如猛推患者的头部，可以刺激眼球运动）。NPC患者出现的第二种常见的神经系统症状是猝倒发作，这是一种在情感诱发下突然出现的肌张力丧失，常常是诙谐幽默的情形容易诱发发作。患者在一阵阵的大笑之后，突然肌张力减退，如果没有支持的情况下就会跌倒在地，每次发作会持续数秒，在一阵阵的大笑之后还可以再次诱发发作，频繁出现的猝倒发作可以导致患者活动能力的丧失。猝倒发作和发作性睡病比较相似，而后者是NPC患者的另一种神经系统合并症。

正确认识猝倒发作还是比较重要的，不要将之误诊为是癫痫发作，猝倒发作对于常用的标准抗癫痫治疗通常是没有反应的，而大部分对三环类抗抑郁药物，比如丙咪嗪，有比较好的反应。

成年期起病

目前已经很清楚了，许多 LSDs 也可以是在成人期发病，比如戈谢病Ⅰ型、法布里病和晚发型酸性麦芽糖酶缺乏。某些情况下，疾病的一些特征可以在儿童期出现，但往往被误诊了，比如经典的男性法布里病患者，在儿童期出现肢端感觉异常和腹痛很常见，但是这个时候能够做出法布里病诊断的非常罕见。在做出正确诊断之前的很多年里，患者可能会到风湿科、胃肠科或疼痛门诊就诊，往往是经过几十年，当疾病出现了更加严重的并发症之后，才认识到这是法布里病。

所有在儿童期出现典型表现的 LSDs 都有较轻的变异型，这些轻型患者只有到了儿童后期或成人期，症状才变得比较明显，这类患者可以找各种不同的专家就诊，比如 MPS Ⅰ型，有 Sheie 病变异型的轻型患者，因为出现了明显的非炎症性关节病，可以到风湿科就诊[7]，而其他一些 LSDs 可以因为非常突出的肌肉、骨骼症状而就诊于骨整形外科或风湿科[8]，偶有因为出现了角膜云翳或心脏瓣膜疾病才为正确的疾病诊断提供了额外的线索。

儿童的神经型 LSDs 也有较轻的变异型，这些患者很难被正确地识别和诊断出来，认知功能损害常常不是疾病的早期特征，可能会出现一系列的其他神经系统异常症状，如缓慢进展的肌肉痉挛、共济失调、肌张力障碍和神经病变等。其他情况，比如

NPC，可能会因为出现了非常明显的精神错乱（比如急性精神失常）而到精神卫生服务机构就诊，只有通过详细的体格检查才能发现伴随的神经系统异常[9]。

溶酶体贮积病的诊断

一系列疾病特异性治疗方法的发展，强调对 LSD 患者应该早期、及时做出诊断的必要性。临床上采用的检查方法要依据患者的年龄、按顺序出现的症状和体格检查而获得的体征。诊断方法列在图 2-1 里，实验室检查常包括尿、血的检测，以及 X 线平片和及特殊的影像学检查，对于某些疾病，还需要进行皮肤成纤维细胞培养（如 NPC、黏脂贮积病Ⅰ型和神经氨酸苷酶缺乏），其他实验室诊断方法将在第三章进行详细阐述。

参考文献

1　Staretz-Chacham O, Lang TC, LaMarca ME, *et al.* Lysosomal storage disorders in the newborn. *Pediatrics* 2009; **123**(4): 1191–1207.

2　Simmons MA, Bruce IA, Penney S, *et al.* Otorhinolaryngological manifestations of the mucopolysaccharidosis. *Int J Pediatr Otorhinolaryngol* 2005; **69**: 589–595.

3　van den Broek L, Backx AP, Coolen H, *et al.* Fatal coronary artery disease in an infant with severe mucopolysaccharidosis type I. *Pediatrics* 2011; **27**: e1343–1346.

4　Mundada V, D'Souza N. Lumbar gibbus: early presentation of dysostosis multiplex. *Arch Dis Child* 2009; **94**: 930–931.

5　Rasalkar DD, Chu WCW, Hui J, *et al.* Pictorial review of mucopolysaccharidosis with emphasis on MRI features of brain and spine. *Br J Radiol* 2011; **84**: 469–477.

6　Kivlin JD, Sanborn GE, Myers GG. The cherry-red spot in Tay-Sachs and other storage diseases. *Ann Neurol* 1985; **17**: 356–360.

7　Cimaz R, Coppa GV, Kone-Paut I, *et al.* Joint contractures in the absence of inflammation may indicate mucopolysaccharidosis. *Pediatr Rheumatol Online J* 2009 Oct 23; 7: 18.

8　Manger B, Mengel E, Schaefer RM. Rheumatologic aspects of lysosomal storage diseases. *Clin Rheumatol* 2007; **26**: 335–341.

9　Sevin M, Lesca G, Baumann N, *et al.* The adult form of Niemann-Pick disease type C. *Brain* 2007; **130**: 120–133.

第三章

溶酶体贮积病的实验室诊断
Laboratory Diagnosis of Lysosomal Storage Diseases

Bryan Winchester 著

陈娜 任守臣 译 王拥军 审校

目前诊断溶酶体贮积病主要还是根据其临床表现（见第二章），结合一系列的血、尿等的检查，而缺乏通用的诊断方法。大多数专门从事溶酶体贮积病诊断的实验室都采用一种相似但又灵活多变的策略（图 3-1）[1-2]。我们需对这类疾病的临床和遗传的异质性，以及它的个体差异有清醒的认识，这点也很重要。有些时候最初的生化检查可能看起来是正常的，但这并不意味着就否定了这类疾病的诊断，尤其是在有强烈的临床表现支持的情况下，应该进一步行成纤维细胞或淋巴母细胞培养，有时候还需要组织活检——这些检查对于诊断这类疾病还是很有必要的，特别是对于那些临床表现不典型的病例。

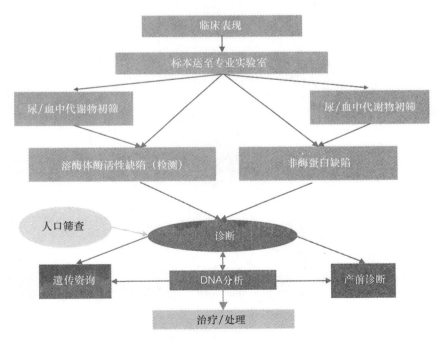

图 3-1　溶酶体贮积病新发病例的诊断流程演示：筛查可以是针对新生儿或特定的人群（见第二十三章）。如果就诊患者的家族中有已知的 LSD 患者，可以通过酶学检测、遗传学分析或代谢物定量分析直接做诊断

向专业实验室的转诊

当怀疑患者为溶酶体贮积病时，临床医生应该留取含有抗凝剂的血液标本，有些情况下还要留取尿液标本，送往专业从事溶酶体病诊断的实验室。干燥血滤片在临床上的使用也越来越多，这是因为这种方法对标本的收集和运输较为方便，而大家对新生儿筛查也日益重视起来，还有相应的技术有了发展[3]。临床医生在往专业实验室送检标本时，填写的表格中应该提供尽可能多的临床信息，突出疾病的主要症状和体征，如肝脾大、面部外观的畸形和神经系统症状等。如果可能的话，提示一下临床怀疑患者为哪种

类型的溶酶体贮积病，例如 MPS（见第二章）。临床医生和实验室技术人员之间的密切合作对于疾病的诊断是非常重要的，能够使得诊断更便捷、经济和高效。

血、尿的初步筛检

大多数溶酶体贮积病的确诊需要找到某种溶酶体酶活性缺陷或溶酶体蛋白功能缺失的证据，但是通过初步的血、尿筛查，也可以提示患者是哪种类型的代谢物沉积，甚至可以确定为某种类型的疾病。这些检查包括鉴定或检测血、尿中异常的蛋白质水平或沉积物，如壳三糖酶（表 3-1）。而对某些疾病来讲，血、尿的初步检查是疾病诊断的第一

表 3-1 对血尿标本的初步筛查

疾病或疾病组	检测项目	检测技术
(a) 生化检测		
MPS	尿葡糖氨基葡聚糖（黏多糖）和衍生的寡聚糖	定量沉淀与定性电泳法；薄层色谱法；串联质谱法
糖蛋白贮积病	尿寡聚糖	薄层色谱法；串联质谱法；气相色谱质谱法
唾液酸贮积病/涎酸贮积病	尿游离唾液酸或总唾液酸	对比分析测定法；串联质谱法；
鞘糖脂贮积病	尿中的糖脂	串联质谱法；
庞贝病	尿寡聚糖	串联质谱法；
钴胺素-F 转运体病	血尿中的甲基丙二酸和同型半胱氨酸	串联质谱法；
(b) 组织化学检测		
戈谢病	骨髓涂片找戈谢细胞，泡沫巨噬细胞和海蓝组织细胞	骨髓穿刺染色
异染性脑白质营养不良	尿中的异染颗粒（硫苷脂）	尿沉渣染色
GM1 神经节苷脂贮积病（Ⅰ型），半乳糖唾液酸贮积病，唾液酸贮积病/涎酸贮积病，岩藻糖苷贮积病，α-甘露糖苷贮积病，I-细胞病，CLN3	淋巴细胞中大量的粗大空泡	血涂片染色
尼曼匹克 A 型，庞贝病，Wolman 病	淋巴细胞中小且分散的空泡	血涂片染色
MPS Ⅵ 和Ⅶ型，多发性硫酯酶缺乏	中性粒细胞中的 Alder 颗粒	血涂片染色
(c) 血清/血浆蛋白		
戈谢病，其他脂质贮积病和神经变性病	壳三糖酶	酶学分析
庞贝病	肌酸激酶	酶学分析
黏多糖贮积病Ⅳ	胃泌素	免疫分析法

步，如尿中黏多糖的定性或定量分析对于诊断 MPS 来讲是必不可少的。传统上一直采用薄层色谱、电泳或高效液相色谱法来检测代谢物，但现在串联质谱的应用越来越广泛了[4]。

溶酶体酶缺陷的诊断

大约有 60% 的溶酶体病是由特定的溶酶体水解酶缺陷所致（参见第五章溶酶体病的分类），有 85%～90% 的病例是通过检测酶缺陷的方式诊断出来的，需要检测白细胞、淋巴细胞或干燥血滤片中的某种溶酶体酶活性有缺失来诊断溶酶体酶缺陷病。一般不常规采用成纤维细胞培养作为酶的来源检测酶活性，除非像神经氨酸苷酶那样，从白细胞中获得的酶活性不可靠时，才考虑这种方法。某些类型的酶缺陷，在血浆中也可以真实地展现出来（表 3-2）。根据患者的临床特征（见第二章）和初步的检查结果，通常会对一组酶或一系列酶的活性进行检测（表 3-3），某些实验室会常规对多种酶进行检测，而其他一些实验室会选择性的检测其中的几种。大多数酶可以通过人工合成的底物进行检测，比如荧光标记物、4-羟甲香豆素、对硝基苯酚等的衍生物，来提高敏感性和简化检测流程。现在还开发出来了一些新的底物用于质谱分析，来提高敏感性，并可以对多种酶同时进行检测（多路技术），特别是用于干燥血滤片上酶活性的检测[3,5]。为了确保诊断的可靠性，需要同时对同一份样本进行另外一种溶酶体酶活性的检测，来检验样本的可信度。并且应该在相同的条件下，同时检测来自已知的某种 LSD 患者的标本（作为阳性对照）和正常的标本（作为阴性对照）。酶活性对比的参考范围也要在同样的条件下获得。只有当某种酶的活性完全缺乏或非常低的时候，才可以做出某种 LSD 的确定诊断。通常还需要进行 DNA 分析来进一步证实诊断。某些晚发和（或）病情进展缓慢的 LSD 变异型，会对人工合成的底物保留有部分的残余酶活性，这些变异型的诊断可以通过基因检测来证实，因为大部分变异型的病例与某种特定的突变类型有关。提供酶学诊断的实验室应该定期参与外部的质量保证体系[6-7]。

通过酶学检查进行诊断比较复杂，需要丰富的经验，另外还有几点在实践中应给予关注：

表 3-2　对血浆中酶的初步检测[*]

酶	疾病
芳香硫酯酶 A[†]	I-细胞病
天冬氨酰葡糖胺苷酶	天冬氨酰葡糖胺尿症
α-岩藻糖苷酶[†]	岩藻糖苷贮积病
α-N-乙酰半乳糖胺酶	Schindler 病
α-半乳糖苷酶[†]	Fabry 病
β-葡萄糖醛酸酶[†]	MPS Ⅶ型
总 β-氨基己糖苷酶[†]	Sandhoff 病
β-氨基己糖苷酶 A[†]	Tay-Sachs 病/B1 变异型
α-和 β-甘露糖苷酶	α-和 β-甘露糖苷贮积病
壳三糖酶[§]	所有小于 1 岁或有肝脾大的患者

[*] 通常情况下是血浆，但是血清中也可以检测到酶的活性

[†] 曾有假性酶缺乏的报告

[§] 常为无效等位基因

假性酶缺陷

人群中存在的多态性使得正常人也可能会出现酶活性的降低，但不引发疾病，这种现象在酶学检测中可能会出现假性酶缺陷，甚至导致假阳性的诊断结果或得到一个模糊的诊断。至少在 9 种溶酶体酶的活性检测中出现过假性酶缺陷的现象（列于第五章溶酶体病的分类），这种现象经常出现在芳香硫酯酶 A 的检测过程中，这种酶真正发生缺陷会导致异染性脑白质营养不良（MLD）（见第九章）。通过检测患者

表 3-3 根据临床表现（见第二章）对一组酶进行筛查，每一组酶的组成可以不同，没有具体规定

A. 胎儿积水（见图 2-2）

疾病	酶学检测
MPS Ⅶ 型（非常常见）	β-葡萄糖醛酸酶
唾液酸贮积病（ML Ⅰ 型）	α-神经氨酸苷酶
半乳糖唾液酸贮积病	α-神经氨酸苷酶/β-半乳糖苷酶
GM1 神经节苷脂贮积病	β-半乳糖苷酶
戈谢病	β-葡糖苷酶
MPS Ⅰ 型（Hurler 病）	α-艾杜糖醛酸酶
Wolman 病	酸性脂肪酶
尼曼匹克 A 型	鞘磷脂酶
MPS Ⅳ A 型（Morquio 病 A 型）	半乳糖胺-6-硫酸酯酶
Farber 病	神经酰胺酶
ML Ⅱ 型（Ⅰ-细胞病）	多种酶在成纤维细胞内缺乏而血浆中升高
	其他检测
婴儿型唾液酸贮积病	羊水或尿中的唾液酸
尼曼匹克 C 型	胆固醇酯
所有患者均测血浆中的壳三糖酶	

B. 畸形

疾病	酶
GM1 神经节苷脂贮积病	β-半乳糖苷酶
多种硫酸酯酶缺乏	芳香硫酯酶 A
岩藻糖苷贮积病	α-岩藻糖苷酶
α-甘露糖苷贮积病	α-甘露糖苷酶
唾液酸贮积病	α-神经氨酸苷酶
Ⅰ-细胞病	Ⅰ-细胞筛查
β-甘露糖苷贮积病	β-甘露糖苷酶
MPS Ⅶ 型	β-葡糖醛酸酶
Schindler 病	α-N-乙酰半乳糖胺酶
天冬氨酰葡糖胺尿症	天门冬氨酰-N-乙酰葡糖胺糖苷酶
对有畸形的孩子首先要检测尿中的 GAG	
所有小于 1 岁的患儿，均测血浆中的壳三糖酶	

C. 多发性成骨异常

如果尿中的 GAGs 升高，要检测 MPS 的酶是否有缺乏
如果尿中的寡糖升高，需要检测糖蛋白贮积病的相关酶活
性是否有缺乏

D. 心肌病

疾病	酶
ML Ⅱ 型（Ⅰ-细胞病）	Ⅰ-细胞筛查，多种酶缺乏
MPS Ⅰ 型（Hurler 病）	α-艾杜糖醛酸酶
MPS Ⅱ 型（Hunter 病）	α-艾杜糖醛酸-2-硫酸酯酶
MPS Ⅵ 型（Maroteaux-Lamy 病）	芳香硫酯酶 B
Fabry 病	α-半乳糖苷酶
糖原贮积病 2 型（庞贝氏病）	α-葡糖苷酶
GM1 神经节苷脂贮积病	β-半乳糖苷酶

表 3-3 根据临床表现（见第二章）对一组酶进行筛查，每一组酶的组成可以不同，没有具体规定（续）

E. 肝脾大

疾病	酶
GM1 神经节苷脂贮积病	β-半乳糖苷酶
唾液酸贮积病	α-神经酰胺酶
半乳糖唾液酸贮积病	α-神经酰胺酶/β-半乳糖苷酶
戈谢病	β-葡萄脑苷脂酶
尼曼匹克病 A 和 B 型	鞘磷脂酶
Wolman 病	酸性脂肪酶
岩藻糖苷贮积病	α-岩藻糖苷酶
α-甘露糖苷贮积病	α-甘露糖苷酶
β-甘露糖苷贮积病	β-甘露糖苷酶
MPS Ⅶ 型-Sly 病	β-葡萄糖醛酸酶
Ⅰ-细胞病	Ⅰ-细胞病筛查
尼曼匹克病 C 型	胆固醇酯
所有病例均检测壳三糖酶	

F. 神经变性病包括脑白质营养不良

疾病	酶
GM1 神经节苷脂贮积病	β-半乳糖苷酶
GM2 神经节苷脂贮积病：	
Tay Sachs 病/B1 变异型	氨基己糖苷酶 A
Sandhoff 病	总氨基己糖苷酶
Krabbe 脑白质营养不良	半乳糖脑苷脂酶
异染性脑白质营养不良	芳香硫酯酶 A
岩藻糖苷贮积病	α-岩藻糖苷酶
α-甘露糖苷贮积病	α-甘露糖苷酶
β-甘露糖苷贮积病	β-甘露糖苷酶
Schindler 病	α-N-乙酰半乳糖胺酶
MPS Ⅶ 型-Sly 病	β-葡萄糖醛酸酶
Ⅰ-细胞病	Ⅰ-细胞病筛查，多种酶缺乏

G. 更多特异性指征

血管角质瘤

疾病	酶
法布里病	α-半乳糖苷酶
岩藻糖苷贮积病	α-岩藻糖苷酶
唾液酸贮积病	α-神经酰胺酶
半乳糖唾液酸贮积病	α-神经酰胺酶/β-半乳糖苷酶
成人型 GM1 神经节苷脂贮积病	β-半乳糖苷酶
α-甘露糖苷贮积病	α-甘露糖苷酶
β-甘露糖苷贮积病	β-甘露糖苷酶
Schindler 病	α-N-乙酰半乳糖胺酶
天冬氨酰葡糖胺尿症	天门冬氨酰-N-乙酰葡糖胺糖苷酶

表 3-3 根据临床表现（见第二章）对一组酶进行筛查，每一组酶的组成可以不同，没有具体规定（续）

樱桃红斑（见图 2-5）

疾病	酶
GM1 神经节苷脂贮积病	β-半乳糖苷酶
GM2 神经节苷脂贮积病	
Tay Sachs 病/B1 变异型	氨基己糖苷酶 A
Sandhoff 病	总氨基己糖苷酶
Krabbe 脑白质营养不良	半乳糖脑苷脂酶
尼曼匹克病 A 型	鞘磷脂酶
唾液酸贮积病	α-神经酰胺酶
半乳糖唾液酸贮积病	α-神经酰胺酶/β-半乳糖苷酶

的 DNA 可以区分是真出现了突变而引起的 MLD，还是仅仅为假性酶缺陷，但假性酶缺陷的基因多态性也可以和致病性突变发生在同一条染色体上。当患者的临床表现和检测出的酶缺陷之间存在差异时，实验室人员应该注意到假性酶缺陷的可能。

鞘脂类激活蛋白缺陷

有时候要诊断一个鞘磷脂贮积病，尽管临床症状和初步的沉积物检查都强烈支持是这种疾病，但是用人工合成底物进行的酶活性检查却是正常的，这可能是由于鞘脂类激活蛋白（SAP）的缺陷而引起的（见第六、八、九章）。目前已经发现了 5 种 SAPs：GM2 激活蛋白和另外几个来自同一种前体物质（鞘脂激活蛋白原）的鞘脂激活蛋白 A～D。溶酶体水解酶在体内发挥作用，催化多种糖酯类化合物水解的过程中需要 SAP 的参与，但是在体外没有鞘脂激活蛋白，溶酶体酶也可以催化可溶性人工合成底物的降解。这样一来，如果某种 SAP 缺乏，也可以得出一个假阴性的结果。目前已经发现的疾病有 GM2 神经节苷脂贮积病、戈谢病、克拉伯病和异染性脑白质营养不良等的变异型，是由 SAP 的缺陷引起的，另外还发现有一种自主神经沉积病是由于一种鞘脂激活蛋白原的缺陷引起的（见第五章溶酶体病的分类）。这些情况可以通过检测 SAP 的功能、SAP 免疫学检查和（或）分子遗传学检查来证实诊断。

溶酶体酶的处理或转运方面的遗传性缺陷

Cα-甲酰甘氨酸合成酶（SUMF1）负责硫酸酯酶生物合成过程中的翻译后加工处理，发生缺陷以后会导致多种溶酶体或非溶酶体的硫酸酯酶缺陷病（多种硫酸酯酶缺陷病，MSD）。因此，如果在诊断 MPS 的过程中发现有某种硫酸酯酶的缺陷以后，一定要进一步检测其他的溶酶体硫酸酯酶活性，来鉴别究竟是真正的单一硫酸酯酶缺陷病，如 MPS Ⅱ型、ⅢA 型、ⅢD 型、Ⅳ型或Ⅵ型，还是多种硫酸酯酶缺陷病。

有些黏脂贮积病Ⅱ型和Ⅲ型（ML Ⅱ型和Ⅲ型）的患者是因为出现了细胞内的酶转运到溶酶体的过程受阻，导致其成纤维细胞内出现多种溶酶体水解酶的缺陷（也有其他细胞，但是不包括白细胞）。编码 N-乙酰葡糖胺磷酸转移酶 α、β 和 γ 亚单位的基因突变，会影响甘露糖-6-磷酸的生成，后者在某些细胞内是各种酶向溶酶体内定向转运的靶向运输基序，上述基因突变以后，甘露糖-6-磷酸的生成障碍会导致细胞质中的酶水平升高。如果检测到细胞质中有多种溶酶体酶的水平极度升高，就可以初步诊断为 ML Ⅱ型或Ⅲ型，确定诊断需要在培养的成纤维细胞内发现多种酶活性的缺乏（但是不包括 β-葡糖脑苷脂酶），也可以通过 DNA 分析来确诊。

半乳糖唾液酸贮积病的患者会出现 β-半乳糖苷酶和 α-神经氨酸苷酶的联合缺陷，这是由于这两种酶的保护蛋白——组织蛋白酶 A 的缺乏所致。因此，如果在酶筛查过程中发现这两种酶的其中一种存在缺陷，就应该对另一种酶的活性进行检测，以除外半乳糖唾液酸贮积病的可能。α-神经氨酸苷酶应该通过培养的细胞进行检测，因为白细胞中还存在其他类型的唾液酸酶（神经氨酸苷酶）。

非酶蛋白缺陷的溶酶体病

溶酶体膜转运体缺陷

有 3 种溶酶体病是由于溶酶体膜上的转运体缺陷而导致代谢物穿过溶酶体膜的过程障碍，分别是胱氨酸病、唾液酸贮积病（SSSD）和非常罕见的钴胺素 F 病。分别可以通过检测尿液中的寡糖/涎酸和甲基丙二酸浓度，来初步判断是否为 SSSD 和钴胺素 F 病，然后可以通过检测细胞内沉积的代谢物和（或）进行相应的基因突变分析来诊断这 3 种疾病。目前在检测沉积的代谢物方面，串联质谱分析技术应用的越来越广泛了。经典的胱氨酸病患者中，大概有 60% 是因为出现了胱氨酸基因的大片段缺失，因此，如果在疾病早期，临床高度怀疑为胱氨酸病时，进行基因检测具有重要的意义。

其他溶酶体/胞内体蛋白缺陷

尼曼匹克病 C 型（NPC）是由于细胞内的胆固醇和糖脂类代谢物转运障碍所致，通过对新鲜细胞进行 filipin 染色发现溶酶体/晚期胞内体中的非酯化胆固醇沉积，可以作出 NPC1 或 NPC2 的诊断。进行这项试验需要有丰富的临床经验，特别是要求医生能够识别各种临床变异型的病例。

MCOLN1 基因的突变引起 Ⅳ 型黏脂贮积病（ML Ⅳ 型），这个基因编码一种瞬时受体电位（TRP）阳离子通道——黏脂蛋白-1，诊断本病要根据电镜检查发现有膜或非膜结合的细胞内包涵体。患本病的大多数患者有血中胃泌素水平的升高，有 70%～80% 的 ML Ⅳ 型患者来自德系犹太人[8]，这一人口有两种常见的基因突变形式，其中约 95% 的 ML Ⅳ 型患者是由于这两种形式的基因突变所致。

达农病（Danon disease）是一种罕见的 X-连锁遗传病，它的发病是由于溶酶体膜上一种负责溶酶体水解酶转运的 LAMP-2 蛋白缺乏所致。由于后来又发现心肌细胞和骨骼肌细胞中也有沉积的自噬物和糖原，现在对男性患者可以通过免疫学的方法，在各种组织（包括白细胞）中发现 LAMP-2 蛋白的缺乏来诊断达农病[9]。对于女性患者，要通过 DNA 分析来进行诊断，男性患者也可以通过 DNA 检查来确诊该病。

神经元蜡样脂褐质贮积病（NCLs）

神经元蜡样脂褐质贮积病（NCLs 见第十八章）的特征性病理改变是出现进行性加重的有自发荧光的脂褐素颗粒沉积，根据神经元细胞内出现的这一组织病理特征，目前已经有 10 种不同的亚型归于本组疾病，根据活检组织或淋巴细胞中出现的内含物在形态学上的特点，可以对不同类型的 NCL 进行初步的诊断[10]。*CLN1*、*CLN2* 和 *CLN10* 的基因产物是溶酶体内可溶性的蛋白酶，用人工合成底物检测白细胞或干燥血滤片中的酶活性可以得出生化水平的诊断，这个结果也可以通过基因检测来证实。其他亚型需通过分子遗传学检查进行诊断。NCL3 型患者中约 80% 为 *CLN3* 基因的大片段缺失所致，这有利于通过分子遗传学的方法来诊断这种类型的 NCL。对于临床表现提示可能为 NCL 的患者，根据其临床特征和病理特点，再联合生化检查和基因检测，在临床上为 NCL 提供了一套有效的诊断策略。

分子遗传学检测

分子遗传学检测一般用于进一步证实生化水平的诊断，来排除假性酶缺乏，还可以用于诊断某些生化方法无法直接检测的 NCLs。在目前已发现的 LSDs 中，除达农病、法布里 (Fabry) 病和 Hunter 病为 X 连锁遗传外（见第四章），其余均为常染色体隐性遗传。目前已经克隆出来了绝大多数 LSDs 的相关基因，所以大多数 LSDs 患者可以从其血液样本或成纤维细胞中获取基因组 DNA，用于检测其责任基因，并根据目标基因的分析结果进行诊断。用于基因突变分析的方法有很多种[2]，诊断实验室会通过一系列的方法，检测出无义突变、错义突变、小片段缺失或插入突变，也可以检测出影响信使 RNA 性质或表达量的大片段基因缺失或突变。在未来快速基因测序的方法有可能会取代其他所有的检测方法，而用于疾病的诊断。检测到的基因序列改变可能为已知的致病性突变，也可以是新发现的可能为致病性的突变，若为后者，需要对它们的致病性做进一步的评估。LSDs 在各个不同的家族中，其基因突变的方式有明显的异质性，在某些民族或某区域的人群中，有些基因突变可以频发，掌握这种规律以后，有针对性地对某些患者首选突变频率高的基因进行检测，可以提高诊断效率。如 NCL3、经典的胱氨酸病和 Hurler 综合征。一旦在先证者那里确定了基因的突变性质，无论发现的是已经证实的致病性突变还是新发现的推测可能为致病性的突变，都可以据此为先证者的家人提供遗传咨询。只有通过遗传学检查才可以确定携带者。由于存在 X 染色体的随机失活，因此对 X 连锁的遗传性疾病，更是要通过基因检测才能进行诊断。当孕妇带有某种已知的基因突变时，基因检测可以用于产前诊断。有时候患者的基因型还可以

用于预测患者的病程和预后，协助筛选治疗方法。现在分子遗传学检查已经成了完整的诊断系统中不可或缺的一部分。

产前诊断

一旦先证者的诊断明确了，并且也知道了胎儿的父母双方均为某种 LSD 的基因突变携带者，就可以用诊断先证者的方法，对患 LSD 风险的胎儿进行产前诊断[11-12]。现在绒毛取样术 (chorionic villus sampling, CVS) 已经在很大程度上取代了羊膜腔穿刺术，因为前者可以在孕 16 周前就能进行诊断。在对取样的标本进行直接的酶学检查、提取 DNA 进行突变分析和进行超微结构检查之前，CVS 的取样标本需要经过严格的筛查，以避免来自母体的组织对标本的污染[13]。如果怀孕时已处于某种已知突变的风险，比如先证者和胎儿的父母已经确诊了携带某种突变，就能够推测胎儿的基因型可能会出现哪几种类型，此时进行突变分析是产前诊断的首选方法，但也经常会做酶学检查和蛋白功能检查，来进一步验证遗传学诊断的结果。进行酶学检查时，需要检测标本中酶的活性，最好是来自绒毛取样的标本。有一份来自患者的标本，理想的情况是至少有两份来自正常人的标本，并且正常人标本的取样时间和胚胎细胞的取样时间一致。某些溶酶体病在胚胎的滋养层会发生非常显著的变化，如在 NCLs 的产前诊断中，对绒毛进行超微结构检查是非常重要的一项内容。对某些疾病来讲，比如尼曼匹克病 C 型或鞘脂激活蛋白缺乏病等，还可以采集绒毛标本进行细胞培养，用于特殊的检查。还可以用培养的羊水细胞进行诊断试验，也可以用羊水来检测沉积物，比如 MPS 病时用羊水来检测黏多糖，或者 I-细胞病时用羊水来检测分泌出来的溶酶体酶。也可以用胎儿的血液进行化验检查，甚至也可以用胎儿的血

液制成干燥血滤片进行标本储存[14]。通过胚胎植入前的基因诊断技术，可以在体外识别出正常的受精卵，然后再予植入，对于多种溶酶体贮积病，有风险的夫妇为了生育健康的婴儿，目前在临床上已经开始选用这项技术（见第二十二章）[12]。未来用胎儿细胞或母体血液循环中游离的胎儿 DNA 进行某种特定基因突变的检测，可以以更小的创伤和更少的风险进行产前诊断（见第二十二章）[12]。但是当某些疾病的治疗方法行之有效时，这些疾病产前诊断的需求也会相应下降。

展望

当前溶酶体贮积病的实验室诊断正处于一个重要的转折时期。目前还没有比较敏感的筛查试验方法能够检测出沉积物和疾病特异性的蛋白质，如果能够找到这样的生物标记物，既可以监测治疗效果，也可以在疾病的初步诊断阶段提高效率，拓宽筛查面。干燥血滤片的使用率越来越高，因为以它作为酶活性的检测来源，能够为检测工作带来很大的方便[15]，还可以用质谱分析技术对它所承载的底物同时进行多种酶活性的检测[4]。另外，现在人们对于新生儿筛查也表现出了浓厚的兴趣，这也提高了临床上对干燥血滤片的使用率（见第二十二章）。基于免疫定量技术或溶酶体蛋白组学分析技术而进行的蛋白质检测方法，今后有可能会成为 LSDs 检查或新生儿筛查的基本检测方法[16]。分子遗传学检测既能进一步证实酶学诊断的结果，也可以用作首选诊断方法，因为现在疾病特异性的 DNA 芯片和快速、高效、廉价的 DNA 测序技术应用的越来越广泛。干燥血滤片也是一种很好的 DNA 测序的标本来源。数字化的微流体技术也使得单个干燥血滤片能够同时进行更多的酶学检测[17]，这种技术也可以用于蛋白质的免疫学检查和 DNA 分析，但是这种先进的技术，也要求技术熟练和富有经验的实验室工作人员来对获取的检测数据进行分析，才能够进行诊断。

鸣谢

本文作者对 Elisabeth Young、Jan-Eric Månsson 和 Ed Wraith 表示非常地感谢，感谢他们在阅读初稿后所给予的非常有价值的点评。另外作者还对他本人所在的伦敦 Great Ormond Street 医院酶学诊断实验室的那些和他在一起工作多年的同事们表示感谢，感谢他们的无私奉献、丰富经验和友好关爱，该章节的完成离不开大家的帮助。

参考文献

1 Meikle PJ, Fietz MJ, Hopwood JJ. Diagnosis of lysosomal storage disorders: current techniques and future directions. *Expert Rev Mol Diagn* 2004; 4: 677–691.

2 Filocamo M and Morrone A Lysosomal storage disorders: molecular basis and laboratory testing. *Hum Genom* 2011; 5: 156–169.

3 Gelb MH, Turecek F, Scott CR, Chamoles NA. Direct multiplex assay of enzymes in dried blood spots by tandem mass spectrometry for the newborn screening of lysosomal storage disorders. *J Inherit Metab Dis* 2006; 29: 397–404.

4 Mills K, Morris P, Lee P, *et al.* Measurement of urinary CDH and CTH by tandem mass spectrometry in patients hemizygous and heterozygous for Fabry disease. *J Inherit Metab Dis* 2005; 28: 35–48.

5 Zhang XK, Elbin CS, Turecek F, *et al.* Multiplex lysosomal enzyme activity assay on dried blood spots using tandem mass spectrometry. *Methods Mol Biol* 2010; 603: 339–350.

6 Ruijter GJ, Boer M, Weykamp CW, *et al.* External quality assurance programme for enzymatic analysis of lysosomal storage diseases: a pilot study. *J Inherit Metab Dis* 2005; 289: 79–90.

7 De Jesus VR, Zhang XK, Keutzer J, *et al.* Development and evaluation of quality control dried blood spot materials in newborn screening for lysosomal storage disorders. *Clin Chem* 2009; 55: 158–164.

8 Bach G, Zeevi DA, Frumkin A, Kogot-Levin A. Mucolipidosis type IV and the mucolipins. *Biochem Soc Trans* 2010; 38: 1432–1435.

9 Fanin M, Nascimbeni AC, Fulizio L. *et al.* Generalized lysosome-associated membrane-2-defect explains multisystem clinical involvement and allows diagnostic screening in Danon disease *Am J Pathol* 2006; 168: 1309–1320.

10 Williams RE, Aberg L, Autti T, *et al.* Diagnosis of the neuronal ceroid lipofuscinoses: an update. *Biochim Biophys Acta* 2006; 1762: 865–872.

11 Lake BD, Young EP, Winchester BG. Prenatal diagnosis of lysosomal storage diseases. *Brain Path* 1998; **8**: 133–149.

12 Milunsky A, Milunsky JM (eds.). Chapters 12, 14, 16, 19, 29 and 30 in *Genetic Disorders and the Fetus: Diagnosis, Prevention and Treatment*. Wiley–Blackwell, Chichester, UK, 2010.

13 Fowler DJ, Anderson G, Vellodi A, *et al.* Electron microscopy of chorionic villus samples for prenatal diagnosis of lysosomal storage disorders. *Ultrastruct Pathol* 2007; **31**: 15–21.

14 Burin MG, Ribeiro E, Mari J, *et al.* Prenatal diagnosis of mucopolysaccharidosis VI by enzyme assay in a dried spot of fetal blood: a pioneering case report. *Prenat Diagn* 2010; **30**: 89–90.

15 Oemardien LF, Boer AM, Ruijter GJ, *et al.* Hemoglobin precipitation greatly improves 4-methylumbelliferone-based diagnostic assays for lysosomal storage diseases in dried blood spots. *Mol Genet Metab* 2011; **102**: 44–48.

16 Fuller M, Tucker JN, Lang DL, *et al.* Screening patients referred to a metabolic clinic for lysosomal storage disorders. *J Med Genet* 2011; **48**: 422–5.

17 Millington DS, Sista R, Eckhardt A, *et al.*, Digital microfluidics: a future technology in the newborn screening laboratory? *Semin Perinatol* 2010; **34**: 163–169.

第四章

溶酶体贮积病的遗传学和遗传咨询
Genetics of Lysosomal Storage Disorders and Counselling

John J. Hopwood　著

任守臣　译　焉传祝　审校

引言

溶酶体贮积病（LSDs）是一组遗传性疾病，这组疾病超过 50 余种，临床发病后，病情会逐渐进展，引起体格和（或）精神的发育障碍，通常还会引起过早死亡。在过去的 20 年里，尤其是最近的 10 多年，实验室研究成果的临床转化，大大地提高了这类疾病的诊断水平，也为许多重要的 LSDs 提供了行之有效的治疗方法。当前，大多数 LSDs 患者是在出现了临床症状以后才被发现，然后经过进一步详细的遗传学或生化检查得以确诊。若想向患者及其家人解释清楚这些疾病的遗传学基础，并能给予恰当的建议，所有 LSDs 都存在的临床异质性就成了所面临的最大问题。

溶酶体中未降解的代谢物逐渐沉积，可以导致全身各系统组织器官中的细胞发生病变和功能障碍。代谢物的沉积可以开始于胚胎发育的早期，临床表现各异，自早发快速进展型到晚发缓慢进展型，临床上均可以见到。直到最近才可以对 LSDs 进行生化水平的诊断，包括：首先进行尿中代谢物的筛查，根据结果，再进一步进行相关酶学和分子遗传学的检测来确定 LSDs 的具体类型和致病性突变。有了上述信息，遗传咨询时就可以预测患者可能的临床表型、找出家族中可能存在的携带者、选择治疗方案，并对今后的怀孕是否可行产前诊断进行推测。如果某种 LSDs 的基因型和临床表型有较好的相关性（也并不总是这样），对于判断疾病的预后和制定相关治疗决策具有很大的帮助。

业界一致认为早期开始的治疗能够改善疾病的预后，近来观察到，这种理念已经促进了临床诊断技术的提高，并促使最近兴起的人口筛查计划得到了推广，从而使 LSDs 患者能够在出生时就可以被发现，尽管这时通常还没有出现临床症状。早期诊断可以更早地制定出治疗方案，然而，由于 LSDs 患者的临床表现和病情进展在不同个体有明显的异质性，比如发病年龄和疾病进展速度等在每个患者均不一致，在症状出现之前选择怎样的治疗，也就是说是否需要治疗？何时治疗，以及采用什么样的治疗措施？这还是一个很大的挑战。很显然，这些均需要得到妥善的解决，目前还处于紧张的研究之中。

基因、蛋白、沉积物、临床表型和诊断

大多数 LSDs 患者存在一种溶酶体蛋白的功能缺陷，少数患者是由溶酶体之外的因

素引起的，这些非溶酶体本身的因素，要么在分化阶段和溶酶体同源，要么是影响到溶酶体蛋白的成熟或激活。从临床、遗传学和生化角度，现在仍在不断地发现新的 LSDs，或者某些原来不认识的疾病也被重新定义为新的溶酶体疾病。已知 LSDs 的临床表型也不断地被刷新，特别是那些晚发型病例，在其发病的过程中，溶酶体功能异常在其发病机制中所起的作用，也逐渐被认识到了。

除了具有分解消化大部分细胞内或基质中的大分子这种传统上所说的溶酶体功能之外，溶酶体还通过胞内体网络，与细胞的其他生理功能相互联系，比如物质的循环再利用、吞噬、细胞外分泌、基质重塑、胆固醇稳态以及防御侵入的病原体等等。胞内体-溶酶体网络的功能发生改变或出现缺陷，可以促使或直接引起所有 LSDs 的临床表现的发生发展，或影响病变的性质和临床表型。并非所有的 LSDs 都是由于溶酶体蛋白功能缺陷引起的，比如神经元蜡样脂褐质贮积病 8（CLN8），是由于基因编码的一种存在于内质网-高尔基复合体中的蛋白减少所致，而 CLN4（成人型显性遗传的 Parry 病）是由于半胱氨酸串蛋白的功能缺陷，导致突触的活性降低而引起的（见疾病各论）。其他例子还有：溶酶体相关细胞器分化障碍性疾病，比如赫曼斯基-普德拉克综合征（Hermansky-Pudlak）和契-东综合征（Chediak-Higashi）（表 4-1 中没有，参考第五章和第十九章的分类）；还有一种高尔基体酶，这个酶催化溶酶体膜蛋白上的甘露糖-6-磷酸生物合成的第二步，甘露糖-6-磷酸是溶酶体酶自胞质向溶酶体内靶向转运过程中，溶酶体的识别标记物，甘露糖-6-磷酸的缺陷将导致溶酶体酶向溶酶体的靶向转运出现障碍，从而引起持续性的口吃（黏脂贮积病口吃变异型，见表 4-1 和第十九章）。这样一来，再加上一些其他的例子，让如何定义 LSD 成为难题。

底物在胞内体-溶酶体网络系统内沉积是各型 LSDs 的共同生化特征，发生这种沉积是源于不同的基因突变和一系列后续的酶或蛋白功能缺陷，这大多是发生在胞内体-溶酶体网络系统内。不同的 LSDs，其沉积的底物性质不同，比如这些底物对疾病发生时病理生理过程的影响，以及发生底物沉积的器官或细胞的具体分布等等，在不同的疾病，各不相同。通常来讲，根据沉积底物的不同，又把每种 LSDs 分为很多亚型，如神经元蜡样脂褐质贮积病（CLN）、黏多糖贮积病（MPS）和神经鞘脂贮积病（见疾病的分类）。尽管想要根据生化基础把 LSDs 进行分组和简化，但某些临床特征，比如器官肿大、骨骼发育不良和中枢神经系统功能障碍等，在所有 LSDs 患者中均很常见。

CLN 至少涉及 10 个不同的基因，对其中 8 个基因产物的功能已经弄清楚了，还有 2 个基因产物的功能正在研究（见表 4-1 和第十八章），因此想要进行确切的诊断还有一些困难。因为 CLN 沉积的底物特征是相同的，临床上常把 CLN 看作一组疾病，但很多时候还是要对 CLN 的表型进行预测，考虑到 CLN 蛋白的功能和定位（可以是在内质网、高尔基体或胞内体-溶酶体网络系统内等）的不确定性，要对 CLN 的表型进行预测还是很困难的。

对常染色体隐性遗传的成人型 CLN（Kufs 病），既往想要做出确定的诊断，并以此给患者和家属做出明确的建议，需要行有创性的组织活检，而现在，如果临床怀疑患者为 Kufs 病，首先考虑做 CLN6 基因的突变筛查[1]。同样，如果是怀疑患者是常染色体显性遗传的 Kufs 病（见表 4-1），就应该检测 DNAJC5 基因，以此与 CLN4（成人常染色体显性遗传的 Parry 病）相鉴别[10]。另外，如果患者为 7 种 MPS 病之一（有 11 个基因参与溶酶体中黏多糖的降解），尽管这组疾病的临床表型也比较复杂，但是相对来讲这类疾病的诊断、遗传学和遗传咨询就更为明确。

表 4-1　溶酶体病的发病率

疾病	MOIM 编码	发病率[a]/患病率[b] 1：000's			
		澳大利亚[8]	捷克共和国[14]	荷兰[13]	葡萄牙北部[12]
α-N-乙酰半乳糖胺酶缺乏					
辛德勒Ⅰ型	＃609241				
神崎Ⅱ型	＃609242				
酸性脂肪酶缺乏	＃278000	528	330		
胆固醇酯贮积病（沃尔曼病）					
动作性肌阵挛-肾衰竭	＃254900				
天冬氨酰葡糖胺尿症	＃208400	2111		769	58
神经元蜡样脂褐质贮积病	＃256730	60[c]	526		588
CLN1 Santavuori-Haltia 病					
神经元蜡样脂褐质贮积病	＃204500	60[c]	278		1429
CLN2 Jansky-Bielschowsky 病					
神经元蜡样脂褐质贮积病	＃204200	60[c]	370		208
CLN3 Vogt-Spielmeyer					
和 Spielmeyer-Sjogren 病					
神经元蜡样脂褐质贮积病	＃204300				
成人隐性遗传的 Kufs 病					
神经元蜡样脂褐质贮积病	＃162350				
CLN4 Parry 病					
神经元蜡样脂褐质贮积病	＃256731		470		
CLN5 芬兰变异型					
神经元蜡样脂褐质贮积病	＃601780		5000		70
CLN6 病					
神经元蜡样脂褐质贮积病	＃610951		118		
CLN7 病					
神经元蜡样脂褐质贮积病	＃600143				
CLN8 病					
芬兰，北方型癫痫	＃610003				
神经元蜡样脂褐质贮积病	＃609055				
CLN9 病					
神经元蜡样脂褐质贮积病	＃610127				
CLN10 病					
胱氨酸病肾病型	＃219800				
胱氨酸病肾病型	＃219900	联合			
胱氨酸病非肾病型	＃219750	192			
达农病	＃300257				
法布里病	＃301500	117[d]	100[d]	476[d]	833[d]
法伯病	＃228000				
岩藻糖苷贮积病	＃230000	＞2000		2000	
半乳糖唾液酸贮积病	＃256540			2500	130
戈谢病　Ⅰ型	＃230800	联合 57	联合 89	联合 86	联合 74
Ⅱ型	＃230900				
Ⅲ型	＃231000				

表 4-1 溶酶体病的发病率（续）

疾病	MOIM 编码	发病率[a]/患病率[b] 1：000's			
		澳大利亚[8]	捷克共和国[14]	荷兰[13]	葡萄牙北部[12]
鞘脂激活蛋白 C 缺乏性戈谢病	#610539				
鞘脂激活蛋白原缺乏性戈谢病	#611721				
球形细胞脑白质营养不良 克拉伯病	#245200	联合 201	联合 250	联合 74	联合 82
球形细胞脑白质营养不良 鞘脂激活蛋白 A 缺乏症	#611722				
糖原累积病	#232300	联合 146		联合 50	联合 588
GM1 神经节苷脂贮积病 Ⅰ型	#230500	联合 384	联合 385	联合 243	联合 161
Ⅱ型	#230600				
Ⅲ型	#230650				
GM2 神经节苷脂贮积病 邰-萨病，AB 变异型	#272750				
GM2 神经节苷脂贮积病 邰-萨病，B 变异型	#272800	联合 201		联合 243	联合 32
GM2 神经节苷酯贮积病，Sandhoff 病 O 变异型	#268800	联合 384	联合 526	联合 294	联合 67
α-甘露糖苷贮积病	#248500	1056	263	1111	833
β-甘露糖苷贮积病	#248510		625	769	833
异染性脑白质营养不良	#250100	联合 92	联合 148	联合 70	联合 54
异染性脑白质营养不良 鞘脂激活蛋白 B 缺陷病	#249900				
黏脂贮积病Ⅰ型 唾液酸贮积病	#256550		1400	2000	
黏脂贮积病Ⅱ型 α/β Ⅰ型-细胞病	#252500	325	联合	416	37
黏脂贮积病Ⅲ型 α/β 假-Hurler 多发性营养不良症	#252600		455		
黏脂贮积病Ⅲ型 γ 伊朗变异型	#252605				
黏脂贮积病口吃变异型	#609261				
黏脂贮积病Ⅳ型	#252650		5000		
黏多糖贮积病Ⅰ型 Hurler 型	#607014	联合 88	联合	联合 84	联合 75
Hurler-Scheie 型	#607015		139		
Scheie 型	#607016				
黏多糖贮积病Ⅰ型 Hurler 型	#607014	联合 88	联合	联合 84	联合 75
Hurler-Scheie 型	#607015		139		
Scheie 型	#607016				
黏多糖贮积病Ⅱ型 Hunter 型	#309900	136[d]	121[d]	149[d]	92[d]
黏多糖贮积病ⅢA 型 Sanfilippo A 型	#252900	114	213	86	
黏多糖贮积病ⅢB 型 Sanfilippo B 型	#252920	211	5000	238	139
黏多糖贮积病ⅢC 型 Sanfilippo C 型	#252930	1407	238	476	833
黏多糖贮积病ⅢD 型 Sanfilippo D 型	#252940	1056		1000	
黏多糖贮积病ⅣA 型 Morquio A 型	#253000	169	141	455	167
黏多糖贮积病ⅣB 型 Morquio B 型	#253010		5000	714	

表 4-1　溶酶体病的发病率（续）

疾病	MOIM 编码	发病率[a]/患病率[b] 1：000's			
		澳大利亚[8]	捷克共和国[14]	荷兰[13]	葡萄牙北部[12]
黏多糖贮积病Ⅵ型 Maroteaux-Lamy 型	♯253200	235	2000	666	238
黏多糖贮积病Ⅶ型 Sly 型	♯253220	2111	5000	416	
黏多糖贮积病Ⅸ型	♯601492				
多种硫酸酯酶缺乏	♯272200	1407	385	2000	208
尼曼匹克病 A 型	♯257200	联合	联合	联合	联合 167
尼曼匹克病 B 型	♯607616	248	303	189	
尼曼匹克病 C1 型	♯257220	211		286	45
尼曼匹克病 C2 型	♯607625				
鞘脂激活蛋白原缺乏（见戈谢病）	♯611721				
致密骨成骨不全-组织蛋白酶 K 缺乏	♯265800				
唾液酸贮积病	♯269920	528		1428	
萨拉病	♯604369				

[a]：澳大利亚发病率，是指在一定时期内确诊病例总数除以同期的总出生人口数，用 000's 表示每诊断一例的出生千人数。

[b]：荷兰、捷克共和国和葡萄牙的出生人口患病率，是指在一定时期内出生的确诊病例总数除以同期出生人口总数，用 000's 表示每诊断一例的出生千人数。

[c]：CLN1、CLN2 和 CLN3 的联合发病率[8]。

[d]：只是半合子的数量。

OMIM：指的是孟德尔人类遗传病在线（www.ncbi.nlm.nih.gov/omim）

大多数的 LSDs 属于常染色体隐性遗传病，也有例外，如 Hunter 综合征（MPSⅡ型；X 连锁隐性）、达农（Danon）病（X 连锁显性）、法布里（Fabry）病（临床上大多是女性患病，但最好还是说成 X 连锁隐性遗传）和 Kufs 病 Parry 型（CLN4，常染色体显性遗传[11]）（见疾病分类）。从尼曼匹克病 A/B 型患者还观察到遗传印记现象：携带者的基因组中发生突变的鞘磷脂酶等位基因，总是较正常的等位基因优先表达，也能提供 15% 的鞘磷脂酶活性，而出现的一种临床表型[16]（详见第十章）。

事实上，现在所有的 LSDs 均又进一步分成了不同的亚型，比如：Pompe 病分为婴儿型、青少年型和成人型；戈谢病分为神经型和非神经型；MPS 分为神经型 MPSⅠ型（Hurler 综合征）和非神经型 MPSⅠ型（Scheie 综合征）。还有一点很重要，现在已

经认识到，从临床的严重程度上来看，所有 LSDs 均可构成一个宽泛而连续的表型谱，这种表型谱能反映出疾病临床的进展速率——可以是出生后发病，快速进展，短时间即导致死亡，也可以是成年或老年发病，疾病进展得非常缓慢，但大多是介于两者之间的中间类型，包括婴儿起病、儿童起病、青少年起病等各种临床类型。对大多数的 LSD 来讲，这种宽泛的临床表型谱使它变得非常复杂，延误了临床的诊断过程，影响了对预后的精确判断，甚至是导致根本无法准确地预测疾病的结局。这也很可能是使许多晚发型 LSD 患者至今尚未被诊断出来的原因。

对每个 LSD 的患者来讲，其体内残余酶的活性是影响预后的众多因素之一，酶活性完全丧失的患者，很可能其病理改变的进展会是非常迅速。不同的表观遗传因子、贮积物合成过程中的遗传差异以及个体胞内体

-溶酶体网络的整体调控和功效也都是影响预后的因素。

在欧洲、美国和一些其他的民族中，芳香硫酯酶 A（ARSA）基因突变引起的酶活性减低（在正常的 5％ 至 20％ 之间）很常见，但是这并不是引起经典的异染性脑白质营养不良临床表现的原因，而称之为假性缺乏（见第九章）。然而，对这些人进行的基因型-表型相关性分析研究提示，ARSA 的假性缺乏对异染性脑白质不良症的临床严重程度也有影响[19]，也对多发性硬化[3]、神经心理学异常和非语言学习能力障碍的严重程度有影响[20-21]。

黏多糖贮积病 Ⅳ 型为一种神经系统变性病，虽然所有人种均可患病，但大多还是来自犹太民族（见第十七章），他们的发病率有可能比当前所感受到的要高很多，因为这个病的常见症状与脑性瘫痪样的脑病相似，特别是轻型患者，可能会被误诊。β-葡糖脑苷脂酶突变可以引起戈谢病，但也和帕金森病有关，这个例子也进一步说明了某些 LSD 表型具有多态性的问题。不久的将来，很可能还会发现许多其他的基因或蛋白质是引起胞内体-溶酶体网络系统功能障碍的原因，这些发现也许可以阐明那些未知的临床现象。

发病率和患病率

LSDs 的发病率是指在某个时间段内总的发病者人数与总出生人口数之比，目前已经有些国家做出了报告数据（表 4-1）。获得精确流行病学数据所面临的主要困难是，这些疾病中的每一种，其发病率都是非常罕见的，并且在许许多多的诊断中心，又各自采用不同的诊断方法。大多数 LSDs 患者是在出现临床症状之后才得以诊断，这是因为在出现了临床症状的基础上，才能进行基因和生化检查，然后才可以作出 LSDs 的确定诊断和预后评估。

需要注意的是，如果在研究中发生了一例误诊，对这些极为罕见的疾病来讲，统计发病率时就会出现相当大的误差，因此在根据这些数据来估计疾病的遗传风险时需要小心谨慎。此外，表 4-1 中的数据来自不同的研究，因此在对比表 4-1 中的数据时，需要考虑到其计算出生患病率和发病率时的方法，比如说澳大利亚的研究[8]，根据的是 1980 年至 1996 年期间的临床诊断病例，研究中假定这段时间内诊断的晚发型患者，就代表了这个研究时间段内出生的所有出现了临床症状的患者。而在荷兰[13]，要根据患者的年龄来估算期间出生人口发病率，设定小组中在最后一个患者之前出生的患者会被纳入研究。两种方法都有各自的局限性，很可能晚发型患者的人数被低估了。在澳大利亚，庞贝病出生人口的临床发病率是 1：146 000，然而，根据在美国和荷兰进行的携带者筛查研究，这一发病率很可能要高达 1：40 000[2,7]，这提示澳大利亚成人庞贝病患者的发病率被低估了。

最近观察到，统计的 LSDs 发病率和预测的携带者比率之间有差异，这提示在现实中 LSDs 患者在总人口中还有很多没有被诊断出来。未能作出全面性诊断的部分原因，比如说，可能是因为那些 LSDs 基因突变引起的以精神症状、卒中或心脏问题为特征的患者，对其诊断不足的现象要更高。对新生儿进行的 LSDs 筛查发现，某些 LSDs 疾病有更高的发病率，比如法布里病，筛查出来的病例较以前仅根据经典的法布里综合征的表现所估算出来的发病率要高很多（见后文"高风险人群、人口筛查及诊断方法"和第二十三章）。这样一来，LSDs 整体（或特定疾病）的发病率要比当前估计的高很多。

回顾澳大利亚 1980 年到 1996 年的统计数据，共报告了 470 例确诊患者，代表 27 种不同的 LSDs（见表 4-1），发病率自戈谢病的 1：57 000 到黏多糖贮积病 Ⅰ 型的 1：4 220 000。所有 LSDs 总发病率，包括产前诊断病例，为出生人口的 1：7700[8]。

在芬兰，从 1970 年到 1996 年，共诊断出 962 例 LSDs 患者，提示出生人口发病率为 1：7100，其中发病率最高的是糖原贮积病Ⅱ型，为 1：50 000。从 1975 年至 2008 年，捷克共和国共报告了 478 例 LSDs 患者，有 34 种，LSDs 总的患病率是 1：8000，其中戈谢病的患病率最高，为 1：89 000[14]。葡萄牙北部地区，在 20 年间共诊断出 222 例 LSDs 患者，总结出的发病率是 1：2500，共报告了 29 种不同的 LSDs 患者，其中 GM2 神经节苷脂贮积病、尼曼匹克病 C 型和戈谢病是发病率最高的病种，分别是 1：31 950，1：45 450 和 1：74 070[12]。

高风险人群

在大部分人群中，多数 LSDs 的发病率都比较低，虽然也有些例外，特别是那些既往是，现在仍然处于遗传学隔离状态的族群，他们不但在文化上，而且在地理位置上也处于与世隔绝的状态。比如说，在那些德系犹太人中戈谢病（出生人口发病率 1：855）、邰-萨病和 A 型尼曼匹克病均呈高发状态。而纽芬兰的 CLN 在新生活婴中的发病率估计为 1：7353，CLN2 的新生活婴发病率为 9：100 000，或说为 1：11 161，是世界上报告数最高的地区[10]。

近期举行的人口筛查项目显示，晚发型法布里病的患病率很高，是具有经典型法布里综合征表现的人群患病率（澳大利亚 1：117 000[8]）的 40 倍。比如，意大利和中国台湾地区进行的新生儿筛查发现，α-半乳糖苷酶缺陷有很高的发病率（～1：3000 出生人口数），他们的基因突变比例很高，那些带有基因突变的男性，很可能在晚年会因此导致心脏病或卒中[6,18]，在比利时的肾科、心脏病和卒中诊所进行的男性筛查中，也检测到以前从未诊断出来的法布里病患者[4]。

疾病负担

虽然 LSDs 对患者、家庭及广大社区的总体影响如何，目前还缺乏相关文件证明，无疑在经济、情感和社会-心理方面，这类疾病的影响都是巨大的。我们即将进入一个新的时代，在这个时代我们通过新生儿筛查和人口普查，可以使 LSDs 得到早期的诊断，并设法找到有效的治疗方法。那些要为改善临床预后买单的医疗保健系统正面临越来越大的压力，他们要制定文件，在个人和社区之间划定职责，去有效地平衡和优化卫生资源配置。经济方面的压力会不断地鼓励质优价廉的治疗方法，比如说，会促使分子伴侣治疗的方法获得发展，但也可能会鼓励那些昂贵的治疗方法用于那些已确诊的患者，如果是这样，不利的一面也可能是，确诊患者的治疗效果相对早期开始的治疗要差。对 LSDs 患者来讲，临床上可以采用的治疗方法越来越多了，当他们的长期治疗效果和花费情况被记录下来以后，这类疾病带给社会的总体负担就可以进行精确的估算了。在引入人群普查和新生儿筛查机制之后，也就能够提供患病率方面的准确数据了，从而也就能够协助公共卫生部门计算这类疾病的总体经济花费了。

人群筛查和诊断方法

在人群中用干燥血样的 Guthrie 卡片，对单个或多个 LSDs 疾病进行筛查的技术已经发展起来了（见第二十三章）[5,9,15,17,22]。对新生儿进行症状前的单个 LSDs 筛查，比如对法布里病、克拉伯病和庞贝病的筛查，已经发现它们的实际发病率要比以前单纯依据临床表现统计出来的发病率要高很多。然而，早期诊断对于 LSDs 患者预后的影响现在仍不清楚，因为 LSDs 的临床表型多变，很多轻型病例会一直到晚年才表现出来它的临床症状，现有的治疗措施可能难以改变它的临床进程。因此，对那些在筛查项目中发现的新生儿或其他患者，进行精确的临床进程和疾病进展速率评估是非常关键的。其他重要的问题还有：我们是否应该监测和治疗这些无症状的患者？要在何时？如何做？

对 LSDs 进行真正有效的人群筛查，其目标是要达到近似于确诊，并能够大概地判断预后，采样结果能经得住考验，采样要容易进行，标本也要容易转运。要达到上述目标，干燥血样 "Guthrie" 卡片是个理想的方法。

由于每种 LSDs 都有多种临床表型（临床异质性），这使得收集流行病学数据面临很大的困难。这种临床异质性易导致疾病的漏诊和误诊，常常使收集的流行病学数据不可靠，从而低估了 LSDs 对社会造成的影响。若想了解某种或全部的 LSDs 的影响，无论是对家庭还是对社会，精准的统计数据都是基础。了解 LSDs 的患病率和突变基因的携带频率，对遗传咨询来讲也是很重要的。想要采取合理的政策来有效减少这些疾病的负担，也要对这一数据有所了解。

遗传咨询相关问题

进行遗传咨询，首先要了解 LSDs 发病的病理生理机制，这是很重要的。在了解了某位患者的 LSDs 蛋白缺陷和（或）基因突变类型以后，理想的遗传咨询应包括预测患者可能的临床表型、识别家族中的携带者和那些高风险者，使其了解现有的有效治疗方法，预测那些已经确诊，但还没有明显症状的患者处于临床进程的什么阶段。最后还有一点，也是至关重要的问题：患者的中枢神经系统是否会受累。

遗传咨询可以为高风险家庭制订计划提供选项，可以通过新鲜的或培养的绒毛膜细胞，或羊水细胞，对他们进行产前诊断。根据拟研究的缺陷性质来选择检测方法（酶学或分子生物学）。对家族中的首发病例，如果已经明确了他的基因型，对于进行产前诊断是有帮助的。

检测酶活性或进行分子遗传学检查，其检测样本都需要避免来自母体的污染，且要提高诊断程序的可靠性。对于体外受精的胚胎，在植入前的检测，也应该考虑到怀孕后要进行产前诊断的那些问题。

参考文献

1 Arsov T, Smith K, Damiano J, et al. Kufs disease, the major adult-form of neuronal ceroid lipofuscinosis, caused by mutations in CLN6. Am J Hum Genet 2011; 88: 566–573.

2 Ausems MG, Verbiest J, Hermans MP, et al. Frequency of glycogen storage disease type II in The Netherlands: implications for diagnosis and genetic counselling. Eur J Hum Genet 1999; 7: 713–716.

3 Baronica KB, Minac K, Ozretic, et al. Arylsulfatase a gene polymorphisms in relapsing remitting multiple sclerosis: genotype-phenotype correction and estimation of disease progression. Coll Antropol 2011; 35 (Suppl 1): 11–16.

4 Brouns R, Thijs V, Eyskens F, et al. Belgian Fabry study: prevalence of Fabry disease in a cohort of 1000 young patients with cerebrovascular disease. Stroke 2010; 41: 863–868.

5 Fuller M, Tucker JN, Lang DL, et al. Screening patients referred to a metabolic clinic for lysosomal storage disorders. J Med Genet 2011; 48: 422–425.

6 Lin HY, Chong KW, Hsu JH, et al. High incidence of the cardiac variant of Fabry disease revealed by newborn screening in the Taiwan Chinese population. Circ Cardiovasc Genet 2009; 2: 450–456.

7 Martinuk F, Chen A, Mack A, et al. Carrier frequency of glycogen storage disease type II in New York and estimates of affected individuals born with the disease. Am J Med Genet 1998; 79: 69–72.

8 Meikle PJ, Hopwood JJ, Clague, AE, et al. Prevalence of lysosomal storage disorders. JAMA 1999; 281: 249–254.

9 Meikle PJ, Grasby DJ, Dean CJ, et al. Newborn screening for lysosomal storage disorders. Mol Genet Metab 2006; 88: 307–301.

10 Moore SJ, Buckley DJ, MacMillan A, et al. The clinical and genetic epidemiology of neuronal ceroid lipofuscinosis in Newfoundland. Clin Genet 2008; 74: 213–222.

11 Nosková L, Stránecký V, Hartmannová H, et al. Mutations in DNAJC5, encoding cysteine-string protein alpha, cause autosomal-dominant adult-onset neuronal ceroid lipofuscinosis. Am J Hum Genet 2011; 89: 241–252.

12 Pinto R, Caseiro C, Lemos M, et al. Prevalence of lysosomal storage diseases in Portugal. Eur J Hum Genet 2004: 12: 87–92.

13 Poorthuis BJ, Wevers RA, Kleijer WJ, et al. The frequency of lysosomal storage disorders in The Netherlands. Hum Genet 1999; 105: 151–156.

14 Poupetová H, Ledvinová J, Berná L, *et al.* The birth preva-
lence of lysosomal storage disorders in the Czech Republic:
comparison with data in different populations. *J Inherit
Metab Dis* 2010; **33**: 387–386.

15 Reuser AJ, Verheijen FW, Bali D, *et al.* The use of dried blood
spot samples in the diagnosis of lysosomal storage disorders –
current status and perspectives. *Mol Genet Metab* 2011; **104**:
144–148.

16 Simonaro CM, Park J-H, Eliyahu E, *et al.* Imprinting at the
SMPD1 locus: implications for acid sphingomyelinase-
deficient Niemann–Pick disease. *Am J Hum Genet* 2006: **78**:
865–870.

17 Spáčil Z, Elliott S, Reeber SL, *et al.* Comparative triplex tan-
dem mass spectrometry assays of lysosomal enzyme activi-
ties in dried blood spots using fast liquid chromatography:
application to newborn screening of Pompe, Fabry, and
Hurler diseases. *Anal Chem* 2011; **83**: 4822–4828.

18 Spada M, Pagliardini S, Yasuda M, *et al.* High incidence of
later-onset Fabry disease revealed by newborn screening.
Am J Hum Genet 2006; **79**: 31–40.

19 Tinsa F, Caillaud C, Vanier MT, *et al.* An unusual homozy-
gous arylsulfatase: a pseudodeficiency in a metachromatic
leukodystrophy Tunisian patient. *J Child Neurol* 2010; **25**:
82–86.

20 Tylki-Szymańska A, Ługowska A, Chmielik J, *et al.*
Investigations of micro-organic brain damage (MOBD) in
heterozygotes of metachromatic leukodystrophy. *Am J Med
Genet* 2002; **110**: 315–319.

21 Weber Byars AM, McKellop JM, Gyato K, *et al.*
Metachromatic leukodystrophy and nonverbal learning dis-
ability: neuropsychological and neuroradiological findings
in heterozygous carriers. *Child Neuropychol* 2001; **7**: 54–58.

22 Zhou H, Fernhoff P, Vogt RF. Newborn bloodspot screening
for lysosomal storage disorders. *J Pediatr* 2011; **159**: 7–13.

第五章

溶酶体贮积病的分类
Classification of Lysosomal Storage Diseases

Bryan Winchester 著

任守臣 译 王拥军 审校

溶酶体贮积病分类基础

传统上，溶酶体贮积病是根据它的贮积物进行分类的，比如，脂质贮积病、黏多糖贮积病、糖蛋白贮积病、糖原贮积病等，这种分类方法把具有相同症状的疾病分在了一起，能够反映出溶酶体中某一组特定的代谢物，在其分解代谢途径上出现了问题。对于那些在分解代谢途径中因某一种酶的缺陷，使其催化的代谢环节出现障碍的疾病，比如说鞘糖脂分解代谢障碍性疾病，包括那些因鞘磷脂激活蛋白缺陷导致的疾病（图 5-1），至今这仍是最翔实的分类方法。对其他疾病，这种分类方法就不符合这种规律了，比如说细胞内含物病（Ⅰ-细胞病）、胱氨酸病、黏脂贮积病Ⅱ、Ⅲ和Ⅳ型，若要阐明这些疾病和其他一些非酶缺陷所致的溶酶体病的分子基础，就需要有另外一种新的分类方法，这种分类方法是根据溶酶体系统内出现的分子缺陷，比如跨溶酶体膜的分子转运、胞内体-溶酶体系统内的分子运输、转运后的修饰、细胞内溶酶体酶的转运以及稳定的复合体的形成等等出现的缺陷（表 5-1）。黏脂贮积病（MLs）原定义为一种兼具黏多糖贮积病和鞘糖脂贮积病共同临床特征的一类

疾病，现在又被进一步分为了几个亚型：ML Ⅰ 型为黏蛋白贮积病，ML Ⅱ 型和 Ⅲ 型为代谢过程的缺陷，ML Ⅳ 型为膜缺陷病。而像神经元蜡样脂褐质贮积病（NCLs），从病理机制来讲，该病是因溶酶体系统内多种不同的缺陷所引起的，但分类时又被分在了一起，这是因为它们都具有相同的临床和病理特征，特别是这类疾病都在其溶酶体内出现了自发荧光物质的沉积。

根据溶酶体系统内出现的分子缺陷进行分类的方法，重点关注的是溶酶体的功能和疾病的发病机制，以便于开发与之相对应的治疗方法。溶酶体病和其他疾病，比如神经系统疾病（见第一章）等，它们相互之间的界限变得越来越模糊了，原因在于，溶酶体系统的功能障碍在疾病的发生发展过程中所起的作用越来越多地被认识到了。当某些疾病被认识以后，根据溶酶体分子缺陷进行分类的方法，就有可能把这些疾病归类为新的溶酶体病。

鸣谢

感谢欧洲溶酶体疾病研究团队（ES-GLD），他们对这种分类方法进行了评价，并于 2011 年 9 月，提交到芬兰会议上进行了讨论。

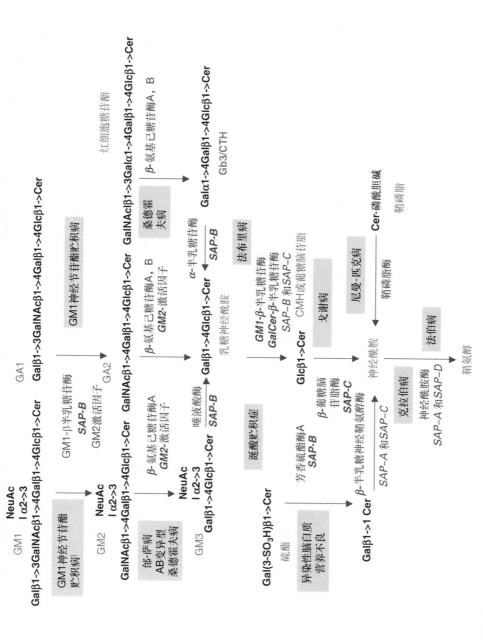

图 5-1 部分鞘磷脂在溶酶体内的代谢。[Reproduced from Winchester B. Primary defects in lysosomal enzymes. In: Lysosomal Disorders of the Brain: Recent Advances in Molecular and Cellular Pathogenesis and Treatment. Platt FM, Walkley SU (eds.). Oxford: Oxford University Press, 2004, with permission from Oxford University Press.]

表 5-1 溶酶体贮积病的分类

疾病名称（OMIM 表型代码）	酶/蛋白质缺陷	沉积物	初筛检测	诊断性试验‡§	产前诊断*	遗传性质基因代码和定位
包括鞘磷脂激活因子缺陷在内的鞘磷脂代谢病（第六章~第十章）						
GM1 神经节苷脂贮积病 I 型、II 型和 III 型 (230500, 230600, 230650)	β-半乳糖苷酶	GM1、KS、寡聚糖，糖脂	尿寡糖	WBC/DBS 酶学检测 遗传学检测	酶学检测/遗传学检测	AR $GLB1$ 3p22.3
GM2 神经节苷脂贮积病 Tay-Sachs B 变异型（包括 B1 变异型）(272800)	β-己糖氨酶 A（α 多肽）	GM2，寡糖红细胞 糖苷脂，糖脂	?	WBC/DBS 酶学§ 检测 遗传学检测	酶学检测/遗传学检测	AR $HEXA$ 15q23
Sandhoff O 变异型 (268800)	β-己糖氨酶 A 和 B（β 多肽）	GM2，寡糖	尿寡糖	WBC 酶学检测 遗传学检测	酶学检测/遗传学检测	AR $HEXB$ 5q13.3
GM2 激活因子缺陷 AB 变异型 (272750)	GM2 神经节苷脂激活因子	GM2，寡糖	CSF 中的 GM2	细胞中的天然底物测定，遗传学检测	遗传学检测	AR $GM2A$ 5q33.1
法布里病 (301500)	α-半乳糖苷酶 A	半乳糖酯	尿糖酯	WBC/DBS† 酶学§ 检测 遗传学检测	酶学检测/遗传学检测	X-LR GLA Xq22.1
戈谢病 I 型、II 型和 III 型 (230800, 230900, 231000)	β-葡糖苷酶	Glc-Cer	血浆壳三糖酶	WBC/DBS‡ 酶学检测	酶学检测/遗传学检测	AR GBA 1q21
戈谢病，非典型 (610539)	激活蛋白 C 缺陷	Glc-Cer	血浆壳三糖酶	遗传学检测，western 印迹	遗传学检测	AR PSAP 10q21-q22
异染性脑白质营养不良 (MLD) (250100)	芳基硫酸酯酶 A	硫苷酯	尿中异染颗粒/硫苷脂	WBC 酶学§ 检测，遗传学检测	酶学检测/遗传学检测	AR ARSA 22q13.33
异染性脑白质营养不良 (MLD) (249900)	激活蛋白 B	硫苷酯	尿中异染颗粒	遗传学检测，western 印迹	遗传学检测，western 印迹	AR PSAP 10q21-q22

表 5-1　溶酶体贮积病的分类（续）

包括鞘磷脂激活因子缺陷在内的鞘磷脂代谢病（第六章～第十章）

疾病名称（OMIM 表型代码）	酶/蛋白质缺陷	沉积物	初筛检测	诊断性试验‡§	产前诊断*	遗传性质，基因代码和定位
球形细胞脑白质营养不良 Krabbe病（245200）	β-半乳糖脑苷脂酶	半乳糖神经酰胺	—	WBC/DBS‡ 酶学检测、遗传学检测	酶学检测/遗传学检测	AR GALC 14q31
激活蛋白缺陷性非典型 Krabbe病（611722）	激活蛋白 A	半乳糖神经酰胺	—	WBC 遗传学检测/western 印迹	遗传学检测 western 印迹	AR PSAP 10q21-q22
尼曼匹克病 A 型和 B 型（257200 & 607616）	鞘磷脂酶	鞘磷脂	血浆壳三糖酶	WBC/DBS‡ 酶学检测、遗传学检测	酶学检测/遗传学检测	AR SPMD1 11p15.4
Farber 病（228000）	酸性神经酰胺酶	神经酰胺	—	WBC 酶学检测、遗传学检测	酶学检测/遗传学检测	AR ASAH1 8p22
鞘脂激活蛋白原缺乏症（611721）	鞘脂激活蛋白原	非神经元中为糖脂；神经元溶酶体中为泛素化物质	尿鞘磷脂	遗传学检测 western 印迹	遗传学检测 western 印迹	AR PSAP 10q21-q22

黏多糖贮积病（MPS）（第十二章）

疾病名称（OMIM 表型代码）	酶/蛋白质缺陷	沉积物	初筛	诊断性检查‡§	产前诊断*	遗传性质，基因代码或定位
MPS I 型 Hurler (MPS IH)（607014） Hurler/Scheie (MPS IH/S)（607015） Scheie (MPS IS)（607016）	α-L-艾杜糖醛酸酶	DS、HS 和寡糖	尿 GAGs	WBC/DBS‡ 酶§ 检测 遗传学检测	酶学检测/遗传学检测	AR IDUA 4p16.3
MPS II 型 Hunter（309900）	艾杜糖醛酸硫酸酯酶	DS、HS 和寡糖	尿 GAGs	WBC/DBS‡ 酶学检测、遗传学检测	酶学检测/遗传学检测	X-LR IDS Xq28

表 5-1　溶酶体贮积病的分类（续）

黏多糖贮积病（MPS）（第十二章）

疾病名称（OMIM 表型代码）	酶/蛋白质缺陷	沉积物	初筛检测	诊断试验§	产前诊断*	遗传性质基因代码和定位
MPS ⅢA 型 Sanfilippo A（252900）	乙酰肝素 N-硫酸酯酶	HS 和寡糖	尿 GAGs	WBC 酶学检测	酶学检测，遗传学检测	AR SGSH 17q25.3
MPS ⅢB 型 Sanfilippo B（252920）	α-N-乙酰氨基葡糖苷酶	HS 和寡糖	尿 GAGs	WBC/DBS 酶学检测，遗传学检测	酶学检测	AR NAGLU 17q21.2
MPS ⅢC 型 Sanfilippo C（252930）	乙酰辅酶 A-α-氨基葡糖乙酰转移酶	HS 和寡糖	尿 GAGs	WBC 酶学检测，遗传学检测	酶学检测	AR HGSNAT 8p11.2
MPS ⅢD 型 Sanfilippo D（252940）	N-乙酰葡糖胺-6-硫酸酯酶	HS 和寡糖	尿 GAGs	WBC 酶学检测，遗传学检测	酶学检测	AR GNS 12q14.3
MPS ⅣA 型 Morquio A（253000）	N-乙酰半乳糖胺-6-硫酸酯酶	KS 和寡糖	尿 GAGs	WBC/DBS‡ 酶学检测，遗传学检测	酶学检测	AR GALNS 16q24.3
MPS ⅣB 型 Morquio B（253010）GM1 神经节苷脂贮积病的等位基因病	β-半乳糖苷酶	KS 和寡糖	尿 GAGs	WBC/DBS‡ 酶学检测，遗传学检测	酶学§ 检测	AR GLB1 3p22.3
MPS Ⅵ型 Maroteaux-Lamy（253200）	N-乙酰半乳糖胺-4-硫酸酯酶（芳香硫酸酯酶 B）	DS 和寡糖	尿 GAGs	WBC/DBS‡ 酶学检测，遗传学检测	酶学检测	AR ARSB 5q14.1
MPS Ⅶ型 Sly（253220）	β-葡糖醛酸酶	CS, DS, HS 和寡糖	尿 GAGs	WBC/DBS‡ 酶学检测，遗传学检测	酶学检测	AR GUSB 7q11.21
MPS Ⅸ型（601492）	透明质酸酶	透明质酸	–	血浆酶学检测	无法检测	AR HYAL1 3p21.31

表 5-1 溶酶体贮积病的分类（续）

糖蛋白贮积病（寡糖贮积病）（第十四章和第十五章）

疾病名称（OMIM表型代码）	酶/蛋白质缺陷	沉积物	初筛试验	诊断试验‡§	产前诊断*	遗传性质基因代码定位
天冬氨酰氨基葡糖尿症 (208400)	天冬氨酰氨基葡糖苷酶（糖基天冬酰胺酶）	糖基天冬酰胺	尿寡糖	WBC酶学检测 遗传学检测	酶学检测/遗传学检测	AR AGA 4q34.3
岩藻糖苷贮积病 (230000)	α-L-岩藻糖苷酶	寡糖，糖肽，糖脂	尿寡糖	WBC酶学§检测 遗传学检测	酶学检测/遗传学检测	AR FUCA1 1p36.11
α-甘露糖苷贮积病 (248500)	α-D-甘露糖苷酶	寡糖	尿寡糖	WBC酶学检测 遗传学检测	酶学检测/遗传学检测	AR MAN2B1 19p13.2
β-甘露糖苷贮积病 (248510)	β-D-甘露糖苷酶	寡糖	尿寡糖	WBC酶学检测 遗传学检测	酶学检测/遗传学检测	AR MANBA 4q24
唾液酸贮积病 I 型/II 型（黏多糖贮积病 I 型）(256550)	神经氨酸酶（唾液酸酶1）	寡糖，糖肽	尿寡糖，结合的唾液酸或游离唾液酸	培养细胞的酶学检测 遗传学检测	培养细胞的酶学检测/遗传学检测	AR NEU1 6p21.3
Schindler/Kanzaki 病 (609241 & 609242)	α-N-乙酰半乳糖苷酶（α-半乳糖苷酶 B）	寡糖	尿寡糖	WBC酶学检测 遗传学检测	无法检测	AR NAGA 22q13.2
半乳糖唾液酸贮积病（PPCA 缺乏）(256540)	保护性蛋白/组织蛋白酶 A（PPCA）	唾液酸化寡核苷酸和糖肽	尿寡糖	淋巴细胞或培养细胞的酶学检测 遗传学检测	培养细胞的酶学检测 遗传学检测	AR CTSA 20q13.12

其他酶缺陷病（第十三章和第十九章）

疾病名称（OMIM表型代码）	酶/蛋白质缺陷	沉积物	初筛试验	诊断试验‡§	产前诊断*	遗传性质基因代码定位
糖原贮积病（第十三章）糖原贮积病 II 型（庞贝病）(232300)	α-葡糖苷酶（酸性麦芽糖酶）	糖原，寡糖	尿寡糖，肌酸激酶	WBC?/淋巴细胞/成纤维细/DBS?酶§检测 遗传学检测	酶学检测/成纤维细胞/成纤§酶检测 遗传学检测	AR GAA 17q25.3

表 5-1 溶酶体贮积病的分类（续）

其他酶缺陷病（第十三章和第十九章）

疾病名称（OMIM 表型代码）	酶/蛋白质缺陷	沉积物	初筛试验	诊断试验‡§	产前诊断*	遗传性质基因代码定位
脂质贮积病（第十九章）Wolman 病，胆固醇酯贮积病（278000）	酸性脂肪酶	胆固醇酯	淋巴细胞空泡	WBC 酶学检测，遗传学检测	酶学检测/遗传学检测	AR LIPA 10q23.31
蛋白酶缺陷（第十九章）-另见"半乳糖唾液酸贮积病、CLN2, CLN 10 和 Papillon-Lefèvre 病"	组织蛋白酶 C 二肽基肽酶 I (DPP I)	—	牙周炎	嗜中性粒细胞酶学检测、基因学检测	—	AR CTSC 11q14.2
致密性成骨不全症（265800）	组织蛋白酶 K	胶原蛋白及其他骨骼蛋白	放射线检查	放射线检查	遗传学检测	AR CTSK 1q21.3

溶酶体酶转运后的处理过程缺陷（第十六章）

疾病名称（OMIM 表型代码）	酶/蛋白质缺陷	沉积物	初筛试验	诊断试验‡§	产前诊断*	遗传性质基因代码定位
多发性硫酸酯酶缺乏症 黏硫酯病（272200）	甲酰甘氨酸合成酶（SUMF1）	磺胺类化合物，GAGs，糖脂	尿 GAG，硫苷脂	WBC 硫酸酯酶测定 遗传学检测	酶学检测/遗传学检测	AR SUMF1 3p26.1
黏脂贮积病 II a/b 型（ML II I-细胞病）（252500）黏脂贮积病 III α/β 型（ML III A 或 ML III 假性-Hurler 多发性营养不良）（252600）	N-乙酰葡糖胺-1-磷酸转移酶 α/β 亚基	寡糖，GAGs，脂质	尿寡糖 唾液酸寡糖	血浆和培养成纤维细胞酶学检测	培养细胞和羊水细胞酶学检测	AR GNPTAB 12q23.2
黏脂贮积病 III γ（ML III 变异型）（252605）	N-乙酰葡糖胺-1-磷酸转移酶 γ 亚基	寡糖，GAGs，脂质	尿寡糖	血浆和培养的成纤维细胞酶学测定	培养细胞和羊水酶学检测、遗传学检测	AR GNPTG 16p13.3

表 5-1　溶酶体贮积病的分类（续）

溶酶体酶转运后的处理过程缺陷（第十六章）

疾病名称（OMIM 表型代码）	酶/蛋白质缺陷	沉积物	初筛试验	诊断试验[‡§]	产前诊断[*]	遗传性质基因代码定位
口吃（STUT2）（609261）	N-乙酰葡糖胺-1-磷酸转移酶 α/β 亚基和 γ 亚基 N-乙酰葡糖胺-1-磷酸二酯酶 α-N-乙酰葡糖胺糖苷酶（暴露酶）					GNPTAB[$] 12q23.2 GNPTG[$] 16p13.3 NAGPA[$] 16p13.3

溶酶体膜和转运缺陷（第十一章和第十七章）

疾病名称（OMIM 表型代码）	酶/蛋白质缺陷	沉积物	初筛试验	诊断试验[‡§]	产前诊断[*]	遗传性质基因代码定位
胱氨酸病（219800，219000 和 219750）	胱氨酸转运蛋白	胱氨酸	尿沉渣色素三糖苷酶着色试验	细胞中的胱氨酸试验，遗传学检测	CVS 和培养细胞中的胱氨酸或成功能试验，遗传学检测	AR CTNS 17p13.2
唾液酸贮积病（ISSD）婴儿型（269920）Salla 病，成人型（604369）	唾液酸转运蛋白	唾液酸和糖醛酸	尿游离唾液酸	成纤维细胞游离唾液酸，遗传学检测	CVS 和细胞中的游离唾液酸，遗传学检测	AR SLC17A5 6q13
钴胺素 F 病（MMA，cblF 型）（277380）	钴胺素转运蛋白	钴胺素	尿、血液甲基丙二酸和同型半胱氨酸	纤维细胞功能检测，遗传学检测	无检测方法	AR LMBRD1 6q13
达农（Danon）病（300257）	溶酶体相关膜蛋白 2（LAMP-2）	细胞碎片和糖原	—	WBC/组织中 LAMP-2 的检测，遗传学检测	无检测方法	X-LD LAMP2 Xq24
LIMP-2 缺乏 动作性肌阵挛-肾衰竭综合征（254900）	LIMP-2（溶酶体整合膜蛋白 2 或 SCARB2 清道夫受体 B）	没有特征	—	纤维 β-葡萄糖脑苷脂酶，蛋白质检测	无检测方法	AR SCARB2 4q21.1

表 5-1 溶酶体贮积病的分类（续）

溶酶体膜和转运缺陷（第十一章和第十七章）

疾病名称（OMIM 表型代码）	酶/蛋白质缺陷	沉积物	初筛试验	诊断试验	产前诊断	遗传性质基因代码定位
恶性儿童骨胃质疏松症（607649）	粘蛋白-1（TRPML，瞬时受体电位粘蛋白白）	脂质	血液胃泌素	EM 纤维，遗传学检测	EM 细胞、遗传学检测	AR MCOLN1 19p13.2
-602727	CLCN7，氯化物通道 7	—	—	放射学检测，遗传学检测	遗传学检测	AR CLCN7 16p13.3
黏脂贮积病 IV 型（252650）	OSTM-1，骨质疏松相关跨膜蛋白	—	—	放射学检测，遗传学检测	遗传学检测	AR OSTM1 6q21
尼曼匹克病 C1 型 第十一章（257220）	尼曼匹克病 C1 型蛋白（质子驱动转运蛋白白）	胆固醇和其他脂质	血清壳三糖酶、胆固醇醇氧化产物	成纤维细胞 Filipin 染色、功能检测，遗传学检测	遗传学检测	AR NPC1 18q11-q12
尼曼匹克病 C2 型 第十一章（607625）	尼曼匹克病 C2 型蛋白（可溶性溶酶体蛋白白）	胆固醇和其他脂质	血清壳三糖酶	成纤维细胞 Filipin 染色、功能检测，遗传学检测	遗传学检测	AR NPC2 14q24.3

神经元蜡样褐质沉积病（NCLs）（第十八章）

疾病名称（OMIM 表型代码）	酶/蛋白质缺陷	沉积物	初筛物	诊断试验	产前诊断	遗传性质基因代码定位
CLN1 型（婴儿型 NCL，INCL）#（256730）	棕榈酰蛋白硫酯酶 1（PPT1）	脂褐素，皂苷	—	WBC/DBS 酶学检测，遗传学检测	CVS 遗传，组织酶学检测	AR PPT1 1p34.2
CLN2 型（晚期婴幼儿型 NCL，LINCL）#（204500）	三肽氨基肽酶 1（TPP1）	脂褐素，ATP 酶亚基 c	—	WBC/DBS 酶学检测，遗传学检测	CVS 遗传组织学，酶学检测	AR TPP1 11p15.4
CLN3 型（少年型 NCL，JNCL，Batten 病）（204200）	CLN3，溶酶和/或高尔基体膜蛋白	脂褐素，ATP 酶亚基 c	淋巴细胞空泡	组织学，遗传学检测	CVS 组织学和遗传学检测	AR CLN3 16p11.2

表 5-1　溶酶体贮积病的分类（续）（第十八章）

神经元蜡样脂褐质沉积病（NCLs）（第十八章）

疾病名称（OMIM 表型代码）	酶/蛋白质缺陷	沉积物	初筛试验‡§	诊断试验‡§	产前诊断*	遗传性质 基因 代码定位
隐性成人型 NCL（ANCL Kufs 病）（204300）	ER 中的 CLN6 跨膜蛋白	脂褐素，ATP 酶亚基 c	组织学检测	遗传学检测	—	AR CLN6 15q23
CLN4 型（主要为成人 NCL, Parry 病）（162350）	CSPα	脂褐素，ATP 酶亚基 c	组织学检测	遗传学检测	—	AD DNAJC5 20q13.33
CLN5 型（晚期婴儿变异型 vLINCL）（256731）	CLN5，可溶性溶酶体蛋白	脂褐素，ATP 酶亚基 c	组织学检测	组织学和遗传学检测	CVS 组织学和遗传学检测	AR CLN5 13q22.3
CLN6 型（晚期婴儿变异型 vLINCL）（601780）	ER 中的 CLN6 跨膜蛋白	脂褐素，ATP 酶亚基 c	组织学检测	组织学和遗传学检测	CVS 组织学和遗传学检测	AR CLN6 15q23
CLN7 型（晚期婴儿变异型 vLINCL）（610951）	CLN7/MFSD8（主要易化超家族结构域 蛋白 8），转运蛋白	脂褐素，ATP 酶亚基 c	组织学检测	组织学 遗传学检测	CVS 组织学和遗传学检测	AR MFSD8 4q28.2
CLN8 型（晚期婴儿变异型 vLINCL）（600143）	ER 中的 CLN8 跨膜蛋白	脂褐素，ATP 酶亚基 c	组织学检测	组织学 遗传学检测	CVS 组织学和遗传学检测	AR CLN8 8p23.3
CLN9 型（609055）	未知	脂褐素，ATP 酶亚基 c	组织学检测	WBC/纤维组织学酶学检测	—	
CLN10 型（先天型晚期婴儿型）（610127）	组织蛋白酶 D	脂褐素，皂苷 A 和 D	组织学检测	遗传学检测	CVS 组织学和遗传学检测	AR CTSD 11p15.5

表 5-1 溶酶体贮积病的分类（续）

溶酶体及溶酶体相关细胞器生成障碍性疾病（第十九章）

疾病名称（OMIM 表型代码）	酶/蛋白质缺陷	沉积物	初筛试验	诊断试验‡§	产前诊断*	遗传性质基因代码定位
Chediak-Higashi 综合征 (214500)	LYST	—	骨髓检查和血液检查，包括白细胞和血小板的电子显微镜检查	遗传学检测	显微镜检查和遗传学检查	AR CHS1 / LYS 1q42.3
Griscelli 综合征 1 型 (214450)	肌球蛋白 5A	黑色素颗粒	色素沉着减少	遗传学检测	显微镜检查和遗传学检查	AR MYO5A 15q21.2
Griscelli 综合征 2 型 (607624)	Rab27A（可溶性 GTP 酶）	黑色素颗粒	色素沉着减少	遗传学检测	显微镜检查和遗传学检查	AR RAB27A 15q21.3
Griscelli 综合征 3 型 (609227)	黑素亲和素	黑色素颗粒	色素沉着减少	遗传学检测	显微镜检查和遗传学检查	AR MLPH 2q37.3
Hermansky-Pudlak 综合征 (203300)	—	脂褐素/蜡样质	骨髓中含色素的巨噬细胞的检查；血小板功能检查	血小板、遗传学检测	遗传学检查	AR

缩写：AR，常染色体隐性遗传；X LR，X 连锁隐性遗传；X LD，X 连锁显性遗传；AF，羊水；CS，硫酸软骨素；CSF，脑脊液；CVS，绒毛膜绒毛活检；DBS，干燥血片；DS，硫酸皮肤素；Glc-Cer，葡糖神经酰胺；GM1，GM1 神经节苷脂；GM2，GM2 神经节苷脂；HS，硫酸乙酰肝素；KS，硫酸角质素

酶的假定缺陷

* 已公布的质谱测定法

† 发病可以早或晚，但大多数检测可以通过培养的羊水细胞进行。一些代谢物也可以通过羊水进行测定。若家族中有已知的突变，对所有有可能出现遗传缺陷酶的怀孕者均可进行分子遗传学检测。对于一些非常罕见的疾病，产前检查还没有相关的报告，但产前诊断的技术已做过评估

‡ CVS 优先使用，名称是指主要表型

§ 由于未患病的女性也可能出现活性降低，必须进行胎儿性别检测确认

遗传协会待确认

第二部分

溶酶体病各论

PART 2　The Individual Diseases

第六章

戈谢病

Gaucher Disease

Deborah Elstein and Ari Zimran　著

姚春美　任守臣　译　王拥军　审校

典型病例介绍

1994 年 6 月，一名 20 岁的女孩因进行性腹围增大、持续性疲劳来我们诊所就诊。2 年前她在部队服役期间，因肝脾大而就诊，随后她接受了酶学检测，显示其 β-葡糖脑苷脂酶活性降低，但不幸的是，在其他医院就诊时，为了"确诊"，她还是接受了胸骨骨髓穿刺。她过去总是会有间断性的鼻衄，并且在轻微外伤以后就会出现皮肤瘀斑。她在十几岁时曾多次住院，原因是多次出现不明原因的膝部和背部的骨痛，同时伴有明显的跛行和发热（典型的骨危象，但多次被误诊为骨髓炎或其他疾病）。她有个哥哥，也是戈谢病患者，她哥哥已经出现了左髋关节股骨头缺血性坏死，不过只有轻度的脏器肿大。这两兄妹具有相同的基因型 N370S/V394L。从 1994 年 10 月开始，我们对该名患者采用了酶替代治疗（enzyme replacement therapy, ERT），按照 15U/kg 输注伊米苷酶（"低剂量"方案，在以色列，我们一直给成人患者采用这个方案）。用该方案治疗了 3 年，这名患者的肝脾大明显减小，血红蛋白和血小板计数增加，骨痛（以及由此导致的跛行）消失。截止到她最后一次来诊所就诊，大概已经应用 ERT 治疗了 16 年，此时她已经完全没有临床症状，血细胞计数和脏器大小也基本恢复正常。

戈谢病

1882 年，Philippe Gaucher 报道了第一例戈谢病，他在患者的脾中检测到了异常增大的细胞，但是误把它当成了原发性肿瘤细胞。1965 年，发现该病是由于突变的 β-葡糖脑苷脂酶的原发性缺陷，使葡糖脑苷脂不能充分降解所致。活化的巨噬细胞，或称为"戈谢细胞"内蓄积了沉积下来的未降解的葡糖脑苷脂。1985 年提纯了 β-葡糖脑苷脂酶，同年本病的致病基因也被克隆出来，这不仅使这种疾病的多种致病基因陆续被发现，同时也改变了对于本病的治疗理念。1991 年酶替代治疗（ERT）进行的临床试验获得了成功[1]，从而使该病的治疗取得了革命性变化。十余年后，又对底物清除疗法（substrate reduction therapy, SRT）进行了评估，结果提示 SRT 有可能会改善戈谢病的神经系统表现。

流行病学

戈谢病是一种常染色体隐性遗传病，

像其他溶酶体贮积病一样，该病是一种种族聚集性疾病，在北欧犹太人中较为常见，其人群致病基因携带率为 1：17，预估出生发病率在 1：850。戈谢病有两个不同的神经型，分别常见于瑞典的北部和巴勒斯坦的杰宁区域。估计戈谢病在全球的发病率为 1：100 000～1：50 000。

病因和发病机制：遗传学基础

葡糖脑苷脂酶基因位于染色体 1q21，截止到 2008 年，已发现了 300 多种突变类型（图 6-1）[3]。最常见的突变类型为 N370S，北欧犹太人中大约 75% 以及非犹太民族中 30% 的戈谢病患者是由该种突变所致。由 N370S 纯合突变所致的患者临床表现相对较轻，一般认为 N370S 突变的患者不易出现神经系统症状[4]。

由突变造成的错误折叠蛋白可以诱发内质网质量控制系统介导的内质网相关蛋白降解途径（ERAD）。为了避免突变蛋白造成的蛋白毒性效应和规避 ERAD，对分子伴侣（PC）[5]这一新的治疗方法进行了评估，发现其可以促进葡糖脑苷脂自内质网向高尔基体直至溶酶体的运输，最终可减少葡糖脑苷脂在溶酶体的沉积。

临床表型

根据是否存在神经系统症状，戈谢病分为 3 种类型：1 型无神经系统表现，2 型和 3 型存在神经系统表现，这种分类方式有利于选择治疗方案和进行遗传咨询。

1 型

1 型推测为非神经病变型，是最常见的类型。该型临床表现轻重悬殊：轻者几乎无症状（这些患者常因偶然的机会被诊断出来），重者可危及生命。起病年龄、临床表现和病程经过的个体差异也比较大：发病越早，症状越严重。患者常表现为贫血和（或）血小板减少，肝脾大也较为常见（图 6-2），甚至儿童就可以表现为巨脾，儿童患者还可以出现身高的发育落后[6]，但是不管是否给予干预，大部分患者都有追赶生长。常见的还

图 6-1 β-葡糖脑苷脂酶基因最常见的致病性突变（Courtesy of Prof. Gregory A. Garbowski, MD，Cincinnati Children's Hospital Medical Center.）

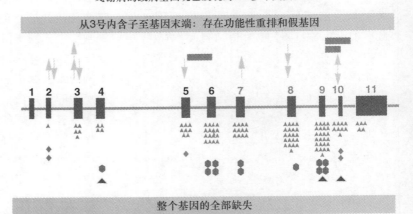

戈谢病的致病基因现已发现的300多个突变位点

从3号内含子至基因末端：存在功能性重排和假基因

整个基因的全部缺失

▲ 外显子的错义突变　　　　　　　点缺失突变
◆ 剪接位点突变
■ 复合等位基因/等位基因重组　　　点插入突变
▲ 多个基因位点缺失　　　　　　　终止突变

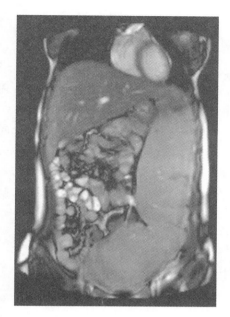

图 6-2　20 岁女性患者，4 岁时开始不规则伊米苷酶治疗，巨脾深达盆腔

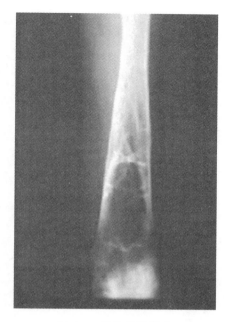

图 6-4　股骨骨质稀疏

有股骨远端的烧瓶样畸形（图 6-3）、骨质稀疏（图 6-4）以及不同程度的骨痛。

　　骨骼症状包括：骨危象、关节骨坏死、长骨的病理性骨折（图 6-5）和椎骨的压缩性骨折（图 6-6）。椎骨的压缩性骨折尽管不太常见，但它是致残的主要原因[6-7]。尽管有了各种形式的骨骼成像技术和量化评估方法，但是在症状出现之前还是不能预测是否会出现骨骼受累以及骨骼病变的进展速度。肺部受累，特别是浸润性病变（例如戈谢细胞浸

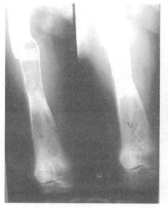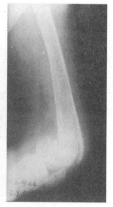

图 6-5　病理性骨折

润）虽然不常见，但却是非常严重的合并症，常发生在那些严重基因型的幼儿（包括 3 型）或脾切除但肝严重受累的成人。"戈谢细胞"浸润也可以出现在其他组织和器官，特别是全身各部位的淋巴结（图 6-7）。1 型患者，尽管是非神经型，但罹患帕金森病的风险增高和（或）可能出现周围神经病[6-7]。

2 型

　　2 型戈谢病是致死性的神经型，致病基

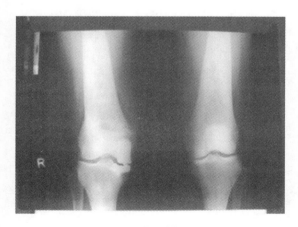

图 6-3　烧瓶样畸形

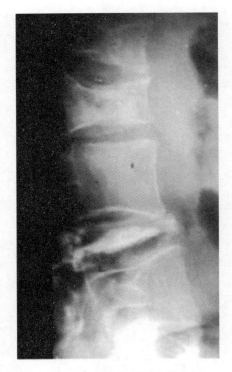

图 6-6 椎体骨压缩性骨折

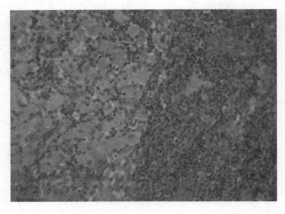

图 6-7（见书后彩图） 一位 45 岁已行脾切除的男性患者的腮腺活检结果。该患者患有腮腺腺瘤，尽管已应用伊米苷酶治疗了 18 年，腮腺活检结果仍显示有"戈谢细胞"浸润

因出现纯合或复合杂合突变，为重型突变或无义突变，临床特征是生后不久出现高张姿势、斜视、牙关紧闭和头向后仰，常在 2 岁左右死于吸入性肺炎和（或）呼吸暂停/喉痉挛，重度的肝脾大和肺部受累在这种类型中均比较常见[6-7]。

3 型

3 型的临床表现更具有异质性，神经系统受累较轻[6-7]，常于儿童期发病，出现特征性的核上性水平性凝视麻痹（SHGP）。大多数患者至少存在一个 L444P 突变或其他错义/无义突变。部分患者为 D409H 的纯合突变，其心脏瓣膜出现进行性的钙化。

表 6-1 列出了所有戈谢病的亚型及其临床特征。

诊断

戈谢病诊断的金标准是与同期正常对照相比，检测出患者外周血白细胞中的 β-葡糖脑苷脂酶活性降低。最近引入的干燥血滤片斑点法检测酶活性，可用于大样本筛查（例如做研究），但是常出现假阳性和假阴性结果，所以该检测方法不能替代外周血细胞中的 β-葡糖脑苷脂酶活性检测法[8]。酶学诊断应与 DNA 突变分析相结合，并且为了避免出错，应该进行全基因组测序。虽然还经常进行骨髓穿刺和活检以寻找戈谢细胞，但是该诊断方法并不合适。

生物标志物

检测生物标志物给生化诊断增加了质量保证，但更重要的是可以通过检测生物标记物来定量评估患者在病程中随时间而出现的动态变化，能够反映出疾病的进程（通常在未治疗患者）或接受特定治疗后患者的临床改善情况。戈谢病患者的壳三糖酶活性可升高数百倍，过去数十年一直作为首选的替代标志物[8]，但是由于壳三糖酶在约 6% 的人口中存在遗传性的缺陷，因此还需检测 CCL18（PARC）的水平。目前正在进行新的生物标志物（如 MIP-1α、MIP-1β 等等）的研究，以便更好地预测将来可能出现的合并症。

表 6-1 戈谢病亚型及其临床特征

亚型	1 型		2 型		3 型		
	有症状	无症状	婴儿	新生儿	3a	3b	3c
常见基因型	N370S/其他或 2 个轻型突变	N370S/N370S 或 2 个轻型突变	1 个无义突变和 1 个重型突变	2 个无义突变或重组突变	D409H/D409H	L444P/L444P	无
常见临床表现	肝脾大 脾亢进 出血 骨痛	无	SNGP 斜视 角弓反张 牙关紧闭	胎儿积水 先天性鱼鳞病	SNGP 先天性心脏瓣膜钙化	SNGP 肝脾大 发育迟缓	SNGP 肌阵挛癫痫
CNS 受累	无	帕金森病?	严重	致死性的	SNGP 扁头畸形	SNGP 进行性认知功能减退	SNGP 缓慢进展的神经功能恶化
骨骼受累	轻微至重度 (可变)	无	无	无	极少	轻度至重度 (驼背)	轻微
肺部受累	无至重度 (极少)	无	重度	重度	极少	轻度至重度	轻度至轻度
平均寿命	正常/接近正常	正常	2 岁前死亡	新生儿期死亡	青年期死亡	中年期死亡	儿童期死亡
治疗方案	ERT	无	姑息治疗	无	瓣膜置换	ERT	ERT

* SNGP, 核上性凝视麻痹; ERT, 酶替代治疗

对患者进行的常规随访

常规随访至少应该观察疾病的表现和ERT的治疗效果，包括对血液检查指标的连续评估和肝脾大的减小情况。超声检查因其侵入性小，并且没有辐射的风险，可以推荐为随访评估的方法，特别是在儿童患者。但是，由于这种检查方法存在可靠性及可重复性的问题，并且与观察者的经验有关，所以在临床中应用比较少。过去曾使用计算机断层扫描（CT），但现在，特别是考虑到CT反复检查所带来的辐射，磁共振成像（MRI）已成为首选，同样，也很少应用同位素扫描。随访骨骼是否受累最敏感的方法可能是定量化学位移成像（QCSI），但临床上很少能做到。除了进行骨骼X线照射和骨密度成像（DEXA），也常用MRI通过不同的评分来监测骨骼病变。目前还未能证实血浆和尿液中骨标志物监测对评价骨骼病变的价值。也有一些特异性的方法来评估生存质量，这主要用于临床试验。

戈谢病的酶替代治疗（ERT）：阿糖苷酶和伊米苷酶

第一个用于戈谢病ERT的酶是阿糖苷酶（Ceredase®，Genzyme Corp.，Cambridge MA，USA），它是来自人类胎盘组织的衍生物，对12例1型戈谢病患者进行了9个月的临床试验[1]。在应用阿糖苷酶的最初几年里，这个药物在提高血红蛋白水平和血小板计数，缩小肿大的肝脾以及缓解骨痛方面，均证实了它的有效性及安全性。

1994年，β-葡糖脑苷脂酶的人类重组体，伊米苷酶（Cerezyme®，Genzyme Corp.）经两项临床试验验证之后，获批应用于临床：第一个临床试验应用（大剂量）伊米苷酶每2周60 U/kg[9]，比较了伊米苷酶与阿糖苷酶的安全性和有效性；第二个临床试验比较了伊米苷酶在不同使用频率下的临床效果：对比每2周1次与1周3次（低剂量15 U/kg）的疗效[10]。结果显示这两种药物及伊米苷酶在不同剂量和间隔时间内给药，差异均无统计学意义。

根据20多年的ERT应用经验得出的重要结论是：随着ERT应用于临床，一些戈谢病相关的症状和体征随着ERT的持续应用而逐渐（2～5年）改善，因此应用大于15 U/kg（每隔一周用药一次）的方案，多项参数均可能恢复到基本正常的范围[7]。开始治疗时患者的检查指标与正常值偏离越多（不包括血小板计数），治疗开始后的反应越明显。血小板计数的改善可能需要更长的治疗周期（特别是在巨脾的患者，但也不是唯一条件）。有些患者即使给予大剂量、长疗程的ERT，对他们的血小板计数也可能完全没有治疗效果。这其中的部分患者可能另外还存在免疫性血小板减少症。

不管剂量大小，经过2～5年的治疗，戈谢病的主要症状也往往趋于缓解，生物标志物趋于平稳，大多数患者的病情逐渐稳定。一些有症状的患者反应不佳或者没有足够的反应，现在认为这些患者属于"反应不良型"或甚至"无反应型"。

现在国际戈谢病注册登记机构（ICGG）[11]正在制定戈谢病特异性治疗方案的治疗目标（Genzyme公司赞助），这些目标就是根据用伊米苷酶治疗戈谢病患者的经验来制订的。这些治疗目标也适用于评估戈谢病新的特异性治疗方案的治疗效果[12]。

神经系统症状和体征

因为酶的分子量过大，不能透过血脑屏障，具有神经系统症状的患者只能通过ERT对内脏、血液学和骨骼病变的改善而获益。

骨骼病变

无症状的患者和长时间接受 ERT 的患者有时也会出现骨骼受累。接受阿糖苷酶试验性治疗的患者，在治疗的 42 个月后才出现骨骼病变改善的放射学证据，所以说可能 ERT 只能缓慢或改善骨骼的病变[7,11]。但是出现的股骨头坏死、骨缺血性坏死和骨折等病理性损害明显是不可逆的。脾切除往往预示着会出现骨骼的病变，但是随着 ERT 的应用，脾切除诱发骨骼病变的作用会减弱，因此，早期应用 ERT 可被视为脾切除术后预防骨骼病变的最佳治疗方案。ERT 还可以改善骨密度和骨质稀疏/骨质疏松症[11]，然而，对于出现了不可逆的大关节骨坏死的患者，只能通过全关节置换术来减轻痛苦，恢复肢体功能（图 6-8）。

用药剂量

有关剂量的争议一直没有得到很好的解决。首要问题是单位药物的成本问题，但除此之外，更需要关注的是更大的剂量是否意味着能带来更为显著的临床治疗效果[7]。最近又开始关注 ERT 对诸如糖尿病、高脂血症、恶性肿瘤和帕金森氏病等相关疾病的不良影响问题[13]。

恶性肿瘤

一般来讲，虽然戈谢病患者罹患癌症的风险与一般人群相当，但文献报道轻型戈谢病患者发生恶性肿瘤、心脑血管病的风险增加，预期寿命缩短[7,13]。由于这些统计数据大部分来自国际戈谢病协作小组的注册信息，必须进行更大样本无偏倚的研究才能得出更确切的结论。大多数研究显示单克隆丙种球蛋白病和多发性骨髓瘤的发病率增高，这两者都不是 ERT 的并发症，相反，推测 ERT 可能会使乳腺癌、卵巢癌和前列腺癌的发病率降低。

伊米苷酶的全球性短缺（2009 年 6 月）

2009 年 6 月 Genzyme 公司宣布其生产基地出现了病毒的污染，预期供应量只能达到原计划供应量的 20%，许多患者必须停止或大幅度减少应用剂量，故需重新评价中断 ERT 对临床可能造成的影响[7]。尚在审批中的两种 ERT 新药，经美国和欧洲的监管机构批准，已被提前应用于临床。

维拉苷酶 α

维拉苷酶 α（VPRIV™，Shire HGT，MA，USA）是一种通过基因激活 TM 技术在人类细胞系中生产的人类重组葡糖脑苷脂酶，与野生型的酶具有相同的氨基酸序列[14]，已于 2010 年上市。初步在一个为期 9 个月的开放性单中心研究中进行了Ⅰ期和Ⅱ期的临床试验，目前正在进行进一步的研究[14]。有 3 个Ⅲ期临床试验（包括近 100 例患者，其中包括年龄＞2 岁的儿童）顺利完成：该试验把未接受过治疗的患者分为了

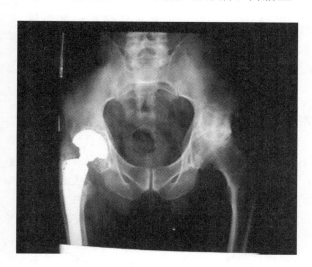

图 6-8 全关节置换术，对侧髋关节缺血性坏死

两个剂量组，从伊米苷酶换成维拉苷酶 α 的研究也证明了后者的安全性，对伊米苷酶和维拉苷酶 α 进行一对一直接比较，证明后者并不比前者逊色。迄今为止，维拉苷酶 α 似乎是四种酶中免疫原性最小的，目前世界各地有 1200 多名患者接受了这种酶的替代治疗。

他利苷酶 α

他利苷酶 α（Elelyso™，Protalix 生物制药公司，Carmiel，Israel）是一种在高产植物细胞系中由转染的胡萝卜细胞生成的重组人葡糖脑苷脂酶，通过简易的生物反应器进行扩增就很容易得到他利苷酶 α，不需要在哺乳动物组织中进行培养[15]。目前该药已经完成了Ⅲ期临床试验，还有 2 个正在进行的临床试验：一个是对未接受过治疗的儿童，另一个是包括成人和儿童患者从伊米苷酶换成该药的试验。他利苷酶 α 于 2012 年上市。

各 ERT 方案的比较

虽然维拉苷酶 α 似乎是免疫原性最小的酶制剂，但是为了评估最初从短期试验中获得结论的可靠性，还需要更大样本及更长时间的随访来评价各 ERT 的有效性。在对 4 种酶分别进行的临床试验中，使用每隔一周 60 U/kg、每隔一周用药 1 次的治疗方案，针对疾病特异性指标均显示出良好的治疗效果。

其他治疗方法：底物去除疗法（SRT）

1998 年进行了第一次底物去除疗法（SRT）的试验研究[2]，该疗法是口服一种类似葡萄糖的亚胺糖：N-丙基脱氧野尻霉素即美格鲁特（Zavesca™，Actelion 制药有限公司；Allschwil Switzerland）。美格鲁特是神经酰胺特异性的葡糖基转移酶可逆性抑制剂，可以抑制底物的生物合成。由于这个药物在安全性方面仍有较多的不确定性，EMA（2002）和 FDA（2003）仅批准美格鲁特用于那些不适于标准酶替代疗法的轻至中度的成年患者。在改善戈谢病特异的疾病参数方面，美格鲁特不如 ERTs，但是在一项监测研究中，使用该药 6 个月以后，患者的骨密度、血液指标以及器官体积均得到改善。美格鲁特有一个很重要的潜在优势，就是它可以透过血脑屏障，因此有可能对神经系统病变发挥作用，但是在临床试验中并未显示出任何效果。然而，与葡糖基转移酶途径有关的其他溶酶体疾病也会牵涉到血脑屏障通透性的问题。

Genzyme 公司有 3 项正在进行的Ⅲ期临床试验，都是关于依利格鲁司特（eliglustat，一种神经酰胺类似物）的 SRT。Ⅰ期和Ⅱ期临床试验针对疾病特异性症状，包括提高骨密度，得出的初步结果非常令人鼓舞。不同于美格鲁特，该化合物不能透过血脑屏障。

总结

戈谢病是最常见的常染色体隐性遗传的脂质贮积症，是由于 β-葡糖脑苷脂酶的缺乏，造成葡糖脑苷脂在溶酶体内沉积所致。1 型戈谢病患者并无原发的神经系统症状，但即使是相同的基因型，患者个体间的临床表现也有很大的不同。2 型戈谢病患者有中枢神经系统受累，是一种婴儿致死性疾病，3 型是亚急性神经病变型，临床表现具有更大的异质性。戈谢病的诊断依据是要发现 β-葡糖脑苷脂酶活性的降低，基因突变检测可以作为预测发病类型的辅助检查手段。在某些程度上，基因检查还可以预测疾病的严重程度，并且能够准确地识别携带者。临床表现包括肝脾大、血小板减少、贫血和存在病理性骨折风险的骨质疏松以及骨坏死，少数患者可以有肺部受累。从 1994 年开始，对于有症状的患者，伊米苷酶作为安全有效的酶替代疗法开始应用于临床，自 2002 年开始采用美格鲁特进行底物去除疗法，但其效果没有酶替代治疗那么好，安全方面也存在一些不确定的问题。2009 年，由于伊米苷酶的短缺，维拉苷酶 α 和他利苷酶 α 这两个新的酶制剂，在取得许可前就开始应用于临床，现在这两种酶制剂均已上市。目前分子伴侣疗法也正在试验性地运用于 1 型戈谢病患者，对那些伴有神经系统病变的患者，分子伴侣最终有可能成为最有效的治疗方法。

参考文献

1 Barton NW, Brady RO, Dambrosia JM, et al. Replacement therapy for inherited enzyme deficiency. Macrophage-targeted glucocerebrosidase for Gaucher's disease. N Engl J Med 1991; 324: 1464–1470.

2 Cox T, Lachmann R, Hollak C, et al. Novel oral treatment of Gaucher's disease with N-butyldeoxynojirimycin (OGT 918) to decrease substrate biosynthesis. Lancet 2000; 355: 1481–1485.

3 Hruska KS, LaMarca ME, Scott CR, Sidransky E. Gaucher disease: mutations and polymorphism spectrum in the glucocerebrosidase gene (GBA). Hum Mutat 2008; 29: 567–583.

4 Fairley C, Zimran A, Phillips M, et al. Phenotypic heterogeneity of N370S homozygotes with type I Gaucher disease: an analysis of 798 patients from the ICGG Gaucher Registry. J Inherit Metab Dis 2008; 31(6): 738–744.

5 Ron I, Horowitz M: ER retention and degradation as the molecular basis underlying Gaucher disease heterogeneity. Hum Mol Genet 2005; 14(16): 2387–2398.

6 Zimran A, Elstein D. Lipid storage diseases. In: Lichtman MA, et al. (eds.), Williams Hematology (8th edition). New York: McGraw-Hill, 2010; pp. 1065–1071.

7 Zimran A. How I treat Gaucher disease. Blood 2011; 118(6): 1463–1471.

8 Hollak CEM, van Weely S, van Oers MHJ, Aerts JMFG. Marked elevation of plasma chitotriosidase activity. A novel hallmark of Gaucher disease. J Clin Invest 1994; 98: 1288–1292.

9 Grabowski GA, Barton NM, Pastores G, et al. Enzyme therapy in Gaucher disease type 1: comparative efficacy of mannose-terminated glucocerebrosidase from natural and recombinant sources. Ann Int Med 1995; 122: 33–39.

10 Zimran A, Elstein D, Levy-Lahad E, et al. Replacement therapy with imiglucerase for type 1 Gaucher's disease. Lancet 1995; 345: 1479–1480.

11 Pastores GM, Weinreb NJ, Aerts H, et al. Therapeutic goals in the treatment of Gaucher disease. Semin Hematol 2004; 41: 4–14.

12 Weinreb N, Taylor J, Cox T, et al. A benchmark analysis of the achievement of therapeutic goals for type 1 Gaucher disease patients treated with imiglucerase. Am J Hematol 2008; 83: 890–895.

13 Zimran A, Ilan Y, Elstein D. Enzyme replacement therapy for mild patients with Gaucher disease. Am J Hematol 2009; 84(4): 202–204.

14 Zimran A, Altarescu G, Phillips M, et al. Phase I/II and extension study of velaglucerase alfa (Gene-Activated™ Human Glucocerebrosidase) replacement therapy in adults with type 1 Gaucher disease: 48 month experience. Blood 2010; 115(23): 4651–4656.

15 Aviezer D, Brill-Almon E, Shaaltiel Y, et al. A plant-derived recombinant human glucocerebrosidase enzyme – a preclinical and phase I investigation. PLoS ONE 2009; 4(3): e4792.

第七章

法布里病

Fabry Disease

Atul Mehta 和 Uma Ramaswami 著

姚春美 任守臣 译 王拥军 审校

法布里病（Fabry disease）（人类孟德尔遗传病在线编码 301500）是由溶酶体 α-半乳糖苷酶 A 的部分或完全缺乏所导致的一种罕见的 X 连锁的遗传代谢性疾病。

典型病例介绍

一个 16 岁的男孩因皮疹就诊，患儿在几个月前上唇部出现红斑，高出皮肤表面，在脐部周围和大腿根部也有同样的红斑。长时间以来他一直有手脚部位的疼痛，通常在运动后发生，为烧灼样痛，伴有出汗困难，不能耐受高温和运动，因为高温和运动会诱导或加重他的肢体疼痛。他还有进行性加重的下肢肿胀，同时已有很长时间的腹部绞痛伴腹泻的病史，作为一个孩子，腹痛和头痛常常使他无法上学。患者在 11 岁时还曾出现一过性的突发性耳聋。患者的舅舅在 42 岁时死于肾衰竭，外祖母在 61 岁时死于卒中。体格检查证实有皮疹和双侧高音阶性耳聋。心脏检查、心电图和超声心动图结果均正常，但左心室大小为正常值的上限。尿检显示蛋白尿 2＋，肾功能正常。经皮肤活检和肾活检诊断为 Fabry 病。

流行病学

一般认为法布里病占溶酶体贮积病的第二位，仅次于戈谢病，估计发病率在 1：170 000～1：40 000，也可能更高，最近的研究显示意大利北部有 1：3200 的新生儿存在 α-半乳糖苷酶 A 基因的错义突变，但其中很多可能没有出现临床症状，该病在儿童期常被漏诊。本病在各个种族都有发病，尽管是伴性连锁的遗传性疾病，杂合子的女性也往往会出现临床症状。该病的发病机制不明，但是可能涉及扭曲的 X 染色体失活。在成年男性患者中有高达 3％～4％的不明原因的卒中或左心室肥厚可能为不典型的法布里病。

遗传学基础

AGAL A（GLA）基因位于 Xq22.1，目前已发现的大约有 600 种突变（主要是错义突变，也有无义突变和单个氨基酸缺失或插入）。这些突变大多数是"特有的"，仅在某个家族中存在，而某些突变，像位于 CpG 的二核苷酸（例如 R227X），已发现其为独立的突变事件。

病理生理学

末端带有 α-半乳糖残基的中性鞘脂类

（主要是酰基鞘鞍醇三己糖，Gb3）在各个器官和组织细胞的溶酶体内沉积，受累细胞包括内皮细胞、血管的周细胞和平滑肌细胞、肾小球和肾小管的上皮细胞、心肌细胞、自主神经系统的神经节细胞、角膜上皮和组织细胞以及结缔组织的网状细胞等等。可溶性鞘脂类（如不含有 N-酰基脂肪酸的糖鞘脂）的沉积在法布里病中可能具有特殊的意义，它有可能引起生化和结构的改变，从而引起细胞损伤。细胞的异常增生，如血管内层平滑肌出现的异常增生，有可能参与了法布里病的血管病理学改变。

临床表现

　　法布里病是一种进行性的多系统受累的疾病，常导致患者的生活质量全面下降（见框 7-1）。儿童时期典型的症状包括嗜睡、疲惫、疼痛和皮肤异常（图 7-1），感觉器官受累和胃肠功能紊乱也较常见。青年时期患者的上述症状继续延续，且常出现淋巴水肿、蛋白尿，并可有肾、心脏或中枢神经系统和脑血管系统受累的早期征兆，还出现了这种疾病典型的面部特征（图 7-2）。壮年时期（年龄＞30 岁）上述症状进一步加重，出现了更加严重的器官功能障碍（心脏疾病，肾病和脑血管疾病）。晚发型 Fabry 病可表现为卒中、短暂性缺血性脑病（TIA）、左心室肥大或肾衰竭。

框 7-1　不同年龄段法布里病的典型症状和体征

儿童和青少年（≤16 岁）
- 神经性疼痛
- 眼科异常表现（角膜涡状营养不良和视网膜血管迂曲）
- 听力损害
- 出汗障碍（少汗和多汗）
- 对热和冷过敏
- 胃肠道功能紊乱和腹痛
- 嗜睡和疲劳
- 血管角化瘤
- 肾和心脏症状，例微量白蛋白尿、蛋白尿、异常心率变异

青年期（17～30 岁）
- 上述症状的延续
- 蛋白尿和进行性肾衰竭
- 心肌病
- 短暂性缺血性脑病（TIA）、卒中
- 面部畸形

中年期（年龄＞30 岁）
- 上述症状的恶化
- 心脏病（如左室肥厚，心绞痛，心律失常，呼吸困难）
- 卒中和 TIA
- 骨质稀疏和骨质疏松症

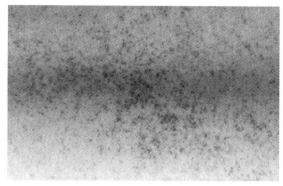

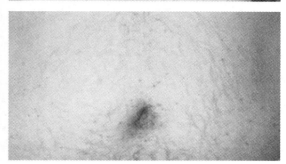

图 7-1（见书后彩图） 典型的血管角化瘤（Courtesy of Dominique P. Germain，University of Versailles，France）

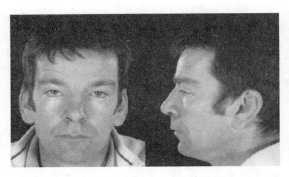

图7-2 （见书后彩图） 法布里病患者典型的面部畸形。眶上嵴外凸、浓密的眉毛、眼周水肿、轻度上睑下垂、下巴突出。接受 ERT 的患者，面部特征正常或仅表现为轻度异常

自然病史

男性法布里病患者的预期寿命大约减少15 年；女性患者减少的少一些，大约为 10 年。无论男女，法布里病最常见的死亡原因是心血管疾病。初步证据表明，ERT 可延长预期寿命，减少肾病导致的死亡。随着法布里病患者存活时间的延长，认知障碍、情绪障碍和血管性疾病会变得越来越突出。

实验室诊断

男性患者的确诊（见图 7-3）主要依据血浆、血清或白细胞中 α-半乳糖苷酶 A 的活性缺乏或者发现致病性突变。本病为 X 连锁的遗传性疾病，因女性患者的酶活性变异较大，有时甚至是正常的，必须发现基因的致病突变才能确定诊断。杂合子女性患者血浆或白细胞中的酶活性可处于正常值的下限，因此有必要进行 DNA 的检测。该基因在图 7-4 中列出。

对皮肤和肾的组织活检（图 7-5），在电

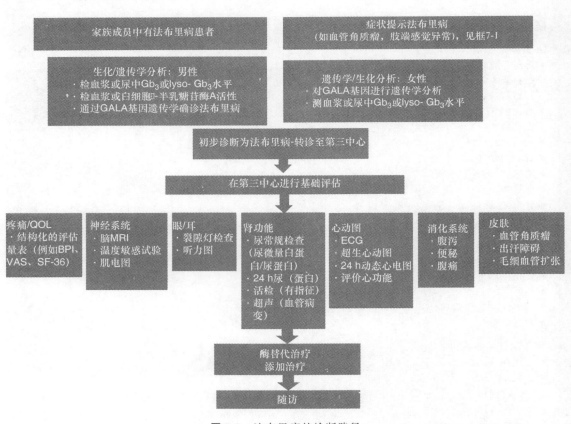

图 7-3 法布里病的诊断路径

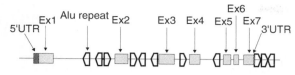

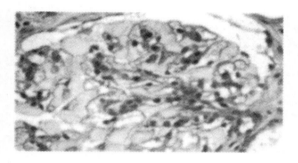

图 7-4 法布里病的责任基因：GLA 基因

图 7-5（见书后彩图） 肾活检：肾足细胞溶酶体内三聚己糖神经酰胺沉积（Courtesy of Dominique P. Germain，University of Versailles，France）

子显微镜下可见到脂质沉积和多层髓鞘小体。由于 Gb3 最初在产前就可以发生沉积，故可检测绒毛膜或培养的羊水细胞中的 α-半乳糖苷酶 A 的活性来进行产前诊断，在这些组织或细胞中可以出现酶活性下降。

治疗

目前有两种药物：α-半乳糖苷酶（Replagal，Shire HGT）和 β-半乳糖苷酶（Fabrazyme，Genzyme 公司），被批准用于法布里病的酶替代疗法。两种药物都从随机试验、注册观察研究和病例分析研究中获得了广泛的证据。对于所有出现 Fabry 病症状和体征的男性患者都主张采用 ERT 治疗，对所有出现这种疾病症状的女性患者也主张应用。这两种药物的疗效大致相同。ERT 在男性、女性和儿童患者都发挥了很大作用，预期寿命的延长可能是因为 ERT 改善了重要器官的功能（例如肾和心脏）。ERT 不能逆转器官的严重损伤，但是，对于从何时开始治疗、采用的最佳剂量以及关于抗体的影响等等，目前仍存在争议。口服给药的小分子伴

侣疗法目前还在试验阶段，对于某些突变类型而仍有残余酶活性的患者，这种疗法显示有一定的效果。辅助治疗也是非常重要的，必须充分控制住疼痛，而对于维持心、肾功能和减少卒中来讲，控制血压也很重要，可以用血管紧张素转化酶抑制药（ACEI）或血管紧张素受体阻滞药来减少蛋白尿，也可以用阿司匹林来减少血栓形成，并且也应该对心律进行监测，来自社会的支持也有一定的作用，因为这类患者并发抑郁症的风险比较高。

治疗指南

正式指南建议，所有的成年患者，无论男女，只要有器官的损害，都应该接受 ERT 治疗。出现剧烈疼痛或者生活质量下降，虽然没有器官损害的成年人，也应接受 ERT 治疗。已有证据表明 ERT 对儿童患者也是安全的。由于 ERT 治疗不能逆转已经形成的器官损害，也不能防止脑血管疾病的发生，因此，应在疾病的早期应用。2009 年 6 月，Genzyme 公司宣布 β-半乳糖苷酶产量减少，大部分接受 β-半乳糖苷酶治疗的 Fabry 病患者要么减少剂量，要么改为 α-半乳糖苷酶治疗。现正对这次减少用量和改换药物所造成的影响进行严密的监测，目前还没有得出确切的结论。然而，在本书撰写时，已经恢复 β-半乳糖苷酶的供应。

参考资料

1　Mehta A, Beck M, Eyskens F, *et al.* Fabry disease: a review of current management strategies. *Qly J Med* 2010; **103**: 641–659.

2　Meikle PJ, Hopwood JJ, Clague AE, Carey WF. Prevalence of lysosomal storage disorders. *J Am Med Assoc* 1999; **281**: 249–245.

3　Spada M, Pagliardini S, Yasuda M, *et al.* High incidence of later-onset Fabry disease revealed by newborn screening. *Am J Hum Genet* 2006; **79**: 31–40.

4　Garman SC, Garboczi DN. The molecular defect leading to Fabry disease: structure of human alpha- galactosidase. *J Mol Biol* 2004; **337**: 319–335.

5 Deegan PB, Baehner AF, Barba Romero MA, *et al.* Natural history of Fabry disease in females in the Fabry Outcome Survey. *J Med Genet,* 2006; **43**: 347–352.

6 Hughes DA, Ramaswami U, Elliott P, *et al.* Guidelines for the diagnosis and anagement of Anderson Fabry disease. http://www.dh.gov.uk/prod_consum_dh/groups/dh_di-gitalassets/@dh/@en/documents/digitalasset/dh_4118408 2005.

7 Germain DP, Waldek S, Banikazemi M, *et al.* Sustained long term renal stabilization after 54 months of agalasidase beta therapy in patients with Fabry disease. *J Am Soc Nephrol* 2007; **18**: 1547–1557.

8 Replagal summary of product characteristics, 2010. http://emc.medicines.org.uk/medicine/19760/SPC/Replagal+1mg+ml+concentrate+for+solution+for+infusion/

9 Fabrazyme summary of product characteristics, 2010. http://emc.medicines.org.uk/medicine/18404/SPC/Fabrazyme+35+mg%2c+powder+f or+concentrate+for+solution+for+inf usion/

10 Mehta A, Beck M, Giugliani R, *et al.* Enzyme replacement therapy with agalasidase alfa in patients with Fabry's disease: an analysis of registry data. *Lancet* 2009; **374**: 1986–1996.

11 Linthorst GE, Germain DP, Hollak CEM, *et al.* Expert opinion on temporary treatment recommendations for Fabry disease during the shortage of enzyme replacement therapy (ERT). In: Molecular genetics and metabolism. 2011. p. 99–102.

第八章

神经节苷脂贮积病

The Gangliosidoses

Joe T. R. Clarke　著

姚春美　任守臣　译　王拥军　审校

神经节苷脂贮积病是由于遗传的原因导致的 β-半乳糖苷酶或 β-N-乙酰氨基半乳糖苷酶（β-氨基己糖酶）等溶酶体水解酶发生了原发性的缺陷，或体内维持这两种酶稳定性及催化活性的蛋白缺乏，使得含唾液酸的糖基复合物的代谢出现障碍，所引起的一组临床异质性疾病。所有患者都会出现神经变性病的表现，而神经系统外的临床症状比较轻。本病最常见的临床类型是在婴儿的早期起病，病情快速进展而导致死亡，晚发起病者病程长，可存活数年至数十年。所有类型都属于非常罕见的常染色体隐性遗传病。尽管在携带者筛查计划建立之前，德系犹太人中 Tay-Sachs 病的出生发病率接近 1：2500，但本病在所有种族中均可发病。

GM1 神经节苷脂贮积病（OMIM ♯230500）

典型病例介绍

一对巴西的夫妇，为表兄妹近亲结婚，诉其 7 个月大的男婴自 3～4 个月起即停止发育，全身发软，易激惹，双眼不再盯着看和追踪移动物体或人脸。体格检查发现该婴儿有轻微的面部畸形（前额突出、鼻梁塌陷、人中变长、舌体巨大和牙龈肥厚），肝脾大，眼底检查发现黄斑部出现樱桃红斑。几个星期之后，患儿出现复杂部分性癫痫发作，并倒退至植物状态。放射学检查显示长骨和椎骨发育不良，类似于 Hurler 病的骨骼表现。骨髓穿刺检查可见到贮积细胞，超微结构具有典型的神经节苷脂沉积的表现（图 8-1）。尿黏多糖筛查试验呈阴性或仅弱阳性。相比之下，尿低聚糖薄层色谱分析表现出明显的异常，这与 GM1 神经节苷脂贮积病相一致（图 8-2），外周血白细胞中 β-半乳糖苷酶明显而特异性的缺乏，据此确定了诊断。该患者在 22 个月时死于营养不良和肺炎。该患者的临床过程和生化异常改变符合全身性 GM1 神经节苷脂贮积病 I 型的典型特征。

分类

全身性 GM1 神经节苷脂贮积病 I 型，是最常见的发病类型，在婴儿早期发病，进展迅速，常在 2～3 岁前死亡[1]。部分患者常于生后数月，在出现严重的神经变性表现之前，死于严重的心肌病。严重的全身性 GM1 神经节苷脂贮积病 I 型患者甚至可以出现非免疫性的胎儿水肿。

全身性 GM1 神经节苷脂贮积病 II 型的临床特征是，在 6～36 个月发病，出现发育停滞，精神运动发育倒退，伴癫痫和痉挛，

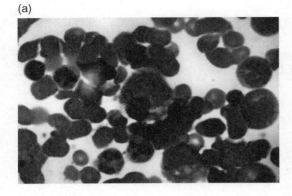

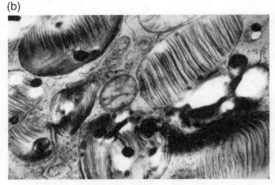

图 8-1（见书后彩图） 骨髓中组织细胞沉积。图（a）：Wright 染色，光镜观察表现。图（b）：电镜观察可见层状膜的包涵体

没有 I 型患者常见的肝脾大、骨骼异常或黄斑部的樱桃红斑等表现。这种类型的病程长，常在 10 岁左右死亡。

GM1 神经节苷脂贮积病 III 型为晚发变异型，表现为广泛的肌张力障碍、构音障碍和共济失调。常有震颤麻痹和其他锥体外系受累的表现，认知功能障碍在疾病的晚期出现，起病后可存活数十年。

半乳糖唾液酸贮积病是一种极其罕见的神经节苷脂代谢障碍性疾病，是由于保护蛋白（组织蛋白酶 A）缺乏引起的溶酶体 β-半乳糖苷酶和 β-唾液酸苷酶联合缺陷所致[2-3]。该病将在第十五章进行详细阐述。

流行病学

据估计全球范围内 GM1 神经节苷脂贮积病的出生发病率为 1：300 000～1：100 000；然而，在某些遗传隔离区其发病率更高，比如加那利群岛、巴西南部地区以及罗马的吉普赛人。

图 8-2 尿中寡聚糖薄层色谱法分析。分别通过 TLC 与苔黑素或硫酸对尿中寡聚糖的联合染色，显示不同溶酶体贮积病患者尿中寡聚糖的特征。GM1，GM1 神经节苷脂贮积病

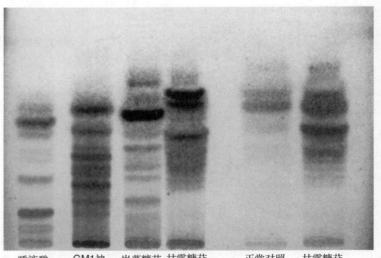

唾液酸贮积病　GM1神经节苷脂贮积病　岩藻糖苷贮积病　甘露糖苷贮积病　正常对照　甘露糖苷贮积病

GM2 神经节苷脂贮积病（OMIM ＃272800，＃272750，＃268800）

典型病例介绍

　　一对非近亲结婚的高加索父母，诉其 7 岁的儿子从 4～5 岁开始出现动作不协调和进行性的发音困难。该男童发育并无明显异常，然而在随后的几个月，他的步态变得缓慢而且更加不协调，经常跌倒。体格检查除了有明显的构音障碍和中度的步态共济失调之外，无明显其他的异常。除了发音困难，颅神经检查未发现异常，肌容积、肌力和肌张力检查正常，深反射检查双侧对称、活跃，也在正常范围，没有发现发育畸形和脏器肿大。中枢神经系统 MRI 检查在正常范围，骨骼的放射线检查正常，神经电生理检查显示脑电图和神经传导速度正常。进行了 MPS 和低聚糖尿筛查试验，结果均正常，腰椎穿刺结果也正常。然而，尽管血清总 β-氨基己糖苷酶的活性正常，但 β-氨基己糖苷酶 A 活性只有正常的 2%，而 β-氨基己糖苷酶 B 的活性增强了，这个结果符合青少年发病的 GM2 神经节苷脂贮积病，Tay-Sachs 变异型。

　　这名患者的临床病程经过是：语言和步态进行性恶化，出现了明显的肌肉萎缩以及认知功能障碍。10 岁时失去了行走能力，只能依靠轮椅，伴有语言含糊不清和明显的认知功能损害，这名患者在 13 岁时死于肺炎。

分类

　　迄今为止，由 HEXA 突变所致的婴儿晚期发病的 Tay-Sachs 病是 GM2 神经节苷脂贮积病中最常见的一种类型。本病一般在 6 个月左右发病，出现发育停滞、注视功能丧失、肌张力异常、大头畸形和惊跳反射过度（"听觉过敏"）。这种病的临床过程比较固定：首先出现快速进展的神经功能恶化，伴有黄斑部典型的樱桃红斑（图 8-3），然后出现失明和癫痫发作，在 3～4 岁时死亡。

　　婴儿晚期发病的 Sandhoff 病从临床上很难与 Tay-Sachs 病相区分，然而，Sandhoff 病可有肝的轻度肿大，放射线检查可见到骨骼受累，临床上病情的进展与 Tay-Sachs 病基本一致。

　　Tay-Sachs 病的青少年变异型与 Sandhoff 病很难区分[4]。该病常以构音障碍和动作不协调发病，逐渐进展出现明显的共济失调。认知功能障碍在不同个体间变化很大，某些在儿童后期起病的患者，智力受损很轻或无受损，直至疾病后期才出现明显的智力损害。急性精神障碍在本病的青少年变异型中比较常见，而常规的抗精神病药物的治疗效果比较差。

　　成年期发病的 Tay-Sachs 病有两个常见而严重的 HEXA 基因突变方式：1278insTATC 和 IVS12＋1G＞C，患者常常由于其中之一的复合杂合突变而导致发病，另外还有一种轻型的突变形式 G269S，也比较常见。这种类型可在任何年龄阶段起病，常出现不典型的小脑性共济失调、不典型的运动神经元病或精神障碍，而认知功能损害仅出现在病程的晚期。

　　由 GM2 激活蛋白（GM2A 突变）缺乏所导致的 Tay-Sachs 病，在临床上很难与典

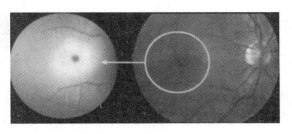

图 8-3（见书后彩图）　樱桃红斑。因为正常的视网膜黄斑部位缺乏节细胞的胞体，当神经节苷脂在黄斑周围的节细胞内沉积以后就产生了一个苍白圈，使得中心部位的黄斑异常突出。（Courtesy of Dr. Alex Levin.）

型的 Tay-Sachs 病相区别，由于使用人工合成底物来检测 β-氨基己糖苷酶的活性，其检查结果总是正常的，所以本病诊断起来比较困难。

流行病学

GM2 神经节苷脂贮积病的总发病率与 GM1 神经节苷脂贮积病基本相同。然而，1：30～1：25 的德系犹太人为该病的基因携带者，在建立该病的携带者筛查机制之前，Tay-Sachs 病（婴儿晚期发病的 GM2 神经节苷脂贮积病，Tay-Sachs 变异型）在德系犹太人中的发病率是其他人种的 100 倍。

通过大规模筛查计划识别携带者并提供遗传咨询，包括产前诊断，使得该病的发病率明显下降[5]。除了在某些相对隔离而近亲婚配的群体之外，Sandhoff 病（婴儿晚期发病的 GM2 神经节苷脂贮积病，Sandhoff 变异型）是非常罕见的。虽然对 Tay-Sachs 病携带者的筛查同时也能够发现 Sandhoff 病的基因携带者，但是这个筛查计划对 Sandhoff 病的发病率并没有太大的影响，因为该计划主要针对的是德系犹太人，并且本病实际的

发病率非常低，而在该人群中 Sandhoff 病的发病率也并不高。

遗传学

表 8-1 总结了神经节苷脂贮积病的遗传学特点。图 8-4 总结了 GM2 神经节苷脂贮积病不同变异型的遗传学基础。所有类型的神经节苷脂贮积病都属于常染色体隐性遗传病。通过对相关基因进行恰当的突变分析，可以发现携带者和进行产前诊断。

病理生理学

大分子量的神经节苷脂，包括 GM1 神经节苷脂，在大脑灰质中的浓度最高，GM2 神经节苷脂是 GM1 酶解的第一个产物，基本也只是在大脑中表达。这些酸性鞘糖脂在神经元内的沉积似乎是引起 GM1 神经节苷脂贮积病、半乳糖涎酸贮积病和 GM2 神经节苷脂贮积病这三种疾病出现进行性神经系统变性的原因。某些半乳糖涎酸贮积病患者并没有原发性的神经系统异常表现，这提示 β-半乳糖苷酶的缺乏并不会引起 GM1 神经节苷脂在大脑中的沉积，就像 B

表 8-1 神经节苷脂贮积病的遗传学特征

亚型	基因	染色体位点	基因产物	功能
GM1 神经节苷脂贮积病	*GLB1*	3p21.33	β-半乳糖苷酶弹性蛋白结合蛋白	1. 是一种溶酶体水解酶，可将神经节苷脂或糖原复合物的非还原末端的半乳糖剪切掉 2. 见于 α-神经氨酸酶和溶酶体保护蛋白/组织蛋白酶 A 形成的复合物中（见第十五章）
GM2 神经节苷脂贮积病（Tay-Sachs 或 B 变异型）	*HEXA*	15q23-q24	β-氨基己糖苷酶 α 亚单位	剪切 GM2-神经节苷脂非还原末端的 N-乙酰氨基半乳糖的异二聚体酶的其中一个亚单位
GM2 神经节苷脂贮积病（Sandhoff 或 O 变异型）	*HEXB*	5q13	β-氨基己糖苷酶 β 亚单位	1. 异二聚维持体 β-氨基己糖苷酶的亚单位，主要酶的稳定性 2. 剪切中性鞘糖脂非还原末端的 N-乙酰氨基半乳糖
GM2 神经节苷脂贮积病（AB 变异型）	*GM2A*	5q31.3-q33.1	GM2 激活蛋白	水解 GM2 神经节苷脂，β-氨基己糖苷酶水解 GM2 神经节苷脂必须依赖它

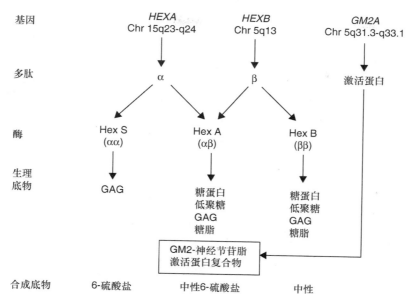

图 8-4 GM-2 神经节苷脂贮积病遗传学特征。简称：GAG：黏多糖（Adapted from Winchester[14]，with permission from Oxford University Press.）

型莫奎欧病那样，后者也是由于β-半乳糖苷酶缺乏所引起的，虽然该病会导致非常严重的骨骼病变，但是并不出现明显的原发性神经系统受累表现。神经元细胞死亡和继发性脱髓鞘的详细机制尚不明确，尽管许多研究显示其机制可能包括内质网应激反应异常、轴浆运输障碍和神经元-神经胶质细胞交互作用的破坏，以及继发性的炎症反应和自噬活动的激活[1,6]。

GM1 神经节苷脂贮积病的非神经系统表现（面部畸形、多发性成骨异常、肝脾大）至少部分是由于其他糖复合物沉积所致，比如说由不完全降解的糖蛋白生成的寡糖，这些寡糖通过尿液排泄。

Sandhoff 病的中枢神经系统病变有可能完全是因为 Hex A 的缺乏，引起 GM2 神经节苷脂在大脑中的沉积所致。神经节苷脂和它的酸性合成底物，如 4MU-β-半乳糖硫酸酯（4MUGS）不是 Hex B 的底物，然而 Hex B 的缺乏的确使得中性鞘糖脂的降解速度减慢了，比如去涎酸基-GM1 神经节苷脂，这被认为是引起重度晚期婴儿变异型神经节苷脂贮积病患者出现轻度肝脾大和骨骼异常的原因。

实验室诊断

GM1-神经节苷脂贮积病和半乳糖涎酸贮积病患者的外周血涂片可见到淋巴细胞空泡，骨髓中可见到泡沫细胞。由于有大量的非神经节苷脂的糖复合物（由不完全降解的糖蛋白而生成的寡糖）从尿液中排泄，所以尿液寡糖分析几乎总是会出现明显的异常（图 8-2）。通过发现 GM1 神经节苷脂或 GM2 神经节苷脂的沉积来诊断 GM1 或 GM2 神经节苷脂贮积病的方法并不实用：通过活检来证实脂类在脑组织中的沉积比较容易，但仅仅为了诊断没有必要进行脑组织活检。对于患者的明确诊断可通过验证基因产物是否存在原发性缺陷，或通过测定酶活性，还可以通过对非催化蛋白的定量分析或突变分析进行诊断。酶活性测定可通过检测血清或任何含有溶酶体的细胞内的酶活性，包括血小板。分别使用人工合成的底物 4MU-β-Gal 和 4MU-β-Hex，利用荧光分光光度法很容易就可以检测 β-半乳糖苷酶（GM1 神经节苷脂贮积病和半乳糖涎酸贮积病）和 β-氨基己糖苷酶的活性（GM2 神经节苷脂贮积病）。对某些患者可能需要检测相关基因，找到 GMB1、HEXA 或 HEXB 基因的突变来确定诊断，以排除可能存在的假性酶缺乏。假性酶缺乏这种现象是指酶活性对天然底物有充足的活性，能够预防疾病的发生，但是针对人工合成的底物，如 4MU-β-Gal，出现了酶活性的缺乏，假性缺乏是一种罕见的现象，是在应用合成底物进行高危普查过程中，或在健康人中偶然发现了酶活性的显著缺乏，这才引起广泛的关注。突变分析可以发现尚未出现症状的个体中可能存在的酶活性显著缺乏者。

诊断 Tay-Sachs 病（GM2 神经节苷酯贮积病B变异型）需要找到 β-氨基己糖苷酶 A（Hex A）缺乏的证据，同时有正常或超量的 β-氨基己糖苷酶 B（Hex B）的活性。这两种同工酶可通过多种物理学的方法区分开，而最常用的方法是利用两种酶对热的稳定性的显著性差异来区分：Hex A 不耐热，而 Hex B 对热相对稳定。

GM2 神经节苷脂贮积病 B1 变异型与其他变异型在临床上是不能区分开的，它是由于 Hex Aα 亚单位的催化位点发生突变所致。对于这种变异型的诊断有一定困难，因为在使用 4MU-β-Hex 作为底物进行酶活性测定时，Hex A 和 Hex B 的酶活性都是正常的。而在催化带有硫酸亚基的底物 MUGS 时，酶活性可以出现明显的不足。出现这种现象是因为中性底物 4MU-β-Hex 的水解是由 Hex Aβ-亚单位的活性位点来催化的，而该位点并不水解带有硫酸亚基的底物或 GM2 神经节苷脂，因此，使用传统的 4MU-β-Hex 底物检测到的明显"正常的"Hex A 活性，这实际上是由于突变酶分子的 Hex Aβ 单位对底物的水解作用。诊断该病也可以通过检测酶的 α 亚单位活性位点的基因突变，例如发现 Arg178His 的突变[8]。

GM2 激活蛋白（GM2 神经节苷脂贮积病的 AB 变异型）缺乏时，确定诊断可能比较困难。利用合成底物测得的 β-氨基己糖酶的活性总是正常的，即使有带标记的底物，利用适当标记的天然底物如 GM2 神经节苷脂来进行酶活性的测定也是非常麻烦的。而通过对 GM2 激活蛋白进行免疫定量或通过检测 GM2A 基因的突变来确定诊断，在临床上还比较实用。

治疗

目前所有针对神经节苷脂贮积病的治疗仍局限于对症和支持治疗，无针对原发病的替代治疗或增加基因产物的治疗。尽管骨髓移植能够使相关的酶活性恢复正常，但对于神经节苷脂贮积病的治疗效果仍令人失望，且由于这方面的经验有限，在出现症状之前进行移植是否更有效尚不清楚。对突变大鼠的研究显示，如果在神经系统症状出现之前进行造血干细胞移植，有可能改变疾病的进程。因为，假如临床症状主要局限于中枢神经系统，ERT 并不被看好，现在正在研究能够穿透血脑屏障的酶变异体，这样一来，今后就有可能采用 ERT 的方法来治疗这类疾病了。曾想使用美格鲁特进行底物清除疗法，企图改变 GM2 神经节苷脂贮积病的灾难性病程，其结果也是令人失望的[9]。

当前研究的重点是希望通过分子伴侣的治疗来稳定突变的酶蛋白，与外源性的酶通过静脉注射方式给药不同，分子伴侣更有可能穿透血脑屏障。此外，酶活性的轻度提高似乎就能够明显地改变诸如 GM2 神经节苷脂贮积病等的临床病程[10]。从一例成人期起病的 GM1 神经节苷脂贮积病患者的成纤维细胞内提取的突变的 β-半乳糖苷酶，在体外暴露于半乳糖之后，其活性增加了 2～3 倍[11]。乙胺嘧啶为一种抗寄生虫的药物，应用这种药物来治疗晚发性 GM2 神经节苷脂贮积病，初步疗效显示出较为乐观的前景[12-13]。某些患者是由于突变的多肽链使酶分子的结构不稳定而引起了酶活性下降，分子伴侣疗法可能仅对这部分患者有效，而像那些出现了酶的活性位点突变，比如 GM2 神经节苷脂贮积病的 B1 变异型，甚至某些突变使得有活性的基因产物完全不能形成，比如经典的晚发婴儿型的 Tay-Sachs 病，是不能期望分子伴侣疗法产生治疗效果的。对 GM2 神经节苷脂贮积病的动物模型进行了神经干细胞移植和基因导入疗法试验，现已获得的初步效果还是令人鼓舞的，但是这类试验尚未在人类开展。

参考文献

1 Brunetti-Pierri N, Scaglia F. GM1-gangliosidosis: review of clinical, molecular, and therapeutic aspects. *Mol Genet Metab* 2008 Aug; **94**(4): 391–396.

2 Strisciuglio P, Sly WS, Dodson WE, *et al.* Combined deficiency of beta-galactosidase and neuraminidase: natural history of the disease in the first 18 years of an American patient with late infantile onset form. *Am J Med Genet* 1990 Dec; **37**(4): 573–577.

3 Kleijer WJ, Geilen GC, Janse HC, *et al.* Cathepsin A deficiency in galactosialidosis: studies of patients and carriers in 16 families. *Pediatr Res* 1996 Jun; **3B9**(6): 1067–1071.

4 Maegawa GH, Stockley T, Tropak M, *et al.* The natural history of juvenile or subacute GM2-gangliosidosis: 21 new cases and literature review of 134 previously reported. *Pediatrics* 2006 Nov; **118**(5): e1550–1562.

5 Natowicz MR, Prence EM. Heterozygote screening for Tay-Sachs disease: past successes and future challenges. *Curr Opin Pediatr* 1996 Dec; **8**(6): 625–629.

6 Walkley SU, Zervas M, Wiseman S. Gangliosides as modulators of dendritogenesis in normal and storage disease-affected pyramidal neurons. *Cereb Cortex* 2000 Oct; **10**(10): 1028–1037.

7 Galjart NJ, Morreau H, Willemsen R, *et al.* Human lysosomal protective protein has cathepsin A-like activity distinct from its protective function. *J Biol Chem* 1991 Aug 5; **266**(22): 14754–14762.

8 Tanaka A, Ohno K, Sandhoff K, *et al.* GM2-gangliosidosis B1 variant: analysis of beta-hexosaminidase alpha gene abnormalities in seven patients. *Am J Hum Genet* 1990 Feb; **46**(2): 329–339.

9 Maegawa GH, Banwell BL, Blaser S, *et al.* Substrate reduction therapy in juvenile GM2-gangliosidosis. *Mol Genet Metab* 2009 Sep–Oct; **98**(1–2): 215–224.

10 Conzelmann E, Sandhoff K. Partial enzyme deficiencies: residual activities and the development of neurological disorders. *Dev Neurosci* 1983; **6**(1): 58–71.

11 Caciotti A, Donati MA, d'Azzo A, *et al.* The potential action of galactose as a "chemical chaperone": increase of beta galactosidase activity in fibroblasts from an adult GM1-gangliosidosis patient. *Eur J Paediatr Neurol* 2009 Mar; **13**(2): 160–164.

12 Clarke JT, Mahuran DJ, Sathe S, *et al.* An open-label Phase I/II clinical trial of pyrimethamine for the treatment of patients affected with chronic GM2-gangliosidosis (Tay-Sachs or Sandhoff variants). *Mol Genet Metab* 2011 Jan; **102**(1): 6–12.

13 Maegawa GH, Tropak M, Buttner J, *et al.* Pyrimethamine as a potential pharmacological chaperone for late-onset forms of GM2-gangliosidosis. *J Biol Chem* 2007 Mar 23; **282**(12): 9150–9161.

14 Winchester B. Primary defects in lysosomal enzymes. In: *Lysosomal Disorders of the Brain: Recent Advances in Molecular and Cellular Pathogenesis and Treatment.* Platt FM, Walkley SU (eds). Oxford: Oxford University Press, 2004.

第九章

异染性脑白质营养不良和球形细胞脑白质营养不良

Metachromatic Leukodystrophy and Globoid Cell Leukodystrophy

Volkmar Gieselmann，David A. Wenger 和 Ingeborg Krägeloh-Mann　著

姚春美　任守臣　译　王拥军　审校

异染性脑白质营养不良和球形细胞脑白质营养不良

异染性脑白质营养不良（MLD）和球形细胞脑白质营养不良（Krabbe 病，GLD）均属于常染色体隐性遗传病，分别由芳基硫酯酶 A（ASA）和半乳糖神经酰胺酶（GALC）缺乏所致。由于这两种酶又分别需要在激活蛋白 saposin B（ASA）和 saposin A（GALC）的辅助下才能发挥催化活性，所以 MLD 和 GLD 在临床上与上述两种激活蛋白缺乏所引起的疾病难以区分（图 9-1）。在病理学上，这两种疾病均表现为少突胶质细胞的丢失，以及随后引起多发性、进行性的轴突髓鞘脱失，而最终导致致死性的神经系统症状[1-2]。

病例分享

晚期婴儿型 MLD

女童，3 岁。没有相关疾病的阳性家族史，胎儿期及出生史无异常，早期发育正常，7 个月能独坐，8 个月会爬，10 个月时可以扶站，但是 10 个月后大运动发育就停滞了。18 个月时想学着走路，但是走不稳，直到这时她的语言发育都是正常的（12 个月时会说单字，18 个月时会说短语）。8 个月以后，发现她存在 ASA 缺乏，诊断为脑白质发育不良。在 27 个月时，患儿因发生了感染性发热，此后症状开始恶化，此后 1 个月就失去了行走能力，吞咽功能也受到损害。33 个月时失去了独坐能力，并且出现了构音障碍，35 个月时失去了语言的表达和理解能力，3 岁时失去了头部的控制能力，对周围事物也丧失了兴趣。在这种严重的神经功能损害的情况下，她还是继续存活了几年。患儿的粗大运动发育情况详见图 9-2。

成人型 MLD

女性患者 37 岁。临床表现为动作笨拙、活动失调和行为怪异，并出现记忆力的下降和情感淡漠。既往她是一个聪明能干的家庭主妇。在 32 岁时她表现出对日常生活反应越来越冷漠，对她的 3 个孩子也疏于照顾，记忆功能显著减退，她

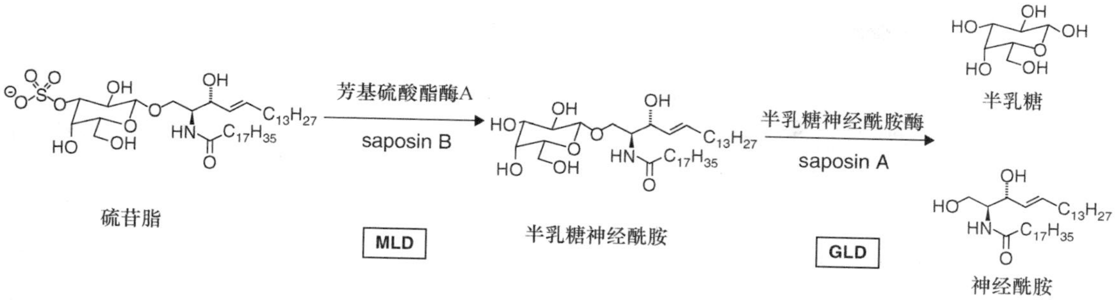

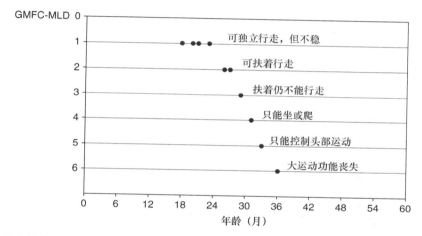

图 9-1　硫苷脂和半乳糖神经酰胺降解过程中的酶和激活蛋白。硫苷脂被芳基硫酸酯酶 A（ASA）水解成半乳糖神经酰胺和硫酸盐。激活蛋白 saposin B 使硫苷脂溶解并暴露在酶中。硫苷脂在无其他蛋白质缺乏时聚集。MLD 患者的这个过程是有缺陷的。半乳糖神经酰胺被半乳糖神经酰胺酶（GALC）分解成半乳糖和神经酰胺。GALC 依赖 saposin A 的辅助。任何一种蛋白质缺失都会造成 GLD

图 9-2　MLD 的自然病程。使用大运动功能分级法描述的晚发婴儿型 MLD 的典型大运动功能变化过程（GMFC-MLD）[9]：18 月龄开始出现异常（不能走路）；一旦进入第 2 阶段（只能扶走），大运动功能迅速退化，在 3 岁时便丧失所有大运动功能

甚至记不起来亲属的名字和生日，并开始出现了尿失禁。37 岁时患者从楼梯上摔下来而导致了硬膜下血肿，在医院神经外科就诊的过程中做了核磁共振检查，结果显示为典型的脑白质发育不良的影像学改变，经过进一步的生化和分子检查，而最终确诊为 MLD。但当时的体格检查并没有发现异常的体征，尤其是没有发现神经系统病变的临床体征，肌张力和步态都正常。认知能力和心理精神方面受到了严重的损害，警觉性不能维持稳定，注意力不能集中，瞬时和延迟的

语言记忆能力均受到损伤，带有额叶损害的表现：出现理解能力受损和病态的重复语言。在患者 38 岁和 40 岁时进行随访检查，发现她的认知能力有进一步的下降，但仍然没有运动能力的损害。

婴儿型 GLD

女婴，4 个半月，因出现"表情淡漠和运动发育落后 2 个月"来就诊。患儿就诊时烦躁易怒，几乎是每天 24 小时哭闹不止，患儿既往曾出现过四肢广泛抽搐、双拳紧握和头部后仰的表现，还出现过

不明原因的发热。该患儿在6个月时还没有出现有目的性的运动行为，显示已经失明了，8个月时开始出现频繁的抽搐发作，9个月时患儿死于难以控制的高热，根据检测发现的GALC活性非常低，该患儿被确诊为GLD。这个病例属于典型的婴儿型GLD。尽管更好的对症治疗可以延缓这类患儿的生命，但是未经特异治疗的婴儿型GLD，临床上这种衰退的病程经过还是非常典型的。

成人型GLD

女性患者，48岁。28岁之前是正常的，28岁的时候出现了下肢轻瘫，表现为走路动作笨拙和发作性的跌倒。当时的MRI检查提示脑白质的对称性损害，病变累及内囊后肢、丘脑、放射冠、半卵圆中心和室管膜下的脑白质（尤其是侧脑室后角）。给她进行了物理康复治疗以辅助下肢功能的恢复，但是病情还是继续进展，出现痉挛性轻瘫，步态笨拙，蹲位或坐位起立困难。患者没有出现明显的智力损害，她在婚后还继续从事兼职工作，并且在43岁时生下了一个健康的女儿。患者有一个比她小1岁半的妹妹，生后是正常的，4~5岁以后逐渐出现了进行性的四肢无力，其后又出现了快速恶化的精神衰退和癫痫发作。现在妹妹有严重的智力障碍，并且已经不能离开轮椅了，37岁时检查肌电图提示有严重的感觉运动性多发性周围神经病，出现了轴索损害和脱髓鞘性病变，包括运动神经末梢平均潜伏期延长，运动神经传导速度减慢和平均F波反射时间延长。姐姐也进行了同样的检查，结果显示病变程度比妹妹要轻很多，测这对姐妹的GALC活性都同等程度降低，GALC基因也是发生了同样的突变——很显然，还有其他的遗传因素和（或）环境因素，对晚发型Krabbe病的发病和病程经过有所影响。

流行病学

据估计，MLD和GLD这两种疾病在欧洲国家的活产新生儿中发病率基本相同，均大概为0.6/100 000[3]，而激活蛋白的缺乏要更为罕见，其发病率还未明确。总的来讲，所有的种族均可以发病，但有几个民族或地区，MLD的发病率相对较高，如Habbanite犹太人（1:75），阿拉伯基督教人（1:8000），另外在爱斯基摩人和纳瓦霍的印第安人中MLD的发病率也比较高。据统计，在以色列的某些德鲁士族和阿拉伯人村落中，GLD有较高的发病率（1:170）[4]。为了能在临床发病之前使Krabbe病患者就可以开始接受治疗，2006年8月纽约州设立了Krabbe病的新生儿干燥血片筛查试验，至今已为超过一百二十万的新生儿进行了筛查，结合基因突变分析和后续的酶学检查，共发现了4例婴儿型的Krabbe病患者。

遗传学

编码ASA的基因（ASA）位于22q13.31长臂末端，而编码GALC的基因（GALC）则位于14q31。ASA是个小基因，它的8个外显子仅包含3 kb碱基对，而GALC有17个外显子，包含了56 kb碱基对。

迄今为止已经发现ASA基因有超过150种突变类型，在高加索人中，只有少数是频发的（c.459+1g>a，p.426P>L，p.179I>S），但占大概60%的突变基因。绝大多数的突变类型都是比较少见的，大多是唯一的或仅在单个家族中有报道（表9-1）。GALC基因的突变至少有110种，在意大利南部有一种GALC基因突变（p.57G>S）很普遍。日本MLD和GLD患者出现的基因缺陷谱是不一样的，其中ASA基因常见的突变形式是p.99G>R的单碱基替换，GALC基因

表 9-1 MLD 和 GLD 常见的基因突变和基因多态性

基因位点	cDNA 位点（基于 GALC 原始编码系统）[1]	碱基改变	影响（对 GLAC 原始编码系统）	注解[2-3]
引起 MLD 的频发突变				
Ex 2	c. 296G＞A	GGC＞GAC	p. 99G＞D	晚发婴儿型，日本
In 2	c. 459＋1 g＞a	CAGgta＞CAGata	剪接供体位点丢失	晚发婴儿型
Ex 3	c. 536T＞G	ATC＞AGC	p. 179I＞S	晚发型
Ex 8	c. 1277C＞T	CCG＞CTG	p. 426P＞L	晚发型
ASA 假缺失等位基因的多态性				
Ex 6	c. 1049A＞C	AAT＞ACT	p. 350N＞S	多态性
Ex 8	c. 1620A＞G	aataac＞agtaac	多聚腺苷酸化信号丢失	多态性
引起 GLD 的频发突变				
Ex1	c. 169G＞A（c. 121G＞A）	GGC＞AGC	p. 57G＞S（p. 41G＞S）	晚发型，意大利
Ex 4	c. 332G＞A（c. 284G＞A）	GGC＞GAC	p. 111G＞D（p. 95G＞D）	婴儿型
Ex 4	c. 334A＞G（c. 286A＞G）	ACT＞GCT	p. 112T＞A（p. 96T＞A）	晚发型
Ex 7	c. 683 del＋ins（c. 635 del＋ins）	del 12, ins 3	del 5 aa＋ins 2 aa	婴儿型，日本，韩国
Ex 8	c. 857G＞A（c. 809G＞A）	GGC＞GAC	p. 286G＞D（p. 270G＞D）	晚发型
Ex 8	c. 908C＞T（c. 860C＞T）	TCC＞TTC	p. 303S＞F（p. 287S＞F）	婴儿型
In 10-end	30 kb deletion	30 kb del	Short mRNA	婴儿型
Ex 11	c. 1186C＞T（c. 1138C＞T）	CGG＞TGG	p. 396R＞W（p. 380R＞W）	婴儿型
Ex 13	c. 1472 delA（c. 1424delA）	TAAGG＞TAGG	FS, PS	婴儿型
Ex 14	c. 1586C＞T（c. 1538C＞T）	ACG＞ATG	p. 529T＞M（p. 513T＞M）	婴儿型
Ex 15	c. 1700A＞C（c. 1652A＞C）	TAC＞TCC	p. 567Y＞S（p. 551Y＞S）	婴儿型
Ex 16	c. 1901T＞C（c. 1853T＞C）	TTA＞TCA	p. 634L＞S（p. 618L＞S）	婴儿型
GALC 基因的多态性				
Ex 4	c. 550C＞T（c. 502C＞T）	CGT＞TGT	p. 184R＞C（p. 168R＞C）	常伴有 30 kb 缺失
Ex 6	c. 742G＞A（c. 694G＞A）	GAT＞AAT	p. 248D＞N（p. 232D＞N）	
Ex 8	c. 913A＞G（c. 865A＞G）	ATC＞GTC	p. 305I＞V（p. 289I＞V）	日本
Ex 14	c. 1685T＞C（c. 1637T＞C）	ATA＞ACA	p. 562I＞T（p. 546I＞T）	极常见

[1] GALC cDNA 的原始编码系统是使用 48 核苷酸起始密码子，短于后期鉴定的其他起始密码子
[2] 注解信息是从已发表及未发表数据中获取的最佳信息
[3] 婴儿型或晚发型的归类是对具有这些突变、其他突变的纯合子或者杂合子患者的识别
注：几乎所有 GALC 基因中致病性突变同样包含已知同样基因复制的多态性
缩写：aa，氨基酸；del，缺失；ins，插入；FS，移码突变；PS，提前终止

常见的突变形式是 c. 683_694del12insCTC 这一缺失/插入突变。表 9-1 中总结了 MLD 和 GLD 患者最常见的致病性基因突变类型。

这两种疾病的基因型和表型有一定的相关性，若 ASA 的纯合型基因突变使得合成的酶没有任何的功能，常常引起的是严重的晚发婴儿型 MLD，假如保留有一条相对正常的等位基因，相应地也就残留了部分酶的活性，疾病的严重程度相对缓和，呈现为青少年型 MLD。而对大部分患者而言，发生

的是两条等位基因的纯合性突变，但仍残留有部分 ASA 酶的活性，这种情况下出现的是晚发青少年型，甚或成人型的 MLD（图9-3）。可以这样说，晚发病例所残留的2%～4%的酶活性是患者临床严重程度的决定因素，但是晚发病例的临床表现也不一致，甚至在同胞兄弟姐妹中，发生的 ASA 突变一样，临床表现也有很大的差距，这提示其他的遗传因素或外在因素也会对疾病的进程产生明显的影响。因此，仅根据基因型来精确预测某个个体的疾病进程是不现实的。

GLD 患者的基因型和表型之间的相关性比 MLD 更为明显，但是目前的研究数据显示 GLD 和 MLD 的基因型和表型的相互关系都遵循着相同的规律。一旦发现了

GALC 基因为某种突变类型，若其为已知的突变，无论是纯合子的还是杂合子的突变，都可以预判这个患儿可能会是在新生儿期发病，出现严重的临床表现，而出现了 GALC 基因的其他突变类型也可以预示其为晚发型 GLD。晚发型 MLD 患者常常最先出现的是精神症状，而不是运动方面的异常，这种临床表型与某种类型的基因突变有关，表现为精神症状的 GLD 患者通常是杂合突变，一个等位基因出现了无义突变，另一个出现 p.179I＞S 的单碱基替换[5]。目前对于这种独特的基因型/表型相关性发生的分子基础尚不明确。

从诊断学的角度来讲，还需要强调一点，就是这两种基因都存在多态性的问题，

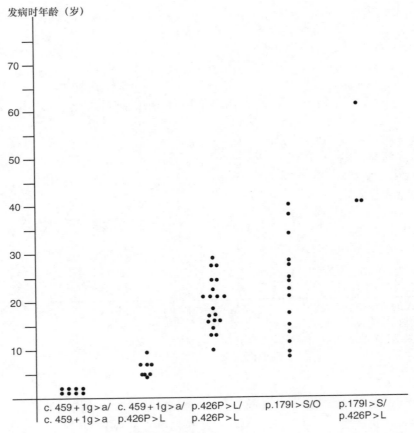

图9-3 MLD 的基因型/表型相关性。患者的基因型会影响诊断时间。c459＋1g（原文 c.429＋1g）＞a 是 ASA 位点最常见的无效等位基因，p.426P＞L 和 p.179I＞S 剩余酶活性常见的等位基因。0 表示所有无效等位基因。（Reproduced from Gieselmann V. Acta Paediatr Suppl 2008；97：15-21，with permission from Wiley）

这种多态性也的确可以引起酶缺陷，但它们是非致病性的（又称为假性酶缺陷，见第三章）。虽然没有明确的证据表明假性酶缺陷与其他任何疾病有关，但是在做出 MLD 或 GLD 诊断之前，必须要除外这种情况。导致假性酶缺陷的 ASA 基因多态性在欧洲人群中的发生频率大概是 15％。这种常见的等位基因多态性有两种，一种会导致一个寡糖侧链的丢失（p.350 N＞S），另一种是导致一个多聚腺苷酸化信号的丢失，后者对于基因转录过程的正确终止有重要作用，见表 9-1）。第一种情况对于酶的稳定性影响很小，而第二种情况会导致 90％的 mRNA 丢失，从而使得有功能的酶的合成大幅度减少。

　　GALC 基因也有几个常见的多态性，这些多态性对 GALC 酶的活性有一定影响（表 9-1）[2]，包括新编码系统里的 p.184R＞C，p.248D＞N，p.305I＞V，p.562I＞T。研究提示 p.562I＞T 的多态性非常常见，测量其表达的 GALC 酶活性显示有明显的降低。但即使 GALC 的两个等位基因均遗传了多个拷贝的此类多态性，也不会导致真正的假性酶缺失，这些结果提示 GALC 酶活性有一个非常宽泛的正常范围。此外，在同一个等位基因上，如果它们作为致病性突变出现的话，就可以起到非常重要的作用，从而就决定了这条基因上发生的突变是否具有致病性。

病理生理学

　　ASA 和 GALC 这两种酶分别参与了神经髓鞘中两种重要的鞘磷脂的降解：3-O-硫代半乳糖酰基鞘氨醇（硫苷脂）和半乳糖酰基鞘氨醇（图 9-1）。虽然 MLD 患者会有硫苷脂的沉积，但 GLD 患者的大脑中半乳糖酰基鞘氨醇的总体水平并没有升高，然而从细胞水平来讲，GLD 患者的巨噬细胞中会出现大量的半乳糖酰基鞘氨醇的沉积。由于

这些鞘磷脂的降解过程受阻，会导致少突胶质细胞丢失和髓鞘的脱失。在 Krabbe 病患者中，伴随着上述病理改变过程的还有多核巨噬细胞浸润，这些巨噬细胞被称为球形细胞。这些球形细胞非常具有特征性，所以就由此来命名这种疾病。除硫苷脂和半乳糖酰基鞘氨醇外，还有溶血硫苷脂和鞘氨醇半乳糖苷也分别在这两种疾病中出现沉积，它们也具有潜在的生物学活性，比如，可以抑制蛋白激酶 C，阻滞 IGF-1 的信号转导，还可以抑制磷脂酶 A2 的活化[6-7]，尽管它们在体内确切的作用方式尚未阐明，但基于上述原因，大家认为它们也在疾病的发病机制中起到了很重要的作用。至于 MLD 患者，他们的神经元细胞内也出现了大量的硫苷脂沉积。对 MLD 小鼠模型的研究发现，疾病早期的症状与神经元细胞内的硫苷脂沉积量增加有关，而此时还没有出现神经脱髓鞘的改变，因此不能把它看作是一种单纯的少突胶质细胞性疾病。而对人类来讲，至少是在疾病的早期阶段，脱髓鞘病变尚未达到影响全部临床症状之前，MLD 的临床表现也应该是由硫苷脂在神经元细胞内的沉积所引起的。

临床表现

　　MLD 和 GLD 的临床表现与总体鞘磷脂脱失的量以及脱失的进展情况有关，因而这两种疾病与临床表现相关的病理学改变仅局限于中枢神经和外周神经系统。髓鞘脱失可以引起各种各样的神经系统症状，并最终导致死亡。这两种疾病都具有明显的临床异质性，个体的表现与其发病年龄、病情进展和初始症状等有关。典型的晚发婴儿型 MLD（2.5 岁之前发病）患儿常在生后的第 2 年出现症状，而在此之前的生长发育正常。出现的症状包括因神经病变而引起的步态异常、肢体僵直、共济失调、异常的运动模式和精神发育倒退，病情进行性加重，在疾病

终末期患儿呈去皮层状态，多在 5 岁前死亡。青少年型（2.5 岁～16 岁发病）的 MLD 患者，在疾病早期尚未出现明显的神经运动方面的症状之前，其注意力及精神行为症状，会导致诸如在校学习等方面的问题，这些症状显得更加突出，过去偶尔会被误诊为精神分裂症或双相情感障碍等精神疾病。对于成人型（16 岁以后发病）的 MLD 患者，情况更是如此，成人型 MLD 的发病甚至可晚至 60 岁[8]，病情进展也更加缓慢。成人型 MLD 在确诊后的平均存活时间为 12 年，常见的首发症状为智力下降、行为异常、情绪不稳和记忆力受损等。大多数患者都会同时有外周和中枢神经受累，研究发现，虽然部分患者在疾病早期既可有外周神经系统受累的表现，但也有患者在中枢神经系统已经出现了明显的脱髓鞘改变，其外周神经系统却没有受累。曾有人采用粗大运动分析（GMFC-MLD[9]）的方法，对 MLD 的自然病程进行了详细的描述，结果显示，晚发婴儿型和青少年型 MLD 的病情进展并不像预想的那样呈线性变化[10]。在疾病的最初几个月里，患者的运动功能可以维持正常，随后出现迅速的运动机能衰退，患者在大约 6 个月的狭窄的时间窗内将丧失大部分的运动功能，这种情况

不仅出现在晚发婴儿型患者，在青少年型 MLD 患者也可以出现（图 9-4）。

对比而言，婴儿型 GLD 比晚发婴儿型 MLD 的病情进展要更为迅速，前者在生后的前 6 个月内就会出现快速进展的临床症状，开始出现的特征性表现是对各种刺激高度敏感，易激惹和肢体僵直，继之出现严重而快速的运动功能退化，表现为显著的肌强直、伸展性痉挛、双腿交叉和腱反射亢进，患者会有视力丧失，大多在 24 个月内死亡。也有些青少年型和成人型 GLD 患者的临床表现相对较轻，个体差异也比较大，部分患者以视力丧失、痉挛性瘫痪、共济失调或缓慢进展的精神运动发育倒退为首发症状。

磁共振成像（MRI）诊断

这两种脑白质营养不良的 MRI 都具有特征性的改变（图 9-5 和图 9-6）。首先出现的是中央区的脑白质受累（MLD 呈现特征性的虎斑样改变），U 型纤维直到病程晚期才会受到影响，脑萎缩也是疾病晚期的征象。MLD 患者，无论是哪种发病类型，在疾病的早期即可出现胼胝体的异常信号，而

图 9-4　MLD 的自然病程。用 GMFC-MLD 粗大运动功能评分描述晚期晚发婴儿型（左，白）和青年型（右，阴影线）的粗大运动功能的自然病程。由阐述的进入运动功能评分的特殊水平年龄可以看出，晚期婴儿型 MLD 衰退病程非常迅速，而青年型 MLD 却更多变，但是第 2 阶段（丧失独自行走能力）和第 5 阶段（仅能控制头部）也是非常相近的，图示在特殊疾病阶段进展一样迅速。箱形图的触尾表示第 10 百分位和第 90 百分位（Adapted from Kehrer[10]，with permission from Wiley.）

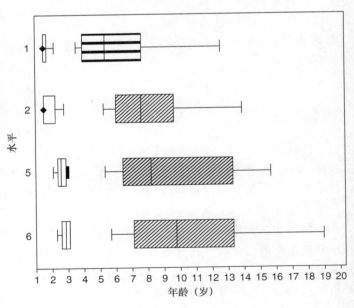

GLD 患者的这种异常的胼胝体信号主要见于婴儿型。GLD 患者在疾病的早期即可出现小脑的异常信号，尤其是小脑的齿状核，在 T2W 序列上呈高信号，而 MLD 患者的小脑白质受累比较晚。

现在有比较系统的 MRI 影像学资料，尤其是关于 MLD，这些影像学资料能体现出疾病的进展情况，在晚发婴儿型 MLD，影像改变也能显示出疾病的快速进展情况，而青少年型 MLD 患者在发病时已经出现了明显的脑白质改变[11]。

MR 波谱（MRS）在疾病早期既有异常改变，MRS 会显示含胆碱的化合物增多和 N-乙酰天冬氨酸（NAA）减少，这提示髓鞘的脱失，而乳酸峰常常是升高的（图 9-5 和图 9-6）。

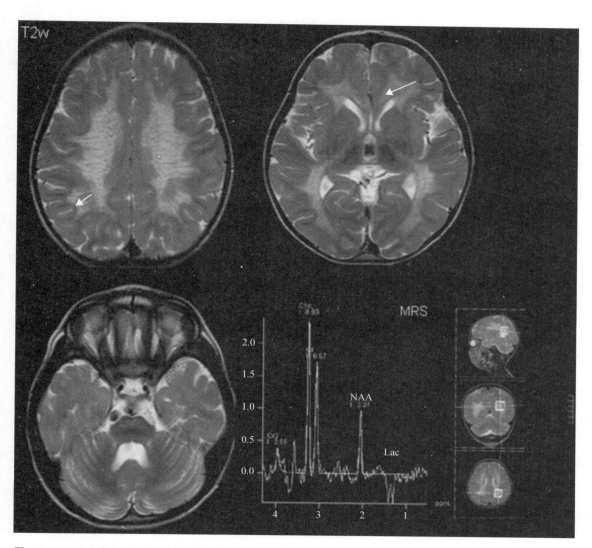

图 9-5 MLD 患者的 MRI。晚发婴儿型 MLD（37 个月）：中央白质在 T2W 上显示广泛高信号，典型的不均匀表现（虎斑征），U-纤维不同程度受累（短箭头所指），胼胝体高信号（长箭头所指）；内囊也显示异常信号（前肢等信号，后肢高信号）；第 3 脑室轻度扩大，然而却没有幕上的萎缩；小脑轻度萎缩，小脑中央白质轻微高信号，MR 波谱（MRS）显示后部白质有升高的胆碱峰和明显降低的 NAA 峰，同时也可见到病理性乳酸峰（负双峰）

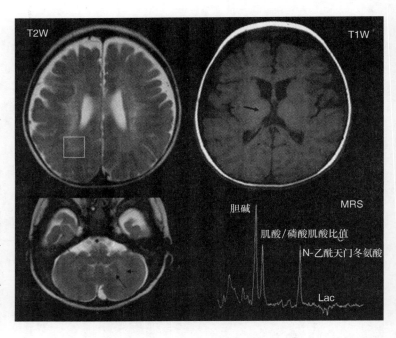

图 9-6　GLD 患者的 MRI。婴儿型 Krabbe 病（13 个月）；中央白质在 T2W 上显示广泛高信号，U-纤维未受累，胼胝体亦未受影响；小脑白质轻微高信号（短箭头所指），齿状核部分高信号（长箭头所指）。在 T1W 上，下丘脑轻微高信号（粗箭头所指）。MR-波谱（MRS）显示后部白质有升高的胆碱峰和明显下降的 NAA 峰，也可以见到小的病理性乳酸（Lac）峰（负双峰）

图中标注：T2W　T1W　胆碱　肌酸/磷酸肌酸比值　N-乙酰天门冬氨酸　MRS　Lac

实验室诊断

一般来讲，实验室诊断要根据白细胞中酶缺失的证据，两种疾病均可以进行产前诊断。然而必须要强调一点，这两种疾病，尤其是 MLD，因为存在假等位基因缺陷（酶活性检测也有假缺失的情况）或激活蛋白缺陷的可能，所以进行生化诊断并不是那么简单的事情。对某些个体来讲，无论是有没有神经系统症状，虽然检测到 ASA 或 GALC 活性降低，但并不一定就是 MLD 或 GLD，认识到这一点是非常重要的。因此，当某个患者出现了不明原因的神经系统症状，而又检测到 ASA 或 GALC 活性降低时，均需要除外假性酶缺失的可能性。通过基因测序可以识别那些由于基因多态性而造成的假性酶缺失。事实上，在假等位基因缺陷的基础上也可以出现致病性突变，这使诊断变得尤其复杂了，如此一来，需要对 ASA 和 GALC 的整条基因进行测序，才能识别出假性酶缺失，这就要求通过测序能够识别出多态性和除外致病性突变[12-13]。

此外，实验室诊断过程中还需要考虑到，当检测的 ASA 或 GALC 活性正常时，也不能除外 MLD 或 GLD 的诊断，因为激活蛋白 B 或 A 的缺失，也可以分别引起这两种疾病，但是由于激活蛋白缺陷引起的 MLD 和 GLD 是非常罕见的，其他更常见的原因引起的脑白质病也应该考虑到。若为激活蛋白缺陷，在实验室里用不依赖激活蛋白的底物检测酶活性的时候，不应该出现酶活性的减低。如此一来，如果患者的临床表现强烈提示为 MLD 或 GLD，而酶活性的检测结果又是正常的，这时就必须要进一步除外为激活蛋白缺陷的可能性。当诊断可疑时，检测患者尿液中的硫苷脂排泄物可以验证 MLD 的诊断，因为假性酶缺失个体的尿液中不会排泄出硫苷脂，而激活蛋白 B 缺陷患者的尿液中则会出现硫苷脂。这样的话，如果尿液中出现了大量的硫苷脂，而 ASA 活性又是正常的，几乎可以确定是激活蛋白 B 缺陷所致。但是对激活蛋白 A 或 B 缺陷病的确定诊断需要进行基因测序或通过 Western Blot 的方法直接找到激活蛋白缺乏的证据。总之，由于存在假性酶缺失和激活蛋白缺乏的情况，使实验室诊断变得很复杂，这个时候往往需要进行特殊的实验室检查，来保证产前或产后诊断的准确性。

治疗

迄今为止，对这两种疾病，除了对症治疗以外，尚无真正让人满意的治疗方法。也曾尝试过用造血干细胞移植（HSCT）来治疗这两种疾病，但对于这种方法治疗 MLD 来讲，还远远没有得出一个确切的结论。临床数据显示，对晚发型 MLD 患者，在疾病的早期阶段行造血干细胞移植可能有效，但对晚发婴儿型的 MLD 患者，若症状已经出现，HSCT 治疗并未显示出疗效。在出现临床症状之前，对婴儿型 GLD 患者行脐血干细胞移植，结果显示可以延缓病情的进展。基于这个原因，纽约州已经开始实施 GLD 的新生儿筛查。通过新生儿筛查，有 3 例婴儿被诊断出来并在 1 个月龄时接受了造血干细胞移植，其中 1 例死于移植的并发症，2 例出现了明显的移植物抗宿主病和其他的发育问题，但是比没有接受治疗的情况要好。筛查中还发现其他的新生儿存在 GALC 活性降低和基因突变，这些突变的基因类型既往曾在晚发型患者中有过报告。对这些筛查中出现异常的个体进行随访，进行神经诊断性检查，监测他们是否会真的进展为晚发型 Krabbe 病，并决定何时开始治疗。这些个体给他们的父母和照看他们的医生带来了极大的困难。除了造血干细胞移植，还有许多临床研究也正在进行中或计划在不久的将来推出，从而对其他治疗 GLD 的方法进行评估。

静脉注射的酶替代治疗 MLD 已经通过少数患者进行了 I / II 期的临床试验，试验结果尚未公布，但总体来讲，患者的临床症状并没有明显的改善。这也并不意外，因为酶分子必须要穿过血脑屏障才能发挥治疗活性。其他一些治疗 MLD 的方法也正在进行评估，如重组 ASA 鞘内注射替代治疗、对临床前期的晚发婴儿型 MLD 患者采用基于造血干细胞的基因治疗、将可以表达 ASA 的病毒载体多次直接注入患者大脑中，这称为 AAV-介导的基因治疗。无疑，为了使新发病例得到更满意的治疗效果，还应该开发更好的治疗方法，这很可能会涉及联合治疗[14]。

自然病程研究

特别是考虑到治疗方面的进展，还要面对患者的咨询，研究人员对于疾病自然病程的标准信息就产生了更高的兴趣。如上所述，现有的研究，特别是关于晚发婴儿型和青少年型 MLD 患者的大运动功能恶化以及磁共振成像显示的脑白质改变和脑萎缩方面的信息，已经给出了结论[9-11]。当前正在进行一些国家层面或国际水平的研究，期望从中可以得到关于 MLD 和 GLD 自然病程方面更多、更系统的数据资料。这些数据资料对于评估当前正在研究的治疗方法是否有效，能够提供非常有用的信息。

参考文献

1 von Figura K, Gieselmann V, Jaeken J. Metachromatic leukodystrophy. In: Scriver CR, et al. (eds.), The Metabolic and Molecular Bases of Inherited Disease (8th edn.). New York: McGraw-Hill, 2001; pp. 3695–3724.

2 Wenger DA, Suzuki K, Suzuki Y, et al. Galactosylceramide lipidosis. Globoid cell leukodystrophy (Krabbe disease). In:, Scriver CR, et al. (eds.), The Metabolic and Molecular Bases of Inherited Disease (8th edn). New York: McGraw-Hill, 2001; pp. 3669–3694.

3 Heim P, Claussen M, Hoffmann B, et al. Leukodystrophy incidence in Germany. Am J Med Genet 1997; 71(4): 475–478.

4 Rafi MA, Luzi P, Zlotogora J, et al. Two different mutations are responsible for Krabbe disease in the Druze and Moslem Arab populations in Israel. Hum Genet 1996; 97(3): 304–308.

5 Rauschka H, Colsch B, Baumann N, et al. Late-onset metachromatic leukodystrophy: genotype strongly influences phenotype. Neurology 2006; 67(5): 859–863.

6 Ballabio A, Gieselmann V. Lysosomal disorders: from storage to cellular damage. Biochim Biophys Acta 2009; 1793(4): 684–696.

7 Zaka M, Rafi MA, Rao HZ, et al. Insulin-like growth factor-1 provides protection against psychosine-induced apoptosis in cultured mouse oligodendrocyte progenitor cells using primarily the PI3K/Akt pathway. Mol Cell Neurosci 2005; 30(3): 398–407.

8 Perusi C, Lira MG, Duyff RF, *et al.* Mutations associated with very late-onset metachromatic leukodystrophy. *Clin Genet* 1999; **55**(2): 130.

9 Kehrer C, Blumenstock G, Raabe C, *et al.* Development and reliability of a classification system for gross motor function in children with metachromatic leucodystrophy. *Dev Med Child Neurol* 2011; **53**: 156–160.

10 Kehrer C, Blumenstock G, Gieselmann V, *et al.* The natural course of gross motor deterioration in metachromatic leukodystrophy. *Dev Med Child Neurol* 2011 Sep; **53**(9): 850–855.

11 Groeschel S, Kehrer C, Engel C, *et al.* Metachromatic leuko-dystrophy: natural course of cerebral MRI changes in rela-tion to clinical course. *J Inherit Metab Dis* 2011 Oct; **34**(5): 1095–1102.

12 Rafi MA, Coppola S, Liu SL, *et al.* Disease-causing mutations in cis with the common arylsulfatase A pseudodeficiency allele compound the difficulties in accurately identifying patients and carriers of metachromatic leukodystrophy. *Mol Genet Metab* 2003; **79**(2): 83–90.

13 Wenger DA, Rafi MA, Luzi P. Molecular genetics of Krabbe disease (globoid cell leukodystrophy): diagnostic and clinical implications. *Hum Mutat* 1997; **10**(4): 268–279.

14 Sevin C, Aubourg P, Cartier N. Enzyme, cell and gene-based therapies for metachromatic leukodystrophy. *J Inherit Metab Dis* 2007; **30**(2): 175–183.

第十章

尼曼匹克病 A 型和 B 型
Types A and B Niemann-Pick Disease

Melissa P. Wasserstein，Robert J. Desnick 和 Edward H. Schuchman　著

田亚萍　任守臣　译　王拥军　审校

典型病例分析

尼曼匹克病 A 型和 B 型（NPD，OMIM257200 和 607616）均是由于遗传性的酸性鞘磷脂酶（ASM，EC3.1.4.12）缺乏而引起的溶酶体贮积病，但这两种疾病在发病形式上有着明显的区别。这两种疾病是由 ASM 的基因（*SMPD1*，OMIM607608）突变所引起的一系列疾病谱的典型代表。A 型代表的是婴儿期发病伴有神经变性的 NPD，而 B 型 NPD 患者通常很少或没有神经系统受累，且可以存活至青年期甚至到成人期。这两种类型之间还有中间型。

A 型

男婴，3 个月，在某次常规儿科体检时发现有肝脾大，而之前都是正常的。在接下来的几个月里，该患者的大运动发育里程是正常的，他学会了翻身、发声和扶坐等。在 10 个月大的时候，患者的腹部显得异常增大，而四肢消瘦。随后的几个月，出现了胃食管反流和喂养困难，肝异常增大，形成巨脾，伴有腹水和肝功能异常。该患者一直未能学会爬、站和行走，后来又逐渐丧失了坐、翻身和发声的能力。在他 23 个月大的时候，因肺炎而死于呼吸衰竭。检查提示有 ASM 活性缺失，为 *SMPD1* 基因的复合杂合突变，突变形式为 p. R496L 和 p. fs330（见下文）。

B 型

患者，女，15 岁，因身材矮小、青春期延迟就诊。她在 4 岁时首次被发现有肝脾大，在较长时间的运动后会有气短的表现，该患者的运动发育里程和智力水平都是正常的。胸部 X 线检查发现双肺呈现出弥漫性结节样和网格状的肺间质改变。肺功能检查显示存在限制性呼吸功能障碍和肺的弥散功能异常。血液检测显示为混合性血脂异常、血小板减少和转氨酶升高。测 ASM 活性降低，基因检测提示有 *SMPD1* 基因的复合杂合突变，突变类型为：p. deltaR608 和 p. R600H。

流行病学

ASM 缺乏是一类非常罕见的遗传性疾病，有关这种疾病的人口统计学和发病率资料比较少。有几项研究估计本病的出生发病率约为 0.5/10 万～1/10 万[1-2]，但是这些估算出的发病率不是来自人口普查，而是根

据实验室生化检查收集的数据推算出来的，这些实验室数据是来自临床医生发现的疑似病例，经酶学检查所证实的患者资料，所以这个发病率只是个近似值，很可能低估了该病的真实发病率。尤其是对晚发型（B型）患者的发病率更是这样，因为对这种类型的患者作出临床诊断并不是那么容易。

唯一对这种疾病进行过人口筛查的是德系犹太人，这个筛查是根据 DNA 的突变率来推算 ASM 缺乏性 NPD 的发病率。筛查结果提示，在这一人群中有三个常见的引起A型 NPD 的基因突变类型，其携带者的人口比例大概在 1∶90 到 1∶120 之间[3-4]，据此估算，在德系犹太人中这种类型疾病的出生发病率约为 2～3/10 万。

现有的人口统计学资料来自西奈山医学院的一项调查研究，该研究历经 20 年，通过基因突变分析收集了 1000 例患者（Schuchman 等，未发表的资料）。这些患者中大约有 300 例被归于婴儿期发病的神经变性型（A型 NPD），其中有不到 60% 的患者是德系犹太人，其余的患者来自 40 多个国家。与 A 型患者明显不同的是，B 型患者极少有德系犹太人的血统，这些病例大多数来自北美和西欧，然而这个结果反映出的是该地区对溶酶体贮积病有较高的警惕性和诊断率，而不是发病率高。一项来自北非和中东的大数据也说明 ASM 缺乏在该地区比预想中要更普遍。事实上，前面西奈山医学院所说的这组研究数据中有超过 40% 的NPD 患者是欧洲的北非人、土耳其人和阿拉伯人血统。也有相当数量的患者来自南美洲，尤其是智利和巴西。根据我们中心的数据，来自亚洲国家的 ASM 缺乏性 NPD 病例数最少。

遗传学

SMPD1 基因位于 11 号染色体的短臂（11p15.4）[5]。这个基因长度约 6kb，由 6个外显子组成，编码全长为 629 个氨基酸的ASM 肽链[6]。遗传印记证实，SMPD1 是编码这种溶酶体蛋白的唯一基因，且是来自母体的染色体优先表达（父源印记）[7]。

ASM 缺乏性 NPD 的临床表现主要与患者的基因突变类型有关，此外也受突变的残余 ASM 多肽的综合影响。但是，由于SMPD1 基因属于印记基因，至少在某种程度上，患者的表型还会受到特定的突变是遗传自母系还是父系的等位基因这一因素的影响。此外还有报道称，仅有单一 SMPD1 基因杂合突变的个体，也出现了异常的临床表现和实验室检查结果[8]，这同样是由于遗传了来自母系染色体中那个优先表达的、单个而"严重的"突变 SMPD1 基因所致。

到目前为止，已经发现超过 100 种SMPD1 基因的突变类型可以引起 ASM-缺陷性 NPD（http://www.hgmd.org/），包括点突变、微小缺失和剪切位点的异常。SMPD1 基因的 2 号外显子编码了大约 40%的 ASM 多肽链，发现的突变也大多数来自这一区域，但没有发现突变的热点。在这一区域也发现了几个基因多态性，包括 ASM多肽信号域出现的核苷酸重复序列变异数的多态性[9-10]。另外还发现 SMPD1 基因的框架内有两个 ATG 起始密码子，突变分析显示这两个起始密码子都具有功能[11]。SMPD1基因和它的反转录 DNA 在长度上可能会有差异，同样的突变，由于参考的序列不一样，在不同报道中给予的命名可能会有不同，比如最初由 Levran et al[12] 报道的 p. deltaR608突变，也可能被称为 p. deltaR610。

在 ASM 缺乏性 NPD 患者中发现的那些基因突变，可以使我们能够对这种疾病的基因型和表型的相关性进行研究，并开始对这种疾病进行遗传筛查工作。发现在某些人群中，有几种突变类型会导致那些患者出现严重、中度或轻度的临床表型，例如德系犹太人中发生的 A 型 NPD 婴儿，有 90% 是由

3 种类型的基因突变所致，并且若患者为该基因突变的纯合子（或 3 种基因突变中的一个与另外一个的杂合突变），预示着该患者会出现严重型的 NPD。另外一种基因突变形式"p. deltaR608"仅见于非神经型的 ASM 缺乏性 NPD 患者，并发现这类患者中有 15%～20% 是属于西欧和北美国家的血统[12]，即使这一突变类型杂合的是另外一种导致严重 A 型 NPD 的突变类型，这类患者也没有神经系统的受累，因此认为这个突变类型是具有"神经保护作用的"。p. deltaR608 突变在非洲北部的 NPD 患者中也比较普遍[16]。而另一种基因突变"p. Q292K"与一类具有神经系统受累的中间型有关[17]。这些现象加上其他的一些发现，能够帮助医生、遗传咨询专家和患者家属对 ASM 缺乏性 NPD 患者的临床表现和预后作出预测，将来也可以使其他人群据此对这种疾病进行大规模的人口筛查。

病理生理学

　　ASM 缺乏性 NPD 患者细胞内沉积的主要脂类成分是鞘磷脂，它是构成所有细胞胞膜的主要组分。因此，ASM 缺乏性 NPD 与其他几种鞘酯类贮积病不同（比如戈谢病、Fabry 病和 Tay-Sachs 病等），其主要沉积物是大量来自所有细胞的组成成分。ASM 缺乏性 NPD 患者细胞内的鞘磷脂沉积可以先出现在溶酶体/胞内体系统内，但也可以是在胞质膜或其他细胞膜上。反过来，这些膜结构的异常也可以引起一系列后续的细胞结构和功能的改变，比如引起细胞信号转导途径、受体功能和转运机制等方面的异常。像其他那些溶酶体贮积病一样，受原发的代谢异常所影响，ASM 缺乏性 NPD 患者的细胞内也可以有大量的其他脂类或非脂类分子沉积，比如胆固醇、神经酰胺、鞘氨醇和其他一些影响细胞功能的小分子。的确，早先曾因为在 ASM 缺陷的细胞内检测出有胆固醇的沉积，而错误地把 A、B 型 NPD 和 C 型 NPD 划为同一类疾病，现在已经知道，C 型 NPD 是一种完全不同的疾病，后者是因为两个编码胆固醇载体蛋白的基因之一发生了突变而导致的疾病（见第十一章）。

　　在 ASM 缺乏性 NPD 患者的细胞内继发性沉积的许多脂类成分，对于细胞的存活和增殖都有着非常重要的生物学功能，很可能这些脂类的沉积也参与了该病的病理机制（参考一篇综述类文章[18]）。比如，神经酰胺和鞘氨醇在细胞的信号转导中都发挥着很重要的作用，这些脂类在细胞应激的情况下会出现异常的表达，在很多常见疾病的病理生理过程中（如糖尿病、纤维化、脓毒症、癌症等等）也会有所反应。ASM 的激活是细胞内神经酰胺产生的主要来源，虽然看起来这种酶最主要的"管家"功能是局限于溶酶体内，但是当细胞处于应激状态下的时候，这种酶也可以快速做出反应，迁徙到细胞表面的特定部位，并且也很容易就能够在周围血液循环中被检测到。NPD 患者的 ASM 迁徙到细胞表面或分泌到循环中的过程也可以出现障碍，但目前对于这一过程出现障碍以后造成的影响还不是很清楚，而且对继发性异常沉积的脂质对发病机制的直接影响也不是很明确。

　　所有 ASM 缺乏症主要累及患者的肝、脾和肺。在肝、脾的实体组织中以及肺组织的气道中很容易就能找到充满脂质的泡沫细胞。ASM 缺乏性 NPD 患者的肺部受累及其严重程度，在不同个体间有很大差异，这主要与气道内的炎症细胞浸润有关。对 ASM 缺乏的大鼠模型研究发现（见下文），炎症细胞浸润与肺部的趋化因子，包括巨噬细胞炎症蛋白 1α（MIP1 α）的释放增多有关[19]，在这些趋化因子存在的情况下，炎症细胞可以存活很久，而 ASM 缺乏时，巨噬细胞的吞噬功能也出现障碍，并且还伴有其他生物学活性的异常（见图 10-1）。

　　在 ASM 缺乏患者的骨髓中很容易就能

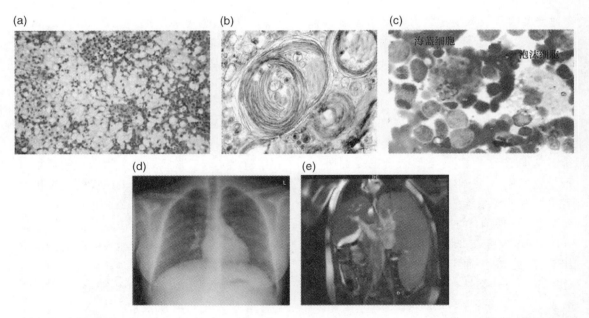

图 10-1（见书后彩图）（a）ASM 缺陷尼曼匹克病（NPD）患者肝小叶 HE 染色。标记出大量充满脂质的巨噬细胞（泡沫细胞）浸润。（b）电镜显示 A 型 NPD 患者大脑中类似膜样内含物。（c）B 型 NPD 患者骨髓象示 NPD 泡沫细胞和海蓝细胞，两种 ASM 缺陷 NPD 的典型细胞。（d）B 型 NPD 患者胸片显示弥漫的网状间质病变。（e）高分辨 CT 显示 B 型 NPD 患者肝脾大

够找到泡沫细胞（通常被称为"尼曼匹克"细胞），但是这种酶缺乏以后对于骨和软骨的影响至今还没有进行深入的研究。需要注意的是很多成人型 ASM 缺乏患者会出现关节或骨的疼痛，而且这些患者骨折发生率也比较高，此外也有越来越多的报告显示，鞘脂类，尤其是鞘磷脂和神经酰胺的代谢，对于维持正常骨骼和软骨的稳态有重要的作用。

由于 ASM 缺乏性 NPD 患者有肝、脾细胞的异常，常常会导致患者出现血细胞和血脂等指标的异常，比如，血小板减少是这种疾病的常见表现，往往还会出现 HDL 的明显降低，以及 LDL 和三酰甘油的升高，尽管有证据显示某些 ASM 缺乏患者会有心脏的早期钙化和早发的心血管疾病，但是这三种血脂成分的异常对 ASM 缺乏患者的心脏疾病所产生的影响还不是很清楚。ASM 缺乏的儿童出现生长发育异常也比较常见，这也许是因为出现了 IGF-1 信号转导障碍而引起的[20]。

最后，A 型 NPD 患者会出现大脑的严重损害，虽然目前对于 ASM 缺乏性 NPD 患者的脑部病理所知甚少，但近期对 ASM 敲除大鼠的一系列研究（见下文）也发现了许多异常，包括小脑浦肯野细胞的死亡、突触囊泡释放和摄取的异常、钙稳态失衡、神经元极化、鞘磷脂生成和免疫应答等等的异常（见综述文章[21]）。

临床表现

尼曼匹克病 A 型

大多数尼曼匹克病 A 型患者在 3 个月左右开始出现肝脾大，典型病例的早期生长发育和大运动发育里程达到的时间是正常的。早期的神经系统检查，最常见的异常表现是出现肌张力减低和腱反射消失。大约在 9 个月的时候，发育达到顶点，然后

开始出现神经功能衰退的表现，掌握的技能逐渐丧失。12 个月时在视网膜上可见到典型的樱桃红斑，许多患者会出现严重的胃食管反流，而导致喂养困难。肝和脾进行性增大，甚至占据整个的腹腔和盆腔，部分患者还会有严重的腹腔积液，胸片可以发现弥漫性的肺间质病变。实验室检查可以发现谷草转氨酶（SGOT）、谷丙转氨酶（SGPT）、总胆固醇和三酰甘油增高，高密度脂蛋白和血小板降低以及壳三糖酶水平升高等异常改变。

尼曼匹克病 B 型

B 型 NPD 具有明显的临床异质性，发病年龄、临床表现和严重程度等方面在不同个体间具有明显的差异。B 型 NPD 最常见的首发症状是肝脾大，常出现在儿童时期。胸片和高分辨率 CT 可以见到明显的肺部病变，肺功能检查可见许多患者有限制性肺病的表现，出现 FEV1、FVC 和 DLCO 的降低。虽然典型的 B 型 NPD 患者会出现骨龄落后、青春期发育延迟和身材矮小，但大部分最终还是可以达到正常成人的身高。由于增大的脾压迫胃部，许多患者会出现早饱感。多数患者会出现骨密度减低和骨质疏松，由此导致的病理性骨折也比较常见（McGoven 等，出版中）。年轻的患者经常会发生出血现象，尤其是反复的鼻衄比较常见。肝的异常表现包括转氨酶升高、肝纤维化、肝硬化和腹腔积液。多数患者会出现高密度脂蛋白降低，总胆固醇和低密度脂蛋白胆固醇升高以及血浆三酰甘油升高等异常改变，由此，这类患者常有发生冠状动脉疾病的风险[22]。虽有约 25% 的 B 型 NPD 患者在眼科检查时会发现樱桃红斑，但大多数却没有神经系统的异常表现。

自然病史

典型的 A 型 NPD 患儿在 15 个月时出现发育停滞，同时神经系统也开始出现快速的衰退，由此患者变得很虚弱，与外界的交流减少，大多在 3 岁前死于肺部感染导致的呼吸衰竭。

严重的 B 型 NPD 患者可以出现各种威胁生命的合并症，包括肝衰竭、氧依赖、肺部感染和脾破裂等。与本病相关的最常见的致死原因是呼吸衰竭和肝衰竭（Wasserstein 等，未发表的资料），有关 B 型 NPD 自然病史的详细资料，现已公开发表了[23]。

实验室诊断

通过检测白细胞、培养的 EBV-转化的淋巴母细胞和（或）皮肤成纤维细胞中的 ASM 活性，很容易就可以对疑诊的 ASM 缺陷患者进行诊断。一般来讲，正常情况下皮肤成纤维细胞中的 ASM 酶活性最高，是从酶学水平诊断 ASM 缺乏性 NPD 最可靠的酶的来源，有多种方法可用于检测细胞提取物中的 ASM 活性，ASM 缺乏性 NPD 患者体内残余 ASM 活性通常不超过 10%。然而白细胞中残余酶的活性可能显得更高，这种残余的 ASM 酶活性与临床表现之间的相关性不一致。只要条件许可，就应该进行 SMPD1 突变分析，来证实酶学诊断的结果，也可以为预测临床表型提供更多的信息，但是不能仅仅通过基因突变分析来诊断 ASM 缺乏性 NPD，因为发现有很多 SMPD1 的 DNA 改变并不表达出来，可能是属于基因多态性，生成的 ASM 酶活性正常或接近正常。也可以通过检测羊水或绒毛膜细胞中的 ASM 活性或基因突变分析，进行 ASM 缺乏性 NPD 的产前诊断（见表 10-1）。

治疗

目前对于 ASM 缺乏性 NPD 尚无特效的治疗方法，只能进行对症治疗。A 型患儿

表 10-1 ASM-缺乏性 NPD 的典型临床表现和
实验室检查结果

特征	A 型	B 型
发病 / 诊断年龄	婴儿早期	儿童期 / 成年期
神经变性的病程	+	−
樱桃红斑	+	+ / −
血脂异常	+	+
肝脾大	+	+
骨髓 NPD 细胞	+	+
肺部病变	+	+
肝疾病	+	+ / −
死亡年龄	2～3 岁	儿童期 / 成年期
常染色体隐性遗传	+	+
好发于犹太人	+	−
酸性鞘磷脂酶活性	＜5％	＜10％

可以通过加强喂养和物理疗法来维持肌力，并减少误吸的风险，通常情况下给他们服用高热量的浓缩配方，也有很多患儿在疾病的严重阶段需要进行鼻饲或者胃造瘘术来满足营养需求。对于 B 型患者，要鼓励他们少食多餐，进食浓缩的高营养食品，每日补充钙剂，维持维生素 D 在治疗量的水平，并进行负重训练，降低骨质疏松的风险。部分 B 型患儿曾应用生长激素来促进生长，也获得成功，并且未见明显的导致病情恶化的副作用，要告知患者避免参加那些有身体接触的运动项目和其他一些有可能对肿大的脾造成损伤的运动。很多成年患者要对他们的血脂异常进行治疗，但是必须要严密的监测肝功能，因为有些 B 型患者在服用他汀类或其他降脂药物后出现了转氨酶的升高，导致病情恶化。

骨髓移植、脐血干细胞移植或肝移植都曾用于治疗 ASM 缺乏性 NPD，但是关于长期随访的效果仅有很少数的病例报告。一般来讲，这些治疗方法都有可能减缓甚至逆转某些非神经系统的表现，但是对于中枢神经系统受累以后的治疗效果甚微或

根本无效。此外这些治疗方法也有比较高的并发症和致死率，应该在咨询那些对这种疾病和治疗手段都有丰富经验的内科医生之后，再决定。

像干细胞移植、基因治疗和酶替代疗法（ERT）等这些有应用前景的治疗方法，已经在 ASM 缺乏性 NPD 小鼠模型的身上进行过试验[24-25]。比如，用基因完全敲除的小鼠进行了 ERT 试验，试验中采用的酶是来自中国仓鼠卵巢细胞表达的重组人 ASM[26]。试验中应用的酶剂量低至 0.3 mg/kg 的时候，就可以有效地阻止甚至逆转网状内皮组织器官的病理改变，但是对中枢神经系统是无效的，甚至把剂量增加至高达 10mg/kg 的情况下，也没有效果。肝和脾对 ERT 治疗反应特别好，其次是肺，这是因为肺泡中的巨噬细胞从气道中的清除速率比较慢，所以显得 ERT 治疗对肺部起效也慢。

依据这些临床前的实验结果，FDA 已经批准了 ERT 的 I 期临床试验，可以为非神经型的成人 ASM 缺乏性 NPD 患者进行 ERT 的试验性治疗，并找到了几个提示安全性的生物标志物，确定了最低安全初始剂量。根据以上结果，II 期临床试验（重复给药）也已经设计完成，通过监管注册审批后便将开始进行。

鸣谢和利益冲突

本文作者希望对西奈山研究项目中做出贡献的许多患者和医生表示感谢。Edward H. Schuchman 也要向他实验室中的众多同事致谢，感谢他们在过去的 25 年里在 ASM 和 NPD 方面的研究中完成的工作。这项研究由国立卫生研究院、国家尼曼匹克病基金会和 Genzyme 公司资助。Robert J. Desnick 和 Edward H. Schuchman 也是授权给 Genzyme 公司的那些诊断和治疗 NPD 方法的发明者。

参考文献

1 Meikle PJ, Hopwood JJ, Clague AE, Carey WF. Prevalence of lysosomal storagedisorders. *JAMA* 1999; **281**(3): 249–254.

2 Poorthuis BJ, Wevers RA, Kleijer WJ, et al. The frequency of lysosomal storage diseases in The Netherlands. *Hum Genet* 1999; **105**(1–2): 151–156.

3 ACOG Committee on Genetics. ACOG Committee Opinion No. 442: Preconception and prenatal carrier screening for genetic diseases in individuals of Eastern European Jewish descent. *Obstet Gynecol* 2009; **114**(4): 950–953.

4 Schuchman EH, Miranda SR. Niemann–Pick disease: mutation update, genotype/phenotype correlations, and prospects for genetic testing. *Genet Test* 1997; **1**(1): 13–19. Review.

5 da Veiga Pereira L, Desnick RJ, Adler DA, et al. Regional assignment of the human acid sphingomyelinase gene (SMPD1) by PCR analysis of somatic cell hybrids and in situ hybridization to 11p15.1-p15.4. *Genomics* 1991; **9**(2): 229–234.

6 Schuchman EH, Levran O, Pereira LV, Desnick RJ. Structural organization and complete nucleotide sequence of the gene encoding human acid sphingomyelinase (SMPD1). *Genomics* 1992; **12**(2): 197–205.

7 Simonaro CM, Park JH, Eliyahu E, et al. Imprinting at the SMPD1 locus: implications for acid sphingomyelinase-deficient Niemann–Pick disease. *Am J Hum Genet* 2006; **78**(5): 865–870.

8 Lee CY, Krimbou L, Vincent J, et al. Compound heterozygosity at the sphingomyelin phosphodiesterase-1 (SMPD1) gene is associated with low HDL cholesterol. *Hum Genet* 2003 May; **112**(5–6): 552–562.

9 Schuchman EH, Levran O, Suchi M, Desnick RJ. An MspI polymorphism in the human acid sphingomyelinase gene (SMPD1). *Nucleic Acids Res* 1991; **19**(11): 3160.

10 Wan Q, Schuchman EH. A novel polymorphism in the human acid sphingomyelinase gene due to size variation of the signal peptide region. *Biochim Biophys Acta* 1995; **1270**(2–3): 207–210.

11 Pittis MG, Ricci V, Guerci VI, et al. Acid sphingomyelinse: identification of nine novel mutations among Italian Niemann–Pick type B patients and characterization of in vivo functional in-frame start codon. *Hum Mutat* 1994; **24**(2): 186–187.

12 Levran O, Desnick RJ, Schuchman EH. Niemann–Pick type B disease. Identification of a single codon deletion in the acid sphingomyelinase gene and genotype/phenotype correlations in type A and B patients. *J Clin Invest* 1991; **88**(3): 806–810.

13 Levran O, Desnick RJ, Schuchman EH. Identification and expression of a common missense mutation (L302P) in the acid sphingomyelinase gene of Ashkenazi Jewish type A Niemann–Pick disease patients. *Blood* 1992; **80**(8): 2081–2087.

14 Levran O, Desnick RJ, Schuchman EH. Type A Niemann–Pick disease: a frameshift occurs in the acid sphingomyelinase gene (fsP330) from Ashkenazi Jewish patients. *Hum Mutat* 1993; **2**(4): 317–319.

15 Levran O, Desnick RJ, Schuchman EH. Niemann–Pick disease: a frequent missense mutation in the acid sphingomyelinase gene of Ashkenazi Jewish type A and B patients. *Proc Natl Acad Sci USA* 1991; **88**(9): 3748–3752.

16 Vanier MT, Ferlinz K, Rousson R, et al. Deletion of arginine (608) in acid sphingomyelinase is the prevalent mutation among Niemann–Pick disease type B patients from northern Africa. *Hum Genet* 1993; **92**(4): 325–330.

17 Wasserstein MP, Aron A, Brodie SE, et al. Acid sphingomyelinase deficiency. Prevelance and characterization of an intermediate phenotype of Niemann–Pick disease. *J Pediatr* 2006; **149**(4): 554–559.

18 Gault CR, Obeid LM, Hannun YA. An overview of sphingolipid metabolism: from synthesis to breakdown. *Adv Exp Med Biol* 2010; **688**: 1–23. Review.

19 Dhami R, Passini MA, Schuchman EH. Identification of novel biomarkers for Niemann–Pick disease using gene expression analysis of acid sphingomyelinase knockout mice. *Mol Ther* 2006; **13**(3): 556–564.

20 Wasserstein MP, Larkin AE, Glass RB, et al. Growth restriction in children with type B Niemann–Pick disease. *J Pediatr* 2003; **142**(4): 424–428.

21 Ledesma MD, Prinetti A, Sonnino S, Schuchman EH. Brain pathology in Niemann–Pick disease type A: insights from the acid sphingomyelinase knockout mice. *J Neurochem* 2011; **116**(5): 779–788. Review.

22 McGovern MM, Pohl-Worgall T, Deckelbaum RJ, et al. Lipid abnormalities in children with types A and B Niemann–Pick disease. *J Pediatr* 2004; **145**(1): 77–81.

23 McGovern MM, Wasserstein MP, Giugliani R, et al. A prospective, cross-sectional survey study of the natural history of Niemann–Pick disease type B. *Pediatrics* 2008; **122**(2): e341–349.

24 Horinouchi K, Erlich S, Perl DP, et al. Acid sphingomyelinase deficient mice: a model of types A and B Niemann–Pick disease. *Nat Genet* 1995; **10**(3): 288–293.

25 Jones I, He X, Katouzian F, et al. Characterization of common SMPD1 mutations causing types A and B Niemann–Pick disease and generation of mutation-specific mouse models. *Mol Genet Metab* 2008; **95**(3): 152–162.

26 Miranda SR, He X, Simonaro CM, et al. Infusion of recombinant human acid sphingomyelinase into Niemann–Pick disease mice leads to visceral, but not neurological, correction of the pathophysiology. *FASEB J* 2000; **14**(13): 1988–1995.

第十一章

尼曼匹克病 C 型

Niemann-Pick Disease Type C

Marie T. Vanier 和 Marc C. Patterson　著

田亚萍　任守臣　译　王拥军　审校

尼曼匹克病 C 型（NPC）［人类孟德尔遗传在线（OMIM）♯ 257220-NPC1，OMIM ♯607625-NPC2］是一种罕见的常染色体隐性遗传的代谢性疾病，是由两种分别称为 NPC1 和 NPC2 的蛋白质之一有功能缺陷而引起的，这两种蛋白质的生理功能是在相互协助下促进游离胆固醇和其他化合物转运出溶酶体系统。这两种蛋白质的功能受损会导致游离胆固醇和其他各种各样的鞘脂类化合物在溶酶体内沉积，但是对于这两种蛋白质的确切功能目前尚未完全明了[1-3]。

病例分享

病例 1

一个 8 岁的女孩因进行性的学习困难就诊。在过去的一年里，她在上课听讲、学习和获取新知识方面觉得越来越困难。据她的父母描述，从四五岁开始她的动作变得很笨拙，1 年前开始又出现了明显的共济失调，经常跌倒。她还曾经因为大笑诱发出现了突然的肌张力减低而跌倒在地。体格检查可以看到明显的步态异常和四肢的共济失调，紧张步态伴手和足的肌张力障碍姿势，轻度的小脑性构音障碍和吞咽困难，还有核上性垂直性

眼肌麻痹，下肢的深反射亢进伴有跖屈反射阳性，脾在左侧肋缘下 10cm 轻触可及，质地坚韧，没有触痛，而常规化验检查未见明显异常。

该患儿是第 1 胎第 1 产，母孕期无异常，父母是无血缘关系的北欧血统的人；患儿在新生儿期黄疸消退延迟，伴肝脾大。肝大在 3 个月后不再明显，脾大却一直持续存在。皮肤活检 Flipin 染色出现特征性的表现，在电镜下呈多形性胞浆体，从而确诊为尼曼匹克病 C 型。分子生物学检查证实 NPC1 基因出现了 2 个位点的反式突变。

病例 2

一对近亲婚配的父母生育了一对双胞胎姐妹，生后均出现明显的胆汁淤积性黄疸。其中一个在生后的第 15 天死亡，诊断为 NPC，死后尸检，测定肝、脾中的脂肪含量，证实了这一诊断。另一个患儿根据皮肤活检 Filipin 染色发现经典的病理表现而确诊，该患儿的黄疸在 3 个月时消退；这名患儿在生后第 8 天出现肝脾大，10 个月会坐，12 个月仍不会站立，15 个月时开始出现运动功能退化和进行性加重的意向性震颤，28 个月时不再能够保持坐姿和头部竖立，33 个月时

开始出现吞咽障碍，然后出现锥体束严重受累，在 38 个月时死亡，检查发现这例患儿也存在 NPC1 的同一个等位基因 p. Q775P 的突变。

病例 3

患儿为女孩，顺利升入中学，但是在 12 岁时出现"言语异常"（构音障碍），14 岁时出现轻微的步态异常。17.5 岁时神经系统查体发现有构音障碍，小脑性共济失调步态和肢体的共济失调，有轻度的锥体束体征，双眼水平和下视时出现缓慢的眼球异常跳动，脾未能触及，但腹部超声提示轻度的脾大，此时患者开始出现学习困难，检查发现有记忆障碍。皮肤活检显示有"不典型的" Filipin 染色阳性结果，LDL 诱导的胆固醇酯化率在正常范围的下限，据此诊断为 NPC。分子生物学检查发现该患者的 NPC1 基因中有一个等位基因为新发的错义突变，另一个为移码突变。

流行病学

据估计尼曼匹克病 C 型的活产婴儿出生发病率为 1∶12 万～1∶10 万[3-4]。事实上 NPC 的发病率可能比这个估测值更高，因为现在发现成人期发病的患者更为常见，临床医生也逐渐意识到该病的临床表现也可以是多种多样的。本病在所有种族中均可发病，在加拿大新斯科特省 Jean Amiraultde 的阿卡迪亚人后代、新墨西哥和科罗拉多州的西班牙裔群体以及贝多因人等这些遗传学上隔离的人群中，致病基因携带的频率和发病率均比较高[1]。

遗传学基础

大约有 95％ 的 NPC 患者是因位于 18q11-q12 的 NPC1 基因突变所致，至今已经发现了 300 余种致病性的基因突变（还有大量的多态性）（其中 1/3 是错义突变，其他还有移码突变、无义突变、单个核苷酸的缺失或插入突变、剪切位点突变和大片段的缺失）[5]。在全球范围内只有 p. I1061T 和 p. P1007A 突变是频发突变，在几个国家中有接近 20％的患者是这两个基因突变所致，也有越来越多的基因突变被反复报道，但是大多数还是属于某个家族所特有的突变形式。至今大约在 40 个家族中报告了 20 种不同类型的 NPC2 基因突变（位于 14q24.3）。NPC1 和 NPC2 的突变类型与该病的神经系统表现有关，但与全身其他器官的病变表现没有关系。

病理生理学

NPC 发病的病理生理机制尚未完全明确。无论是从微观上，还是从宏观上来讲，NPC1 和 NPC2 突变所导致的后果，都已有文献进行过详细的报道：不同程度的肝脾大、骨髓中泡沫细胞和（或）海蓝细胞浸润，在大脑中，神经元因脂类沉积而发生气球样变性、异位树突生成、巨大神经突形成和轴索变性都是该病特征性的病理改变。该病的主要特征是进行性神经元死亡，尤其是浦肯野细胞，大脑皮层可以见到神经原纤维缠结[1]。生化分析显示脑内主要是鞘糖脂增多，而外周器官（尤其是脾）可以见到有大量未酯化胆固醇、鞘磷脂、二磷酸单酰基甘油酯（BMP）、游离鞘氨醇碱（鞘氨醇和二氢鞘氨醇）及多种鞘糖脂的沉积[1,3]。

现在还不清楚，这些沉积物是以什么样的顺序在组织中发生变化的，但是当前理论认为胆固醇、游离鞘氨醇碱和鞘糖脂的沉积是病变发生的始动因素。经典理论强调 NPC1 和 NPC2 蛋白在晚期胞内体/溶酶体系统中转运胆固醇的核心作用[6]，据此推断是胆固醇的沉积进一步损害了细胞的转运功能，从而导致其他脂类的继发性沉积。体外试验提示游离的鞘氨醇是 NPC1 的成纤维细胞中最先发生沉积的脂类，这就对经典理论提出了一个挑战，这种新的理论认为是鞘氨醇沉积导致了细胞内钙离子分布的异常，反过来又激发了胆固醇和其他鞘脂类的沉积[7]。看起来 NPC2 和 NPC1 是能够以一种有组织、有秩序的形式结合并转运游离胆固醇[6]，关于溶酶体内游离胆固醇沉积对鞘脂类转运所造成的影响曾有过报道，同样，关于游离鞘氨醇或溶酶体源性的鞘脂类水平的异常升高可能会造成的不利影响也有案可查。鉴于 NPC 造成的神经系统病变非常严重，而胆固醇的沉积也仅见于神经元细胞内，虽说大脑中胆固醇的代谢有其特殊性，对此现象可以解释，但这一点也非常让人感兴趣[8]，要知道 NPC 的大脑中游离鞘氨醇的增高也不是太多，此时沉积量最多的反而是神经节苷脂 GM2。有趣的是，在疾病早期，对 NPC 模型的猫反复多次蛛网膜下腔给予环糊精，这三种脂类的水平均可以恢复正常。如此说来，无论具体的病理生理机制是怎样的，胆固醇、鞘氨醇和神经节苷脂这三种脂类的增多都是紧密联系在一起的。下一步的工作应该是进一步弄清楚 NPC 导致脑损害的机制，尤其是要搞明白究竟是通过什么样的机制触发了神经元的丢失。

临床表现

在围产期及婴儿早期，NPC 的主要临床表现是内脏器官受累，之后出现的表现是进行性的神经变性病（图 11-1）。NPC 最早的表现可以是胎儿水肿和（或）胎儿腹水（比较罕见），这类患儿常常出现肝衰竭，伴或不伴呼吸衰竭，其中大约有 50% 的患者在婴儿早期死亡。在新生儿期，NPC 患儿出现不同程度的迁延性胆汁淤积性黄疸和肝脾大，发生的概率高达 40%～50%，但大多数可以消退而不留任何后遗症。在新生儿期也可以见到单纯的肝脾大或脾大。一部分患儿会出现肌张力减低和运动发育落后，这些表现在婴儿后期会变得更加明显，他们也常常会伴有肝脾大，核上性垂直性眼肌麻痹

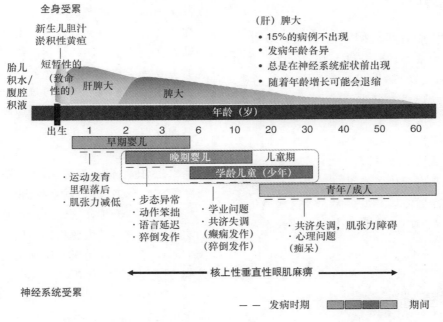

图 11-1　图解尼曼匹克病 C 型的临床表现（Modified from Vanier[3].）

（VSGP）报道不那么普遍，但也可能是因为被忽略了，毕竟这个症状需要仔细的检查才能够发现。有些患儿在儿童期偶然发现脾大，这类患儿的神经系统症状可能会延迟许多年才出现。根据作者的经验，本病从神经系统受累到出现最初的神经系统症状需要很长的潜伏期，首发表现是缓慢的垂直性眼球跳动，这些症状缓慢进展而出现完全性的核上性垂直性眼肌麻痹。核上性水平性眼肌麻痹也可以出现，但是出现时间要晚。存活时间足够长的患者最终会出现完全性的垂直性和水平性眼球运动麻痹。

NPC 在儿童期和其后时间里表现的都比较隐匿，儿童期常常会经历注意力集中困难，学习新事物障碍，有时候还可能会出现动作的协调障碍。常常是在上述动作笨拙的基础上，出现了明显的共济失调步态，这反映出有小脑浦肯野细胞的丢失，并同时也可以引起进行性构音障碍和吞咽困难。大约有1/3 患者会出现痴笑猝倒发作，多达半数的NPC 患者会有癫痫发作，并且还可能是药物难治性的癫痫。肌张力障碍也很常见，通常首先出现一个肢体的运动性肌张力障碍，部分患者会逐渐波及四肢和躯干的肌群，经常还会出现腱反射亢进，特别是在下肢。该病会持续进展，患者即使没有死于难治性癫痫或继发性感染，也会逐渐丧失行走、说话、进食和自理能力，最终死于呼吸衰竭。

青少年或成人患者趋于出现不典型的症状，尤其会出现精神症状，包括重度抑郁、双相障碍、精神分裂症，或出现不典型的早发痴呆。近期的研究认为不伴有精神症状的成人型患者比以前报道的发病率要更高一些，有作者认为晚发型患者可以不出现核上性垂直性眼肌麻痹，但作者并没有遇到过这种患者。同胞患病常常会出现相似的神经系统受累进程，特别是早发而又严重的类型，其同胞发病在神经系统方面的表现尤其一致，但是围产期胎儿发病的类型可以是仅有双胎之一出现神经系统受累。本文作者也曾接诊过几例患者，其患病的同胞多是青少年型或在成人期发病，他们相互之间的临床病程并不一致，这可能反映出尚有目前未知的修饰基因也对发病有影响。

自然病史

少数出现胎儿期腹腔积液或新生儿期肝衰竭的患儿，无论伴或不伴有肺部浸润，婴儿早期死于全身受累的概率都比较高。而患者的预期寿命与神经系统症状出现的年龄有关：婴儿期出现神经系统症状的患者，通常在 6～7 岁死亡，而那些在 3～5 岁出现神经系统症状的患者，很少有人的寿命能超过12～15 岁；而在儿童期发病者，寿命通常能达到 30～40 岁，在青少年或成人期发病而伴有神经系统症状的患者，可以存活至70 岁。出现药物难治性癫痫的患者，预后更差，一旦行走、吞咽、说话等能力丧失，即使存活下来，其预后也要差得多了。

如上所述，最常见的死亡原因是呼吸衰竭，这与脑干功能衰竭伴发肺部感染有关。

实验室诊断

骨髓涂片常常可以见到泡沫细胞和海蓝细胞，但这两种细胞对于 NPC 的诊断并无特异性，尤其是类似的细胞也可见于鞘磷脂酶缺乏的患者（尼曼匹克病 A 型和 B 型）。

当前，确诊 NPC 的依据是发现活细胞中胆固醇的转运系统受损，如果条件许可，应尽可能地进行分子生物学检查，对 NPC1 和 NPC2 进行突变分析，这样做出的诊断才够完美（图 11-2）。通过皮肤活检获取成纤维细胞进行培养，这些细胞放置于一种不含胆固醇的培养基中，从而可以使 LDL 受体上调，然后再把细胞间断地暴露于富含LDL 的培养基中。若为 NPC 细胞，它里面的 LDL 水解以后形成的胆固醇就不能离开

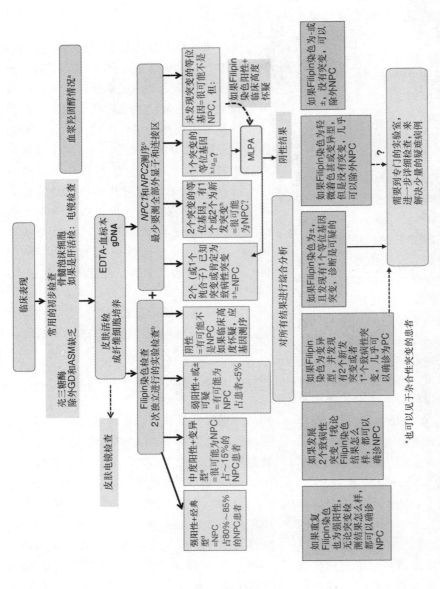

图 11-2 图示尼曼匹克病 C 型的实验室诊断

*也可以见于杂合性突变的患者

a 尚未在临床应用的新检测方法。b 两种序贯进行的 Filipin 检测方法（不是重复检测）。c 如果条件许可，对小于 10 个月的婴儿，应尽快进行 NPC2 的检测。d 如果 ASM 缺乏和某些杂合子突变可能会出现相似的 Filipin 染色结果。e 不肯定是否为致病性突变。f 两种序贯进行的 Filipin 检测结果，但两种病的临床特征迥然不同的。g 常需要用 cDNA 去验证剪接位点突变的影响，来验证基因的分离结果。h 根据对父母的研究，也可以检测基因的大片段缺失。目前仅仅用于 NPC1 基因的检测。如果发现了一个基因存在片段缺失，MLPA 也可以用于检测另一个等位基因是否存在同样的纯合性突变。）

缩写：GD，戈谢病；ASM，酸性鞘磷脂酶；EM，电子纤维子镜；MLPA，多重连接探针扩增技术（这种技术可以检测基因拷贝数的变异，也可以检测基因的大片段缺失。

溶酶体，因此也就不能激起细胞维持内稳态的应答过程，这种情况见于 NPC1 或 NPC2完全受损以后，此时胆固醇重新酯化（由内质网中的 ACAT 所催化），是受影响最严重的一种脂类[1]。溶酶体内沉积的胆固醇可以在 Filipin 染色以后，通过荧光显微镜观察到。Filipin 染色剂是一种有荧光的大环内酯类抗生素，来源于链霉菌属的 filipensis 种，可以与非酯化胆固醇牢固结合。现已证实用Filipin 对固定的细胞进行染色是诊断 NPC最敏感的试验方法[1,3-4,9]。测量成纤维细胞中 LDL 诱导的早期胆固醇酯化率，曾是长期应用的二级试验方法，在临床应用过程中变数较大，现在应该由突变分析替代了。典型的 NPC 细胞在 Filipin 染色以后，会在细胞核周围出现带有强烈荧光的小囊泡，然而在 10％～15％ 的患者中，活检组织被染色以后观察到的是较微弱的荧光，某些杂合子突变也可以观察到这种现象，相互之间可以有重叠（图 11-3），这种所谓的“变异型”生化结果[9]，是由某些特殊类型的突变所引起的[2]，此时做出确定诊断可能会比较困难，需要进行突变分析（在这些细胞中胆固醇的酯化过程可以是正常的）。把 *NPC1* 和*NPC2* 基因分析作为初步试验方法，看起来似乎是比进行创伤性的皮肤活检更合理，然而有 10％～15％ 的患者，这种检测的结果也不能作为其确定性的诊断依据，因为在实验室检测出来的结果中，有相当比例的结果是以前尚未确认的突变，如此一来就很难断

定所发现的这些新的错义或剪切位点突变是否真的为致病性突变。如此说来，Filipin 染色和分子研究相互补充才是对一个疑似病例做出诊断的最佳选择。如果已经知道某个家族中存在有两个位点的反式突变，再去诊断其他同胞兄弟姐妹时首选的方法是分子分析，尤其是对产前诊断更是要选择这种方法，这也是唯一的方法，也是最保险和最高效的方法。

如果技术条件许可，应该留一份皮肤活检组织（特殊情况下是肝活检组织），经恰当的处理固定以后，进行电子显微镜检查，若发现特征性的多形性胞浆小体也是具有诊断价值的。过去对肝活检组织中的脂质成分进行专业的生化研究，对诊断也是有意义的，但是现在这种技术很少在临床上应用了。

最近的研究发现，无论是儿童还是成人 NPC 患者，其血浆中的两种羟固醇（7-酮胆固醇和一种三醇）都会出现明显的升高[10]，可能很快这种检查方法就可以应用于临床，为 NPC 的筛查提供一种新的检测手段。

治疗

美格鲁特是一种亚胺糖类小分子，可以竞争性地抑制葡糖神经酰胺合成酶，在鼠类和猫科动物 NPC 模型中应用美格鲁特，可

正常　　　　　　　　经典的NPC　　　　　　　NPC变异型

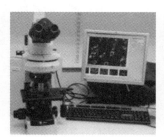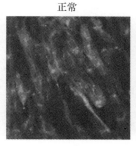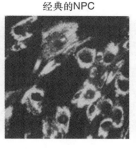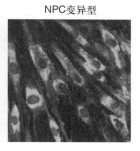

图 11-3（见书后彩图）　来自正常对照和尼曼匹克病 C 型患者的皮肤成纤维细胞，培养后行 Filipin 染色结果（Modified from Vanier and Millat[2] with permission from Wiley-Blackwell. ）。

以延缓它们的临床症状和体征的出现时间，并延长它们的存活期[11]。在欧盟、巴西、加拿大和澳大利亚等，这种药物已经获批上市，用于治疗 NPC 的神经系统症状。已公开的资料显示，这种药物可以使已发病患者的病情稳定一段时间，这对晚发型患者最为有利，可以使病情的进展更加缓慢[12-15]。美格鲁特的最常见副作用是胃肠反应。目前已经有了这种疾病的治疗指南[16]。

诊疗指南

　　根据已发表的有限文献和专家意见制订了 NPC 的诊断和治疗指南[4,17-18]。综合应用多种方法来治疗 NPC 患者出现的症状和体征，比如针对癫痫发作、肌张力障碍、痴笑猝倒发作、吞咽困难和构音障碍等等，可以使所有的患者都能从中获益。病程中出现的感染，必须要及时诊断，早期给予强有力的治疗。对儿童和成人患者需要，也应该，给予合适的运动、作业和语言恢复治疗。

参考文献

1　Patterson MC, Vanier MT, Suzuki K, *et al*. Niemann–Pick disease type C: a lipid trafficking disorder. In: Scriver CR, *et al*. (eds.), *The Metabolic and Molecular Bases of Inherited Disease*. New York: McGraw-Hill, 2001; pp. 3611–3634.

2　Vanier MT, Millat G. Niemann–Pick disease type C. *Clin Genet* 2003; **64**: 269–281.

3　Vanier MT. Niemann–Pick disease type C. *Orphanet J Rare Dis* 2010; **5**: 16.

4　Wraith JE, Baumgartner MR, Bembi B, *et al*. Recommendations on the diagnosis and management of Niemann–Pick disease type C. *Mol Genet Metab* 2009; **98**: 152–65.

5　Runz H, Dolle D, Schlitter AM, Zschocke J. NPC-db, a Niemann–Pick type C disease gene variation database. *Hum Mutat* 2008; **29**: 345–350. http://www.npc.fzk.de

6　Kwon HJ, Abi-Mosleh L, Wang ML, *et al*. Structure of N-terminal domain of NPC1 reveals distinct subdomains for binding and transfer of cholesterol. *Cell* 2009; **137**: 1213–1224.

7　Lloyd-Evans E, Morgan AJ, He X, *et al*. Niemann–Pick disease type C1 is a sphingosine storage disease that causes deregulation of lysosomal calcium. *Nat Med* 2008; **14**: 1247–1255.

8　Aqul A, Liu B, Ramirez CM, *et al*. Unesterified cholesterol accumulation in late endosomes/lysosomes causes neurodegeneration and is prevented by driving cholesterol export from this compartment. *J Neurosci* 2011; **31**: 9404–9413.

9　Vanier MT, Rodriguez-Lafrasse C, Rousson R, *et al*. Type C Niemann–Pick disease: spectrum of phenotypic variation in disruption of intracellular LDL-derived cholesterol processing. *Biochim Biophys Acta* 1991; **1096**: 328–337.

10　Porter FD, Scherrer DE, Lanier MH, *et al*. Cholesterol oxidation products are sensitive and specific blood-based biomarkers for Niemann–Pick C1 disease. *Sci Transl Med* 2010; **2**: 56ra81.

11　Zervas M, Somers KL, Thrall MA, Walkley SU. Critical role for glycosphingolipids in Niemann–Pick disease type C. *Curr Biol* 2001; **11**: 1283–1287.

12　Patterson MC, Vecchio D, Prady H, *et al*. Miglustat for tre:tment of Niemann–Pick C disease: a randomised controlled study. *Lancet Neurol* 2007; **6**: 765–772.

13　Pineda M, Wraith JE, Mengel E, *et al*. Miglustat in patients with Niemann–Pick disease Type C (NP-C): a multicenter observational retrospective cohort study. *Mol Genet Metab* 2009; **98**: 243–249.

14　Patterson MC, Vecchio D, Jacklin E, *et al*. Long-term miglustat therapy in children with Niemann–Pick disease type C. *J Child Neurol* 2010; **25**: 300–305.

15　Wraith JE, Vecchio D, Jacklin E, *et al*. Miglustat in adult and juvenile patients with Niemann–Pick disease type C: Long-term data from a clinical trial. *Mol Genet Metab* 2010; **99**: 351–357.

16　Belmatoug N, Burlina A, Giraldo P, *et al*. Gastrointestinal disturbances and their management in miglustat-treated patients. *J Inher Metab Dis* 2011; **34**: 991–1001.

17　Patterson MC, Hendriksz CJ, Walterfang M *et al*. Recommendations for the diagnosis and management of Niemann-Pick disease type C: An update. *Mol Genet Metab* 2012; **106**: 330–344.

18　Wijburg FA, Sedel F, Pineda M *et al*. Development of a suspicion index to aid diagnosis of Niemann-Pick disease type C. *Neurology* 2012; **78**: 1560–1567. www.npc-si.com

第十二章

黏多糖贮积病

The Mucopolysaccharidoses

Roberto Giugliani　著

王蕾　任守臣　译　焉传祝　审校

黏多糖贮积病（mucopolysaccharido-ses，MPSs）是一组因基因缺陷导致的溶酶体酶缺乏性疾病，共 11 种，这组疾病的特征性改变均是由于某种酶的缺乏而影响到黏多糖（glycosaminoglycans，GAGs）降解代谢途径中的相应环节（表 12-1），从而导致了这些复合物在组织器官中进行性的沉积。出现的这种黏多糖沉积，还有一些其他的病理生理机制，共同引发了一系列的临床结局，从而出现了各种各样的临床表现。

病例报告

一个 6 岁的男孩，根据既往就诊的回访要求，来找医生分析他的骨骼 X 线平片。据患儿母亲描述，该患儿在母孕期和生产过程中都没有异常情况，出生后发现有胎记（蒙古斑），早期的发育是正常的，在生后的第 2 年曾做过脐疝手术，之后不久又做了腹股沟疝手术，生后的第 3 年，因反复发作的中耳炎曾行双侧的鼓膜造孔术。由于经常发生上呼吸道感染，长期有流涕症状，做了扁桃体和腺样体切除术，术后症状有一过性的好转。患儿 4 岁时，母亲发现他的多个关节出现肿胀，当时找医生咨询时，儿科医生发现患儿的脊柱有异常的弯曲，伴有轻度的肝大，然后就建议患儿应该每 6 个月进行一次随访。他们的邻居发现这个孩子的面容变得越来越粗陋，然后母亲就再次带患儿找那位儿科医生就诊，被要求进行了眼科和耳科的检查，评估的结果显示患儿有轻度的角膜云翳和一定程度的听力损害，医生还发现患儿的运动和智力发育有些落后，骨关节 X 线片检查显示关节变得僵硬，而骨龄发育显得落后了。最后通过生化检查，确诊为黏多糖贮积病 Ⅱ 型（Hunter 综合征）。

流行病学

关于 MPSs 的流行病学资料只有少数几个国家和地区有过统计。据估计，虽然 MPSs 的整体发病率约为 1/22 000，但每一种 MPS 的发病率要低得多。各型 MPS 之间的相对发病频率在不同地区也有差异，但是在大多数地区 MPS Ⅱ 型都是最常见的发病类型，其次是 MPS Ⅲ（A 型和 B 型）、MPS Ⅰ 型和 MPS Ⅳ A 型。MPS Ⅵ 型在欧洲和北美洲非常罕见，但是在巴西和土耳其，相对来讲这种类型的发病率就比较高。MPS Ⅶ 型、MPS Ⅳ B 型和 MPS Ⅲ（C 型和 D 型）则更为罕见。截至目前 MPS Ⅸ 型只报告了两个家族。虽说目前认为大多数比较严重的 MPS 病例均已得到诊断，特别是

表 12-1 黏多糖贮积病的分类

MPS	名称	沉积的 GAGs	遗传方式	出现缺陷的酶	基因位点
Ⅰ	Hurler	HS+DS	AR	α-艾杜糖醛酸酶	4p16.3
	Hurler-Scheie（IHS）				
	或者 Scheie（IS）				
Ⅱ	Hunter	HS+DS	X-LR	艾杜糖醛酸硫酸酯酶	Xq28
Ⅲ A	Sanfilippo A	HS	AR	乙酰肝素 N-硫酸酯酶	17q25.3
Ⅲ B	Sanfilippo B	HS	AR	α-N-乙酰氨基葡糖酶	17q21.2
Ⅲ C	Sanfilippo C	HS	AR	乙酰辅酶 A-α-氨基葡糖乙酰转移酶	8p11.21
Ⅲ D	Sanfilippo D	HS	AR	N-乙酰氨基葡糖-6-硫酸酯酶	12q14.3
Ⅳ A	Morquio A	KS	AR	氨基半乳糖-6-硫酸酯酶	16q24.3
Ⅳ B	Morquio B	KS	AR	β-半乳糖苷酶	3p22.3
Ⅵ	Maroteaux-Lamy	DS	AR	N-乙酰氨基半乳糖-4-硫酸酯酶	5q14.1
Ⅶ	Sly	HS+DS	AR	β-葡萄糖醛酸酶	7q11.21
Ⅸ	Natowicz	透明质酸	AR	透明质酸酶 1	3p21.31

注释：
1. 最初分类时把 Scheie 综合征称为 Ⅴ 型 MPS，酶的缺陷被认定后，被认为是属于 Ⅰ 型 MPS 中最轻的类型，为了避免混淆，Ⅴ 型 MPS 就不再用了
2. 曾发现了一种酶的缺陷，被认为是 Ⅷ 型 MPS，之后很快发现这是一个实验性的错误，于是这个新型的 MPS 分类就被撤回了，为了避免混淆，Ⅷ 型 MPS 也不再用了
缩写：DS，硫酸皮肤素；HS，硫酸乙酰肝素；KS，硫酸角质素；AR，常染色体隐性遗传；X-LR，X 连锁隐性遗传

那些经过漫长诊断历程的病例，最终都被识别出来了，但很可能有些临床进程比较缓和的病例就被漏诊了。值得注意的是，很多患有 MPS 的儿童，在确诊之前会就诊于外科寻求手术治疗。

临床症状。曾报道过几例女性 MPS Ⅱ 型患者，这是极其罕见的，这不仅是因为她们是突变基因的携带状态，还因为她们的 X 染色体出现了重大的基因重排和（或）出现了基因的倾斜性失活。

遗传学基础

MPS Ⅱ 型为 X 连锁隐性遗传，除此之外，其他所有类型的 MPS 均为常染色体隐性遗传（表 12-1）。这组疾病在遗传学方面具有非常广泛的异质性，每种 MPS 均有很多种基因突变类型，一般来讲它们有一种共同的趋势：无义突变和框移突变会导致比较严重的临床表型，而错义突变往往和比较缓和的临床进程有关，但通常来讲想要通过基因型来预测某个个体的临床表型还是非常困难的。所有类型的 MPS，包括 MPS Ⅱ 型，都属于真正的隐性遗传，携带者不会表现出

病理生理学

现在已经知道，在 MPSs 发病的病理生理过程中，虽说黏多糖沉积起了非常重要的作用，但也不是唯一的致病因素。某些临床表现，如肝脾大，就是因未完全降解的 GAGs 在溶酶体内沉积直接导致的，这些 GAGs 分子也在酸性细胞器的外部发生沉积，因此还能激活炎症反应过程，并通过 T_4 受体和补体系统激活非特异性免疫反应，这些反应过程在疾病发生发展中也起了一定的作用，包括神经系统炎症反应、短骨碎裂和大动脉断裂等。未降解的 GAGs 还可以

上调某些具有破坏性的蛋白酶的表达，诱导诸如关节和骨等组织细胞的凋亡。

临床表现

　　MPSs 是一组多系统受累的、具有广泛临床异质性的疾病，不同类型的 MPS 在临床表现方面也有很大的差异。绝大多数患者都因出现的临床症状而对生活质量造成严重的影响，并极大地缩短了预期寿命。同一种类型的 MPS 患者，有的出现非常严重的临床表型，有的表现却缓和得多，二者之间也有一些中间型，这说明本病的患者在临床上的严重程度是一个自轻至重连续的统一体。从临床角度来讲，MPS 患者可以主要分为三种类型：内脏受累型、神经变性型和骨骼系统受累型。以内脏受累为主的 MPS 主要是 Ⅰ、Ⅱ、Ⅵ 和 Ⅶ 型，这类患者的主要临床表现是面容粗陋、内脏肿大（肝脾大）、疝气、关节僵直、上呼吸道梗阻和心脏疾病（图 12-1）。骨发育不良，被称为"多发性成骨障碍"，还会伴有其他的一些骨骼畸形都可以出现（图 12-2）。虽说在生后的第一年体格生长可以是正常的，甚至还可以更快，但对严重的 MPS Ⅰ、MPS Ⅱ 和 MPS Ⅶ 型患儿来讲，儿童时期最终还是会表现出身材矮小，并在这一时期开始出现智力衰退。内脏受累型的 MPS 出现角膜云翳很常见（除

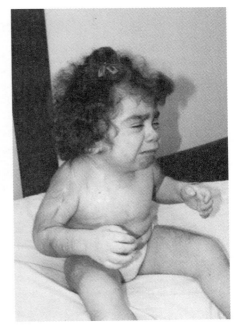

图 12-2　以内脏受累为主要表现的 MPS Ⅰ 型患者，值得注意的是，患者的面容粗陋，肝脾大而导致的腹部膨隆、脐疝，肿胀而僵硬的关节，此外患者还伴有心脏杂音、角膜云翳和身材矮小

了 MPS Ⅱ 型），也可以出现听力丧失（MPS Ⅱ 型最明显）。神经变性型的 MPS 主要为 MPS Ⅲ 型，这类患者的内脏肿大、粗陋面容、关节疾病和骨发育不良相对较轻，临床表现主要是神经系统的退行性变，神经系统症状通常从 3 岁至 5 岁开始出现，其后持续进展。疾病早期主要出现行为障碍和多动的表现（图 12-3）。骨骼系统受累型的患

(a)

(b)

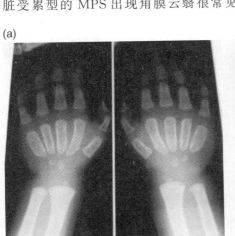
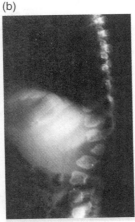

图 12-1　多发性成骨障碍的 X 线表现：MPS Ⅰ 型患者的手（**a**）和脊柱（**b**），可见典型的短且宽的掌骨和椎体形态

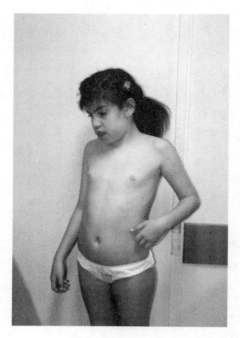

图 12-3　以神经系统退行性变为主要表现的 MPS Ⅲ B 型患者，身体外观变化不明显，而行为障碍、多动和神经功能衰退更为明显

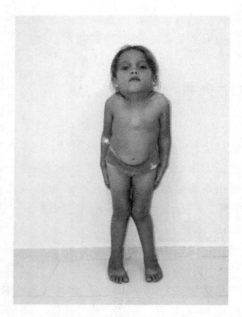

图 12-4　以骨骼系统受累为主的 MPS Ⅳ A 型患者，没有面容粗陋和关节僵硬，骨骼改变以膝外翻、鸡胸和脊柱侧后凸为主要表现

者主要是 MPS Ⅳ型，这类患者的主要表现是骨骼发育不良（与多发性成骨障碍不同），出现膝外翻、鸡胸、脊柱后侧凸和齿突发育不全导致寰枢关节不稳，还伴有其他的骨发育问题。这类患者的精神发育正常而身材矮小非常明显，还伴有角膜混浊和心脏瓣膜疾病。他们没有内脏肿大或粗陋面容，通常出现的是关节松弛而不是关节僵硬（图 12-4）。MPS Ⅸ型不属于上述三类中的任意一类，因为 MPS Ⅸ型的患者主要出现的是关节肿胀和滑膜肿块。

疾病自然史

　　MPSs 是一类进行性疾病，会导致大多数患者的预期寿命缩短，出生时是正常的，罕见的情况下会出现胎儿水肿，特别是 MPS Ⅶ型患者。严重的病例会在 2～4 岁时出现临床症状，大多数的严重型患者在 20 岁左右死亡，通常是死于心肺方面的合并

症。轻型患者常可以存活至成年，但是因本病常常出现骨骼、视力、呼吸和心脏等方面的问题，所以可导致重大的残疾。只有那些临床症状最轻的患者可以有正常的预期寿命，但也会出现一些器官损害的表现。

实验室诊断

　　当怀疑患者为 MPS 时（根据临床症状和家族史），为了进一步对病情做出诊断，应该留取尿液和血液标本，建议根据图 12-5 中所列出的方法对 MPS 的分型做出实验室诊断。对疑似患者首先应该进行尿液中的 GAGs 筛查，因为所有类型的 MPS（除 MPS Ⅸ型以外），患者尿液中的 GAG 排泄量都会出现异常。如果筛查结果是阳性的，还可以对尿液样本中的 GAGs 进行定量分析，并对其中的 GAGs 种类进行定性的评估（一般用电泳法或薄层色谱分析法）。如果筛查结果是阴性的，而临床上又高度怀疑为 MPS，应该仔细分析原因，再次检测，

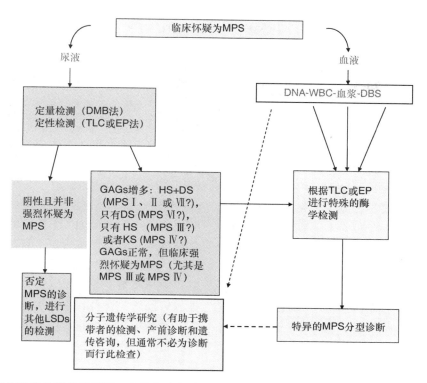

图 12-5　MPS 实验室诊断的流程图（虚线表示未可选的实验诊断方法）。所有的酶都可以通过血液来检测，部分酶在血浆和白细胞中均有，也有的只存在于白细胞中。这个流程图不包括Ⅸ型 MPS 的诊断，因为这种类型的 MPS，在患者尿中没有检测到增加的 GAG

缩写：MPS，黏多糖贮积病；GAGs，氨基葡聚糖；LSDs，溶酶体贮积病；DMB，二甲基亚甲蓝；TLC，薄层色谱法；EP，电泳法；WBC，白细胞；DBS，干燥血滤片

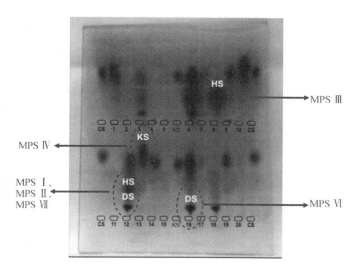

图 12-6（见书后彩图）　在亚甲胺蓝着色的琼脂糖上，电泳分离尿液中的氨基葡聚糖。可以观察到有 4 个不同的病理现象，有助于进一步选择酶学的诊断方法

缩写：DS，硫酸皮肤素；HS，硫酸乙酰肝素；KS，硫酸角质素

特别是对临床怀疑为 MPS Ⅲ 型或 MPS Ⅳ 型的病例（这两种类型偶尔可以表现为尿中 GAGs 的排泄水平正常）。对尿液中的 GAGs 进行定性分析，结合临床表现，可以

为 MPS 的明确诊断提供更有价值的结果：如果患者尿液中排泄的主要是硫酸乙酰肝素，很可能为 MPS Ⅲ 型；若主要排泄的是硫酸皮肤素，最可能的是 MPS Ⅵ 型；若主

要为硫酸角质素，最可能为 MPS Ⅳ型；如果患者尿液中排泄的主要成分是硫酸乙酰肝素和硫酸皮肤素这两种，则最可能是 MPS Ⅰ、MPS Ⅱ或 MPS Ⅶ型。根据这种方式（图 12-6），可以对血液样本进行检测来补充诊断，现在也可以对血液样本进行酶学检测来证实诊断，并据此作出 MPS 的分型。血液样本还可用于遗传缺陷方面的检查，因为现在可以通过酶学检测就能够诊断了，目前已很少再采用遗传学检查了。但若为了识别携带者，进行基因分型是非常重要的，特别是针对 MPS Ⅱ型患者的家族，这是一种 X 连锁遗传的 MPS，明确基因分型对遗传咨询和产前诊断都非常有帮助，当然产前诊断也可以通过酶学检测来进行。基因型对于预测临床表型也有帮助，这点对于年轻的 MPS Ⅰ型患者来讲特别重要，有助于为他们制订治疗决策。尽管在诊断和评估酶替代治疗（ERT）治疗后的即刻反应方面，尿液 GAGs 检测非常有价值（未治疗患者的尿中 GAGs 非常高，而 ERT 治疗以后，尿中 GAGs 的水平会出现急剧的下降），但是在评估长期的治疗效果和（或）病情进展方面，尿液 GAGs 检测的重要性却有限，这是因为它与各项临床参数之间没有太大关系，提示还需要找到新的生物标志物来评估和随访那些治疗或未治疗的患者。

治疗

　　20 世纪 80 年代提出用骨髓移植（BMT）来治疗 MPSs，这是能改变这类疾病自然病史的第一个特效治疗方法。MPS Ⅰ型和 MPS Ⅵ型是从 BMT 或造血干细胞移植（HSCT）（多数情况下是用脐血作为干细胞来源）中获益较大的两种疾病类型。BMT/HSCT 在治疗 MPS Ⅶ型方面的经验有限，也还需要更多的信息来评估 HSCT 在治疗 MPS Ⅱ型方面的作用，这种方法通常情况下不推荐用于 MPS Ⅲ型和 MPS Ⅳ型的治疗，而在 BMT 治疗 MPS Ⅸ型方面还没什么经验可谈。最近的十几年，已可用 ERT 来治疗 MPS Ⅰ型（拉罗尼酶）、MPS Ⅵ型（加硫酶）和 MPS Ⅱ型（艾度硫酸酯酶），临床上用 ERT 来治疗 MPS Ⅳ A 型方面也有了一定进展。通过静脉注射的重组酶不能透过血脑屏障，也就无法用于改善疾病导致的神经系统损害，这促进了鞘内注射用 ERT 的发展，目前临床上正在开发的有用于 MPS Ⅱ型和 MPS Ⅲ A 型的鞘内注射用酶制剂。用于抑制 GAG 合成的药物，如大豆异黄酮、金雀异黄酮等，目前正处于试验阶段。由于在 MPS 的发病过程中，继发性沉积的神经节苷脂也起了一定的促进作用，推测可以用美格鲁特来减少神经节苷脂的合成，目前正在评估它的临床效果。看来基因疗法仍是治疗这类疾病的最终希望，现也即将应用于临床，因为现在已经开始了 MPS Ⅲ A 型和 MPS Ⅲ B 型基因治疗的临床试验。表 12-2 对当前 MPS 特效治疗的现状进行了总结。支持和对症治疗也起着很重要的作用，对上呼吸道梗阻要充分重视并给予合适的治疗，应积极地控制上呼吸道感染，在治疗疝气、腕管综合征、心脏瓣膜病、耳鼻喉科症状、骨科合并症以及缓解颅内压增高等方面常常需要外科的介入。角膜移植术能够恢复患者的视力。对 MPS 患者的综合治疗需要一个专业而又富有经验的多科协作的医疗团队。

治疗指南

　　现有的指南建议：对小于 2 岁的患儿，如果已确诊是Ⅰ型 MPS（Hurler 综合征）的严重型，应该考虑进行 BMT/HSCT，因为在 2 岁之前进行 BMT/HSCT 尚有可能预防出现认知功能的损害。虽然 BMT/HSCT 对Ⅵ型 MPS 也可以起到一些治疗效果，但不推荐 BMT/HSCT 作为Ⅵ型 MPS 的常规治疗，因为这种疗法有比较高的致死率和致残率，而这种类型的 MPS 没有认知方面的

表 12-2 当前黏多糖贮积病的特效治疗发展情况 (2011.10)

MPS 类型	BMT/HSCT	静脉 ERT	鞘内 ERT	其他
Ⅰ	2 岁半之前，病情提示为重型（MPS Ⅰ H）?	获批	临床研发阶段（认知障碍）；有个案报告（脊髓压迫）	基因治疗尚处于临床前的研发阶段
Ⅱ	有个案报告，无结论性依据	获批	临床研发阶段（认知障碍）	金雀异黄酮的底物抑制疗法处于临床试验中；基因治疗尚处于临床前的研发阶段
ⅢA	不常规推荐	—	临床研发阶段（认知障碍）	金雀异黄酮和美格鲁特的底物抑制疗法处于临床试验阶段；抗炎治疗处于临床前的研发阶段；基因治疗处于临床研发阶段
ⅢB	不常规推荐	—	研究中	底物抑制中染料木素和美格鲁特在临床试验中；基因治疗移至临床研发阶段；金雀异黄酮和美格鲁特的底物抑制疗法处于临床试验阶段；基因疗法即将进入临床研究
ⅢC	不常规推荐	—	—	美格鲁特的底物抑制疗法处于临床试验阶段；已提议采用氨基葡萄糖的分子伴侣疗法
ⅢD	不常规推荐	—	—	美格鲁特的底物抑制疗法处于临床试验阶段
ⅣA	不常规推荐	临床研发阶段	—	—
ⅣB	不常规推荐	—	—	—
Ⅵ	不常规推荐	获批	有个案报告（脊髓压迫）	基因治疗在临床前的研发阶段
Ⅶ	有个案报告	已完成临床前试验	—	基因治疗在临床前的研发阶段
Ⅸ	—	—	—	

损害，并且Ⅵ型 MPS 也可以通过 ERT 进行治疗。如果严重的Ⅰ型 MPS 患者不适宜进行 BMT/HSCT 治疗，或者患者为Ⅰ型 MPS 的轻型、Ⅱ型 MPS 或Ⅵ型 MPS，推荐给予静脉注射的 ERT 进行治疗。对非常轻型病例是否进行 ERT 治疗应该进一步讨论，权衡利弊之后再决定。对于已经出现了明显的神经系统受累的严重患者的静脉 ERT 也需要斟酌再三，把风险和获益充分考虑清楚以后再做决定，因为这种治疗方法对于神经系统症状是没有什么作用的。在 BMT/HSCT 之前或之后立即给予 ERT 的序贯疗法似乎可以减少移植相关风险的发生率。虽然目前还没有相关指南，但越来越多的证据表明疾病早期就给予治疗的确能够改善预后。在合适的时机，把 MPS 疾病的筛查纳入到新生儿筛查项目中，目前正在考虑这种方案的可行性。

致谢

作者为 CNPq 研究者奖学金的获得者（项目编号 304618/2009-8），在此作者对 Dr. Carolina Souza 对本文临床部分的审查，以及 Dr. Anthony H. Fensom 对本文的审查和建议表示感谢！

参考文献

1 Beck M. Therapy for lysosomal storage disorders. *IUBMB Life*, 2010; **62**(1): 33–40.

2 Clarke LA. The mucopolysaccharidoses: a success of molecular medicine. *Expert Rev Mol Med* 2008; **18**: 10e1.

3 Giugliani R, Federhen A, Rojas MV, *et al*. Mucopolysaccharidosis I, II, and VI: brief review and guidelines for treatment. *Genet Mol Biol* 2010; **33**(4): 589–604.

4 Giugliani R, Harmatz P, Wraith JE. Management guidelines for mucopolysaccharidosis VI. *Pediatrics* 2007; **120**(2): 405–418.

5 Hendriksz C. Improved diagnostic procedures in attenuated mucopolysaccharidosis. *Br J Hosp Med (Lond)* 2011; **72**(2): 91–95.

6 Martin R, Beck M, Eng C, *et al*. Recognition and diagnosis of mucopolysaccharidosis II (Hunter syndrome). *Pediatrics* 2008; **121**(2): e377–386.

7 Mendelsohn NJ, Harmatz P, Bodamer O, *et al*. Importance of surgical history in diagnosing mucopolysaccharidosis type II (Hunter syndrome): data from the Hunter Outcome Survey. *Genet Med* 2010; **12**(12): 816–822.

8 Muenzer J. The mucopolysaccharidoses: a heterogeneous group of disorders with variable pediatric presentations. *J Pediatr* 2004; **5** (Suppl): S27–34.

9 Muenzer J, Beck M, Eng CM, *et al*. Multidisciplinary management of Hunter syndrome. *Pediatrics* 2009; **124**(6): e1228–1239.

10 Muenzer J, Wraith JE, Clarke LA. Mucopolysaccharidosis I: management and treatment guidelines. *Pediatrics* 2009; **123**(1): 19–29.

11 Ponder KP, Haskins ME. Gene therapy for mucopolysaccharidosis. *Expert Opin Biol Ther* 2011; **7**: 1333–1345.

12 Prasad VK, Kurtzberg J. Transplant outcomes in mucopolysaccharidoses. *Semin Hematol* 2010; **47**(1): 59–69.

13 Pinto LLC, Viera TAV, Giugliani R, Schwartz IVD. Expression of the disease on female carriers of X-linked Lysosomal disorders: a brief review. *Orphanet J Rare Dis* 2010; **5**: 14.

14 de Ru MH, Boelens JJ, Das AM, *et al*. Enzyme replacement therapy and/or hematopoietic stem cell transplantation at diagnosis in patients with mucopolysaccharidosis type I: results of a European consensus procedure. *Orphanet J Rare Dis* 2011; **6**: 55.

15 Tomatsu S, Montaño AM, Oikawa H, *et al*. Mucopolysaccharidosis type IVA (Morquio A disease): clinical review and current treatment. *Curr Pharm Biotechnol* 2011; **12**(6): 931–945.

16 Wegrzyn G, Jakóbkiewicz-Banecka J, Gabig-Cimińska M, *et al*. Genistein: a natural isoflavone with a potential for treatment of genetic diseases. *Biochem Soc Trans* 2010; **38**(2): 695–701.

17 Wraith JE. Enzyme replacement therapy for the management of the mucopolysaccharidoses. *Int J Clin Pharmacol Ther* 2009; **47** (Suppl 1): S63–65.

第十三章

庞贝病

Pompe Disease

Arnold J. J. Reuser 和 Ans T. van der Ploeg　著

任守臣　译　焉传祝　王拥军　审校

庞贝病（糖原贮积病Ⅱ型，酸性麦芽糖酶缺乏，OMIM ♯232300）是一种常染色体隐性遗传病，是因 GAA 基因突变导致酸性 α-葡糖苷酶的活性部分或全部丧失，引起糖原在溶酶体内进行性沉积而引发的疾病。不同个体的临床表现差异很大，严重的在婴儿期就可以出现全身无力、四肢瘫软并伴有明显的心脏肥大，预期寿命不超过1岁，轻型患者可以存活至60～70岁，首发症状是坐位起立困难或爬楼梯费力。有3个短篇的病例报告可以阐明此病多变的临床表现，也说明了对本病做出明确诊断所面临的挑战。

病例报告

病例1

患儿女，足月顺产，孕期无异常。生后第一天患儿呼吸频率异常增快，达100次/分，肝在肋缘下2cm可触及，查体未发现其他异常体征。生后第二天行胸部X线检查发现心脏肥大，超声心动图检查提示为双侧心室非梗阻性心肌病。患儿母亲孕期有糖尿病，起初认为是因为这个原因导致的患儿出现了心肌病，于是为患儿办理了出院。然而，9周以后患儿开始表现出喂养困难，为了进一步评估就

再次为患儿办理了住院，此时发现患儿出现了全身的肌张力减低，自发运动非常少。其他方面与正常婴儿没有区别，未发现异常的征象，未表现出经典的婴儿型庞贝氏病那样的面肌无力和舌体肥厚。进一步检查提示患儿的 AST（182 U/L；正常范围是0～88 U/L）、ALT（97 U/L；正常范围是0～59 U/L）和 CK（456 U/L；正常范围是0～230 U/L），轻度升高，而 LDH（955 U/L；正常范围是0～1099 U/L）正常。尿中葡萄糖四糖（Glc4）含量增高，股四头肌活检高碘酸希夫氏染色（PAS染色）病理检查见到溶酶体内糖原着色的特征性病理改变，溶酶体内酸性磷酸酶活性增高（图13-1）。白细胞内的酸性 α-葡糖苷酶的活性较正常明显下降，培养的成纤维细胞内酸性 α-葡糖苷酶的活性完全缺失。DNA 检查发现患者的 GAA 基因有两个致病性突变：其中一个突变在母亲的 DNA 检查中也被发现，而另一个突变为父源性的 DNA，从而证实了诊断。

病例2

患者为23岁的男性，高加索人，主诉是骑脚踏车和爬楼梯困难。患者在童年时期无异常记载，14岁时出现提重物费力，20岁开始因进行性的肢带肌无力而

不能快速奔跑了，神经系统检查显示为上肢近端和下肢远端的无力［英国医学研究委员会（MRC）分级分别是 4/4 和 3/4 级］，感觉系统检查和腱反射是正常的。患者还有胸部肌肉萎缩、腓肠肌假性肥大、腰椎过度前凸和翼状肩胛（图 13-2）。此外还发现患者走路姿势异常，呈摇摆步态，Trendelenburg 征（译者注：臀中肌、臀小肌和大腿外侧肌无力时出现的一种摇摆步态）和 Gower 征阳性。血液检查提示 CK 升高，为 1304 U/L（正常小于 200 U/L）。肺功能检查结果：FVC 坐位时为 75%，仰卧位时为 65%。在阿卡波糖存在的条件下，用 4-MU-吡喃葡萄糖苷检测白细胞中酸性 α-葡糖苷酶的活性为正常平均值的 4%，用同样的方法检测成纤维细胞中的酸性 α-葡糖苷酶的活性为正常平均值的 13%。肌肉活检 PAS 染色阳性，在 3～12% 的肌纤维中可见到 PAS 染色阳性内含物的存在，而酸性磷酸酶染色呈斑点状的着色。对患者的 DNA 分析发现 GAA 基因有两个杂合性的致病性突变：c.32-13 T＞G 和 c.309 C＞A，分别位于不同的等位基因位点。

病例 3

一个 6 岁的男孩，因肩部肌肉萎缩被转诊到我们的"庞贝病中心"，目的是得到再一次的确诊。转诊来的主要原因是发现该患儿查的血中 CK 值升高至 561 U/L，正常范围为 0～200 U/L，而血白细胞中的酸性 α-葡糖苷酶的活性减低至 0 nmol/(mg·h)［正常参考值 33～160 nmol/(mg·h)］。已经除外了面肩肱型肌营养不良。患儿生后 18 个月会走，2 岁半时发现有双侧肩关节脱位，一直在矫形外科和儿科医生处随诊，但是没有做出明确诊断。6 岁时因双肩下垂而到一位小儿神经科医生处就诊。在我们中心进行的临床检查未发现患儿的下肢、髋关节、椎旁、腹部、

面部和呼吸肌等处的肌肉有无力的表现。我们的结论是该患儿的表现不符合典型庞贝氏病的临床特征。血涂片 PAS 染色未发现有空泡化的淋巴细胞，尿中 Glc4 水平正常，再次进行白细胞酶学分析仍未能确诊，以糖原为底物时活性值为 39 nmole/(mg·h)［正常范围 40～250 nmol/(mg·h)］，以 MU 为底物测的酶活性值为 6.3 nmole/(mg·h)［正常范围 6.7～27 nmol/(mg·h)］，这两次酶活性检查都是有阿卡波糖存在的情况下进行的。对 GAA 基因进行了 DNA 分析，结果提示为杂合子的错义突变，c.1190 C＞T（p.P397L），这是一种新发的突变。采用基因定点诱变和瞬时表达技术对突变进行分析，结果显示为 p.P397L，这种氨基酸的转换导致了酸性 α-葡糖苷酶功能的丧失。没有发现该患者的 GAA 基因存在其他类型的突变。综合所有的结果，庞贝病的诊断被否定了。

易使人混淆的疾病名称

很不幸，能够覆盖庞贝病那些临床表现的疾病名称有好几个，容易使人产生混淆。

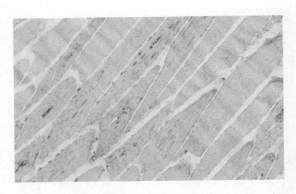

图 13-1（见书后彩图） 庞贝病患者的肌肉活检，进行常规的 HE 染色并不是总能发现病理性的异常结果，但是对溶酶体进行染色观察酸性磷酸酶的活性，就像在这个肌肉活检标本上所看到的，常常能够观察到明显深染的物质（发红的颜色）

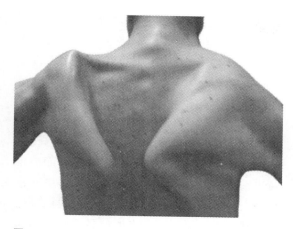

图 13-2　一位成人型庞贝病患者出现了严重的翼状肩胛

最初庞贝病或糖原贮积病Ⅱ型是指那些出生后不久发病，婴儿期出现全身无力、四肢瘫软、心脏肥大并且预期寿命不超过一年等特征的一种疾病。后来又有了"肌肉变异型"，指的是没有心脏受累。1963 年发现酸性 α-葡糖苷酶缺乏才是糖原贮积病Ⅱ型（庞贝病）的发病原因，这也是第一个被发现的溶酶体酶缺陷病。1968 年神经病学专家们又创建了一个酸性麦芽糖酶缺乏的名词，用于描述成人发病的患者，如"晚发变异型的庞贝氏病"，为了把婴儿期发病型和晚发型之间的空白填补上，在儿童期和青少年期发病的患者也广泛地采纳了这一名称。

为了在临床上对酶替代疗法进行研究，对这些名称就开始产生混淆了，那些在 1 岁前发病，出现肥厚型心肌病的患者被称为婴儿期发病的庞贝病，而所有那些发病年龄大于 1 岁的患者就称为晚发型庞贝病。而目前在这一领域的那些老一辈的学者仍坚持历史上的定义：晚发型庞贝病就是指酸性麦芽糖酶缺乏，是典型的成人型。其他人已经采纳了新的定义：晚发型庞贝病是指 1 岁以上发病的患者，然而还有人说晚发型庞贝病甚至也可以在 1 岁前表现出症状来。

重要信息：在出版发行有关晚发型庞贝病的信息时，应该根据特定的出版物所提出的"晚发型"的定义作出解释，而在出版物上所列出的婴儿型庞贝病患者，也可能包括那些不符合经典婴儿型庞贝病临床表现的一些患者。

流行病学

很难获得罕见病的精确发病率。在荷兰，根据 3 个常见基因突变在其出生人口中发生的频率，估计荷兰人的发病率为 1/40 000，细分的话，经典婴儿型的发病率是 1/138 000，而进展相对缓慢的那种类型，其发病率是 1/57 000。在纽约进行的一个更大规模的人口调查研究，基于上面 3 个已知突变类型所估计出的发病率也是相似的。澳大利亚的研究数据是根据确诊人数和登记的病例数进行的真实统计，得出的发病率要低得多（1/146 000）。最近在中国（台湾）和奥地利进行了庞贝病的新生儿筛查，得出其出生人口患病率分别是 1/20 000 和 1/9000。

所有种族中均有庞贝病患者，有些类型的致病性 GAA 序列变异在某些族群中较为流行，而有趣的是，部分基因变异类型体现出了全球范围内人口迁徙的模式。

遗传学基础

酸性 α-葡糖苷酶的基因（GAA 参考序列号 Y00839/M34424）位于 17q25.3，编码的蛋白含有 952 个氨基酸，该蛋白在 7 个不同的位点进行了糖基化修饰。至 2012 年 6 月，庞贝病基因突变在线数据库（www/pompecenter.nl）列出了 310 个致病性的基因序列变异和 93 个非致病性的变异，其中，在高加索人中 c.-32-13 T＞G 是最常见的致病性基因序列变异，在非洲裔的美国人中最常见是一种无义突变 c.2560 C＞T（p. Arg854X），而 c.1935 C＞A（p. Asp645Glu）的变异，无论是在中国还是在其他地区的亚洲人（日本人除外）中，都是最常见的一种基因突变。此外还发现几个突变类型在有些国家要比其他地区有更高的突变发生率。现在去掌握某些种族人口中特定突变的发生率，对于诊断来讲已经失去了它的意义，因为目前进行全基因测序或是选择性筛查某个特定位点的突变，在花费上几乎是没有区别了，而前者的方法要更高效一些。

病理生理学

由基因突变所决定的酸性 α-葡糖苷酶的缺陷，在几乎所有类型的细胞中其病变的严重程度都是相同的，结果就是所有细胞的溶酶体中都表现为糖原的沉积。值得注意的是，病情严重的婴儿，其运动神经元内呈现出大量的糖原沉积，但中枢神经系统方面的症状却不是他的主要临床表现，而骨骼肌病变最先表现出来。已有证据显示，肌无力以及随后出现的肌萎缩是由肌纤维内的溶酶体系统膨胀引起的。膨胀的溶酶体会妨碍线性力量的传导，最终损害到肌纤维内精密的收缩单元。还有更详细的证据显示，遗传因素或非遗传因素都可以影响到疾病的临床进程，即使患者的 GAA 基因发生的是同样一种突变形式，在临床上不同患者的发病年龄、疾病进展速率等也有很大的不同，这说明酸性 α-葡糖苷酶并不是完全丧失了活性。

临床表现

为了临床的需要，最好是根据患者的年龄分别对疾病的临床表现进行叙述。经典婴儿型的庞贝病，在出生后不久就表现出全身无力、四肢瘫软，称之为"趴趴熊宝贝（floppy babies）"。这些孩子几乎全部都会出现心脏肥大和喂养困难，他们的大运动发

育里程，包括坐、站和行走等都不能实现。典型患儿会在 1 岁前死于心肺功能衰竭。那些没有心脏受累的严重型患儿，发病也很早，但存活时间会长一些，这些严重型的患儿常常表现为进行性肌无力和呼吸功能受损，而需呼吸机辅助呼吸，这种表型称为儿童型。也有一些患者，他们在婴儿期出现了运动发育落后，主要是根据这一特点而被诊断出来，但是在临床上他们的病情进展非常缓慢，在没有医疗干预的情况下，他们可以存活到成人。根据历史上的命名法则，如果患者被诊断出来的时间是在成人早期至晚期（自 20 岁一直到 70 岁），属于典型的成人型或晚发型庞贝病，这类患者表现为近端肌无力，受影响最主要的是四肢带肌范围的骨骼肌，出现比较有特征性的摇摆步态和 Gower 征阳性，肺功能也常常会受到影响，特别是在卧位进行测量时更为明显，有些患者会出现气短的症状。四肢远端无力或肌痉挛也可以是这类庞贝病患者的首发症状。这样说起来，庞贝病患者在不同的年龄分类中就有了其特定的临床表现（框 13-1）。

框 13-1　庞贝病患者根据年龄划分出现的典型症状和体征

1 岁以下新生婴儿
- 趴趴熊宝贝（全身无力、四肢瘫软）
- 生长发育停滞
- 胸部 X 线片提示心脏肥大
- 心功能差
- 呼吸功能差
- 部分出现肝大和舌体肥厚（巨舌）
- 所有患者均出现听力损害

自 0 至 16 周岁
- 发育迟缓
- 肌无力
- 呼吸功能不全
- 落后于同龄儿
- 青春期有发生脊柱侧弯的风险

成人
- 大多数有肌无力，部分以呼吸功能不全和疲劳为主诉就诊
- 发病年龄多变，自 20 岁至 70 岁均有

疾病自然史

经典婴儿型的庞贝病患者预期寿命小于1岁，儿童期发病的患者，其预期寿命的变数非常大，如果患者在5～10岁时已经完全不能脱离呼吸机了，或者不能自行移动了，那么随时都会出现致命性肺部感染的风险。年轻的患者如果仅仅有轻度的肺部受累和缓慢进展的肌无力，其预期寿命可以达到成人期之后。大多成人期发病的庞贝病患者病情进展非常缓慢，他们的预期寿命与同年龄的对照组相比来讲还是缩短了，并且他们的生活质量也是下降的，这些成人发病的患者也有不能脱离轮椅或完全依赖呼吸机的风险。

酶学和分子诊断

庞贝病有酸性 α-葡糖苷酶活性缺乏，这在1963年就已经了解了，截至目前，对先证者测定这种酶的活性，仍是诊断这个病的最佳方法（框13-2）。通过皮肤活检取得的成纤维细胞是用于测定酶活性的最佳材料，因为在这种细胞内测得的酶活性，对于今后病情的发展趋势有一定的预测作用。此外，为了以后的随访研究，成纤维细胞还可以长期反复应用。而且，成纤维细胞也最适用于酸性 α-葡糖苷酶生物合成的研究，但在临床实践中，白细胞更容易采集，如果处理恰当，用在诊断方面的准确性上也是相似的（见病例3）。为了抑制糖化酶对检测结果的干扰，在测定白细胞中酸性 α-葡糖苷酶的活性时，必须有阿卡波糖的存在。通过测定白细胞中的酶活性不能区分庞贝病各种各样的临床表型，但如果测定的是成纤维细胞中的酶活性，就可以对临床表型进行预测。干燥血滤片分析可以对疑似庞贝病的患者进行快速的筛查，也可以用于新生儿的初筛，在临床上引起了众多的关注，已成为了一种可选

框 13-2　诊断流程图

初诊患者
病史采集和体格检查
酶学检查（血）ALT、AST、LDH、CK（通常是升高的）
代谢检测（尿）Glc4（经典婴儿型庞贝病患者常是升高的）
酶学检查：酸性 α-葡糖苷酶（白细胞、干燥血滤片、成纤维细胞：缺陷）

确定诊断
白细胞或成纤维细胞中的酸性 α-葡糖苷酶缺陷或者
在两个 GAA 等位基因中均有已证实的致病性突变

随访
为了遗传咨询和对患者家族中存在的携带者进行确认，也为了弄清楚基因型-表型的相关性，进行 DNA 检测还是有必要的

患者家族中的病例
病史采集和体格检查
有显性症状：酶学检查或 GAA 基因测序分析（查找家族中存在的突变）
没有症状：GAA 基因测序分析（查找家族中存在的突变，这样可以弄清楚就诊者究竟是纯合子、复合杂合子、携带者还是正常人）

的检测方法，但是这种方法的检测结果还需要用其他的方法进行验证。若要对庞贝病患者进行确诊或者对家族中有庞贝病患者的携带者状态进行验证，最好的方法就是进行 GAA 基因的测序分析。然而对初诊病例来讲，不建议把基因测序作为诊断的方法，因为致病性的序列变异有可能会被漏掉，并且发现新发的错义突变也很少能达到100％的预测效果。肌肉活检 PAS 染色如果能发现糖原沉积就可以明确诊断了。若酸性磷酸酶染色显示活性增强对诊断有很强的支持意义，淋巴细胞中发现 PAS 染色阳性的空泡也支持诊断。

对有患病风险的胎儿进行孕期的产前诊断可以检测绒毛膜细胞或培养的羊水细胞中的酸性 α-葡糖苷酶活性，也可以进行胎儿的 DNA 分析。无论在什么情况下都强烈建议

先查清楚先证者及胎儿父母的酸性 α-葡糖苷酶活性，并在孕前查清楚先证者和胎儿父母所带有的致病性突变。如果已经知道了家族中所带有的致病性突变，那么进行 DNA 分析就是优先选项。

治疗

2006 年 ERT 治疗庞贝病所用的重组人类酸性 α-葡糖苷酶（阿糖苷酶 α；Myozyme/Lumizyme，Genzyme 公司）就已经被生产并上市了，Myozyme 首先在美国由食品药品监督管理局（FDA）批准上市，用于治疗经典的婴儿型庞贝病，然后又在欧洲由欧洲药品管理局（EMA）批准用于治疗所有类型的庞贝病患者。后来 FDA 又批准了 Lumizyme 的生产、上市，Lumizyme 与 Myozyme 相比只有糖基成分上的轻微差异，被批准用于治疗除了经典婴儿型之外的所有其他临床表型的庞贝病患者。

ERT 用于经典婴儿型庞贝病的治疗效果是无可争议的，通常来讲，ERT 缓解心肌肥厚的效果相当迅速，因此对延长患者预期寿命的作用非常明显。大多经过 ERT 治疗的婴儿达到了关键的发育里程，获得了行走能力。然而，因为出现针对重组蛋白的抗体也使治疗产生了负面的反应，这种现象主要发生于那些酸性 α-葡糖苷酶完全缺乏的患者（交叉反应呈阴性的患者），但这也不是绝对的。目前正在研究一些阻止抗体产生或中和抗体的方法。对婴儿来讲主要的危险是出现呼吸衰竭，一旦他们的病情进展到依赖呼吸机的程度，再让他们脱离呼吸机将是非常困难的，如果处于呼吸机的机械通气辅助呼吸的状态下，他们就不能随意移动了，就会逐渐丧失全部的肌肉力量。截至目前，在所有 ERT 治疗的婴儿中，大约有 50% 的患儿不需要呼吸机支持而独立存活下来，但实际上所有患儿都残留有某些程度的疾病状态。

对临床表现较轻、进展较慢的儿童、青少年和成人型患者，ERT 可以稳定肺功能和改善肌力。只有早期诊断、早期治疗，在不可逆的肌肉萎缩发生之前开始 ERT，才可以获得最好的效果，对所有类型的患者都是如此。

ERT 的推荐剂量是按体重 20 mg/kg，每 2 周给药一次，但也有报道用的是 40 mg/kg，每周一次给药的方案。

物理疗法、肌肉训练和高蛋白饮食似乎对患者也是有利的。肺部感染是最大的危险因素，需要尽量予以预防。对于有呼吸衰竭风险的患者，预防性应用抗生素治疗可能是有所帮助的。

治疗指南

至今尚未出台正式的治疗指南，但是根据病例研究资料，ERT 适用于所有表现出明显肌无力或肺功能障碍的庞贝氏病患者，而关于肺功能障碍的患者，其立位和卧位 FVC 值出现差别对提示用药是很有意义的。就经典婴儿型庞贝病患儿来讲，早期开始的治疗（生后 3 个月）看起来对长期的临床结果有着决定性的作用。

致谢

本文是由 Carin van Gelder，Juna de Vries 和 Stephan Wens 提供的病例资料，Tom de Vries Lentsch 提供的插图文件，作者希望在此表达对他们的感谢！

选择的文献

一般文献

Hirschhorn R, Reuser AJJ. Glycogen Storage Disease Type II: acid alpha-glucosidase (Acid Maltase) deficiency. In: Scriver CR, *et al.* (eds.), *The Metabolic and Molecular Bases of Inherited Disease* (8th edn). New York: McGraw-Hill, 2001; pp. 3389–3420.

Engel AG, *et al.* 2004. Acid maltase deficiency. In: Engel AG, *et al.* (eds.), *Myology* (3rd edn.). McGraw-Hill; pp. 1559–1586.

Van der Ploeg AT, Reuser AJJ. Pompe's disease. *Lancet* 2008; **372**(9646): 1342–1353.

Baethmann M, Straub V, Reuser A (eds.). Pompe disease. *UNI-MED, Bremen* 2008.

有关临床表现方面的文献

Engel AG, *et al.* The spectrum and diagnosis of acid maltase deficiency. *Neurology* 1973; **23**(1): 95–106.

有关酶替代治疗和抗体形成的文献

Kishnani PS, *et al.* Chinese hamster ovary cell-derived recombinant human acid alpha-glucosidase in infantile-onset Pompe disease. *J Pediatr* 2006; **149**(1): 89–97.

Van der Ploeg AT, *et al.* A randomized study of alglucosidase alfa in late-onset Pompe disease. *N Engl J Med* 2010; **362**(15): 1396–1406.

Kishnani PS, *et al.* Cross-reactive immunologic material status affects treatment outcomes in Pompe disease infants. *Mol Genet Metab* 2010; **99**(1): 26–33.

De Vries JM, *et al.* High antibody titer in an adult with Pompe disease affects treatment with alglucosidase alfa. *Mol Genet Metab* 2010; **101**(4): 338–345.

Mendelson NJ, *et al.* Elimination of antibodies to recombinant enzyme in Pompe's disease. *N Engl J Med* 2009; **360**(2): 194–195.

有关病理方面的文献

Hesselink RP, *et al.* Age-related morphological changes in skeletal muscle cells of acid alpha-glucosidase knock-out mice. *Muscle Nerve* 2006; **33**(4): 505–513.

Thurberg B. Insights into the pathophysiology of Pompe disease. *Clin Ther* 2008; **30**(Suppl 1): S3.

Raben N, Plotz PH. A new look at the pathogenesis of Pompe disease. *Clin Ther* 2008; **30** (Suppl C): S86–87.

Schoser BG, *et al.* Adult-onset glycogen storage disease type 2: clinico-pathological phenotype revisited. *Neuropathol Appl Neurobiol* 2007; **33**(5): 544–559.

有关诊断和诊断指南方面的文献

Reuser AJJ, *et al.* Enzymatic and molecular strategies to diagnose Pompe disease. *Expert Opin Med Diagn* 2010; **4**(1): 79–89.

Kroos MA, *et al.* Broad spectrum of Pompe disease in patients with the same c.-32-13 T > G haplotype. *Neurology* 2007; **68**(2): 110–115.

Kishnani PS, *et al.* Pompe disease diagnosis and management guideline. *Genet Med* 2006; **8**(5): 267–288.

Bembi B, *et al.* Management and treatment of glycogenosis type II. *Neurology* 2008; **71**(23 Suppl 2): S12–36.
http://www.pompecenter.nl

第十四章

糖蛋白贮积病

Glycoproteinoses

Dag Malm，Hilde Monica F. Riise Stensland 和 Øivind Nilssen　著

任守臣　译　焉传祝　王拥军　审校

糖蛋白贮积病是一组以糖蛋白的分解代谢障碍为特征的溶酶体疾病，包括α-甘露糖贮积病、β-甘露糖贮积病、天冬氨酰葡糖胺尿症、唾液酸贮积病、α-N-乙酰半乳糖胺酶缺乏（Schindler 病和 Kanzaki 病）和岩藻糖苷贮积病，这几种疾病均在本章进行讨论。除此之外，也属于这一组疾病的还有黏脂贮积病Ⅱ型、Ⅲ型和半乳糖唾液酸贮积病，它们分别是由 N-乙酰葡糖胺-1-磷酸转移酶和组织蛋白酶 A 的缺乏所引起的，这些疾病将在第十五章和第十六章进行详细描述。所有的糖蛋白贮积病都属于遗传性疾病，遵循常染色体隐性遗传模式。

流行病学

这一组疾病均属于罕见病，但在世界范围内均有发病。在捷克共和国，糖蛋白贮积病的总发病率占溶酶体贮积病的 6.4%，出生人口患病率不超过 1/10 万，这与荷兰和澳大利亚报告的数据相似[1]。因为这些疾病的发病率比较低，其中只有很少几个曾进行过准确的发病率方面的统计。α-甘露糖贮积病在荷兰、葡萄牙和澳大利亚的出生人口发病率在 1/100 万，而在捷克共和国的发病率是 1/30 万[1]，在挪威是 1/60 万[2]。β-甘露糖贮积病还没有这种发病率方面的统计，截至目

前也仅报道了不到 20 个病例，这些病例相互之间均无血亲关系[3]。天冬氨酰葡糖胺尿症的发病率在澳大利亚是 1/200 万，在荷兰不到 1/80 万，在葡萄牙是 1/60 万[1]。然而在芬兰，由于一个比较强的建立者效应（译者注：因少数几个个体建立起来的新群体，使得遗传性疾病在这个新的小群体中产生了极端的遗传漂变作用），使得芬兰人口中天冬氨酰葡糖胺尿症的发病率达到了 1/18 000[4]。来自多个地区对唾液酸贮积病患者的研究资料显示这种疾病有很广的地域分布。由意大利报告的唾液酸贮积病Ⅰ型的患者数量最多，而Ⅱ型患者在日本的发病率最高[5]。据估计总的唾液酸贮积病（包括Ⅰ型和Ⅱ型）的出生人口发病率在 1/250 万[3]。在荷兰 α-N-乙酰半乳糖胺酶缺乏的发病率是 1/50 万[6]，并认为其他地区本病的发病率极其罕见，目前也没有来自其他地区人口的准确的发病率统计。在荷兰报告的岩藻糖苷贮积病的发病率是 1/200 万[6]，全球范围内本病大概报告了有 100 例患者[3]，这些患者来自欧洲、南美洲、北美洲、亚洲和非洲。报告的患者中有几例来自意大利、新墨西哥和科罗拉多[7]。

病理生理学

糖蛋白贮积病这组疾病的共同特点是在

众多的溶酶体酶中因某种酶的缺陷，导致糖蛋白中碳水化合物基团的有序水解过程发生了障碍。糖蛋白经蛋白酶降解以后，只留下天冬酰胺（Asn）、丝氨酸（Ser）或苏氨酸与多聚糖相连，随后糖蛋白糖链上的单糖被逐个按顺序降解而移除掉，如图 14-1 上所示与天冬酰胺相连的复合寡糖就是这样一步步被降解的，这个分解代谢途径上的每一步都是由一个特定的糖苷酶所调控的。α-岩藻糖苷酶的作用是剪切掉位于核心和外周的岩藻糖残基，其后是天冬酰胺糖苷酶，负责把天冬酰胺从糖基部分的还原端上剪切掉，随后发生的降解过程依次是在唾液酸酶、β-半乳糖苷酶、N-乙酰-β-己糖胺酶、α-甘露糖苷酶和β-甘露糖苷酶的催化作用下，从剩余多糖的非还原端按顺序把相应的单糖水解下来。因为这个降解途径是高度有序的，如果其中的某一种酶发生了缺陷，将会危及整个过程，导致未降解的寡糖或糖肽在溶酶体内沉积。那些沉积下来并排泄到尿液中的糖复合物的种类就能够反映出这一分解代谢途径中是哪一个环节发生了病变，然而，即使是同一种酶发生了缺陷，不同患者体内沉积的糖复合物种类也不是完全一致的。在岩藻糖苷贮积病、天冬氨酰葡糖胺尿症或 α-N-乙酰半乳糖胺酶缺乏这些疾病的患者体内，分别可以观察到含有天冬氨酸、丝氨酸或苏氨酸的糖肽类复合物的沉积。

这类疾病中有很多会导致外周血细胞或成纤维细胞中出现未降解物质的沉积，在光镜或电子显微镜下可以看到这些物质呈空泡样改变（图 14-2）。这些沉积的物质不仅会损害溶酶体的功能，还可以在细胞功能方面引发多重效应，比如影响囊泡的成熟、突触的释放、细胞的内吞功能、细胞的分泌功能、钙离子的释放和细胞的自噬功能等等，这种现象在其他溶酶体疾病中也可以见到[8]。

遗传学基础

糖蛋白贮积病是因编码糖苷酶的基因发生了突变，从而导致糖蛋白的降解出现了障碍（图 14-1）。不同的疾病由相应的基因突变所致，各自的基因定位、酶学缺陷在表

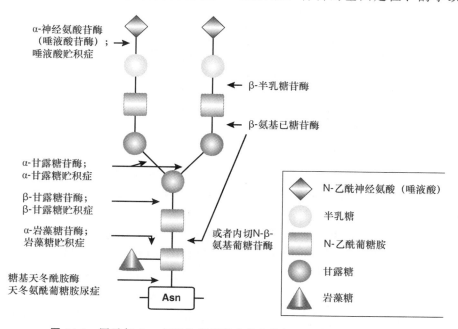

图 14-1 图示与 Asn 相连的寡糖复合物在降解过程中酶的催化步骤

(a)

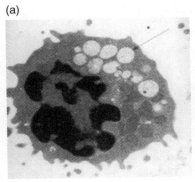

(b)

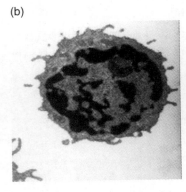

图 14-2 （a）为来自 α-甘露糖贮积病患者的淋巴细胞，可以看到细胞内出现了空泡化的溶酶体，（b）为正常对照的淋巴细胞。（Reproduced from Malm and Nilssen[2] with permission from Biomed Central.）

14-1 中进行了汇总。引起糖蛋白贮积病的基因突变，大部分是来自个案报告或只是在少数几个家族中出现过，但也有例外，如 α-甘露糖贮积病的责任基因 MAN2B1，发生 p. Arg750Trp 的置换突变，至今已经报告了 64 位患者，他们分别来自 20 个国家，占所有已报告无血亲关系患者总数的 27.9%，并且这类患者在欧洲的分布自东向西呈梯度依次下降，这提示他们来自欧洲的东部地区[9]。关于 β-甘露糖贮积病的责任基因 MANBA，至今已发现了 17 种不同的突变类型，分别来自各个不同的种族。在芬兰的天冬氨酰葡糖胺尿症（AGU）的患者中，有 98% 的患者是因 AGA 发生了 p. Cys163Ser（AGUFin）的置换突变，芬兰发生 AGU-Fin 的携带者频率达到了 1/40～1/30[4]。在唾液酸贮积病患者中已报告的 NEU1 突变类型超过了 40 种，他们的病情严重程度不同，其中 p. Gly227Arg 的置换突变应该是发生率最高的了，因为这种突变类型已经从来自不同国家的 4 个家系中有过报道。在 α-N-乙酰半乳糖胺酶缺乏症的患者中，NAGA 基因突变已报告的有 7 种，其中曾在几个家系中发现了 p. Glu325Lys 的置换突变。在岩藻糖苷贮积病的患者中，FUCA1 基因的突变类型已报告的有 29 种，发现其中大多数属于纯合子的突变，这提示岩藻糖苷贮积病中有血亲关系的比率比较高[6]。

基因型-表型相关性

不同的糖蛋白贮积病在临床上表现出的

严重程度有很大的不同，而一般来讲基因型和临床表型之间也没有明显的相关性，这是在深入对比观察了同样突变类型的患者、患病的同胞兄弟姐妹和带有纯合或复合杂合无义突变的患者等等，在临床上所表现出来的种种不同之后才得出的结论。根据细胞和生物化学分析，Bonten 和他的同事们[10] 把唾液酸苷酶的突变分为 3 种类型：①酶活性丧失，范围不局限于溶酶体；②酶活性丧失，局限于溶酶体；③酶活性部分缺陷，局限于溶酶体；病情较轻的 I 型患者至少有 1 个发生的是第 3 类突变形式，相比而言，那些青少年发病的、严重的 II 型患者所发生的突变形式应属于 1 类或 2 类突变[10]。

临床表现

不同的糖蛋白贮积病在临床上表现出的严重程度差异非常大。根据病情严重程度的不同，在临床上又相应地把以下疾病分为了几种临床亚型：α-甘露糖贮积病分为 I，II 和 III 型，唾液酸贮积病分为 I 型和 II 型，α-N-乙酰半乳糖胺酶缺乏症分为 I 型（Schindler）和 II（Kanzaki 病）和 III 型，而岩藻糖苷贮积病又分为 I 型和 II 型。然而，这种亚型分类的方法也有其局限性，因为每种疾病在临床上病情的严重程度从轻到重都是连续的。从发病年龄来讲，可以是从出生就表现出来的先天性疾病，但一般发病年龄是从 3 个月到 20 岁。大多的糖蛋白贮积病呈现

表 14-1 糖蛋白降解障碍性疾病

表型	OMIM#	基因名称	基因代号	染色体定位	突变类型（HGMDp 至 2012 年 6 月 11）	常见突变	基因型-表型相关性
α-甘露糖贮积病	248500	溶酶体 α-甘露糖苷酶	*MAN2B1*	19p13.2	41	p. Arg750Trp	无
α-N-乙酰半乳糖胺酶缺乏	609241（Schindler） 609242（Kanzaki）	n-乙酰-α-D-半乳糖苷酶	*NAGA*	22q13.2	7（仅无义突变）	p. Arg325Lys	无
β-甘露糖贮积病	248510	溶酶体 β-甘露糖苷酶	*MANBA*	4q22-q25	15		无
天冬氨酰葡糖胺尿症（AGU）	208400	天冬氨酰葡糖胺酶	*AGA*	4q34.3	32	p. Cys163Ser（AGU$_{Fin}$）	无
岩藻糖贮积病	230000	α-L-岩藻糖苷酶	*FUCA1*	1p34	29		无
唾液酸贮积病	256550	唾液酸苷酶-1	*NEU1*	6p21.33	43	p. Glu227Arg	可能

为婴儿期发病和逐渐进展的病程。在临床表现方面糖蛋白贮积病与 Hurler 病（黏多糖贮积病 I 型）有些共同点，比如智力受损、语言障碍、体格生长迟缓、运动发育延迟、肌张力减低、多发性骨发育障碍、脊柱侧弯、内脏肿大和面部畸形（包括巨舌）等等，另外反复感染、听力损害和共济失调在大多数的这类疾病中也很常见。其他表现，如 α-N-乙酰半乳糖胺酶缺乏 I 型患者还常可见到肌肉强直痉挛、神经轴索性营养不良和皮质盲等，而其他类型的糖蛋白贮积病成人型的患者中也有报告出现了进行性加重的视敏度下降。

实验室诊断

对所有的糖蛋白贮积病来讲，都可以用薄层分析或 LC-MS/MS（液相色谱串联质谱）的方法，检测尿液中的寡糖和（或）糖肽，对疾病进行初步的生化筛查。检测出的寡糖和（或）糖肽成分可以提示为糖蛋白贮积病，并且对分类诊断也可能有提示意义，但若要确定究竟是哪种类型的糖蛋白贮积病，还是要靠直接检测白细胞或培养的成纤维细胞中特定酶的活性。最终还是要靠检测患者 DNA 中的目标序列，找到有疑问的基因中存在致病性的突变来证实诊断，患者父母作为携带者的状态也应该得到证实。可以在怀孕的第 10～12 周采集绒毛膜样本，检测胎儿细胞中的酶活性或通过对其 DNA 分析查找突变来进行产前诊断，此时如果已经知道了父母的基因型，首选的是突变分析。

治疗

对糖蛋白贮积病来讲，目前还没有特效的治疗方法，治疗的主要目的是缓解症状。关于这类疾病的骨髓移植治疗（BMT），目前只在岩藻糖苷贮积病、唾液酸贮积病和天

冬氨酰葡糖胺尿症方面有过少数几例的病例报告，而这几例报告中的确是有些出现了病情的改善，体现在生化标志物和磁共振显示的白质信号方面的好转，但也有报道说移植后出现了合并症。总体来讲，目前评估 BMT 的治疗的效果还缺乏足够的证据，因为只有非常少的几个病例做过长期的随访研究。关于 BMT 在 α-甘露糖贮积病方面的应用，下面再予讨论。在这类疾病中，大多数已经有了相应的动物模型，而对它们的治疗，现在还处于研究阶段。

糖蛋白贮积病举例：α-甘露糖贮积病

病例分享

女孩生下来就被发现面容粗陋，胸部骨骼畸形，并持续咳嗽（图 14-3）。9 个月龄时，她又出现了脑积水的表现，做了脑室-腹腔分流术，在 3 岁的时候因为腹膜吸收功能下降，不得不又做了脑室-腔静脉分流术。在 1 岁的时候患儿出现了浆液性中耳炎和双侧高音调的听力下降，安装了支架和助听器。3 岁时做过脐疝和腹股沟疝手术，此时患儿的共济失调、肌张力减低和智力损害已经变得很明显了。6 岁时查出患儿白细胞中的酶活性存在缺陷，从而被确诊为 α-甘露糖贮积病。12 岁时患儿因滑膜炎和距骨囊性病变不能再行走了，只能在地板上爬行，后来通过一个三关节融合的矫形手术成功地解决的这个问题，同时还进行了一个膝关节外侧骨骺切除术纠正膝外翻，也有一些效果。生命的前 20 年里，患儿的免疫功能缺陷也很明显，曾患过几次肺炎。从 14 岁开始，患儿每年都会发作几次精神失常的症状，每次发作时的表现也不一样，有时为幻觉妄想，有时是焦虑，有

时又是抑郁，同时患儿也出现了部分性膀胱麻痹，对排便信号不能识别，经常弄得自己污秽不堪。25岁的时候，行走能力变得很差，超过500米就只能靠使用轮椅了。她的吞咽功能也越来越差，后来就只能靠吸管进食某些流质饮食了。这个时候她独自生活在一个公寓里，但是在白天的时候还得依靠外来的帮助生活。她还有轻度的精神发育迟滞，但是可以阅读和写字。这个时候双耳出现了高音调的耳聋。心脏方面的检查发现，心电图和超声心动图都是正常的，只是主动脉瓣有些不规则。

遗传学基础

α-甘露糖贮积病是由 MAN2B1 基因突变所致，该基因编码溶酶体 α-甘露糖苷酶，位于染色体 19p13.2-p13.11，包含 24 个外显子，跨度 21.5kb。MAN2B1 mRNA 有一个长度为 3036 个核苷酸的开放性阅读框架（Genbank NM_000528.2），编码的蛋白含有 1011 个氨基酸。经 Northern blot 分析，MAN2B1 基因在肝、肾、胰腺和外周血白细胞中有最高量的表达，在中枢神经系统内的胼胝体和脊髓部位表达的水平最高，而在脑内的较大结构，比如小脑、大脑皮层、额叶和颞叶，MAN2B1 的表达量就非常少，这种表达量在分布上的差异究竟有何意义（如果有的话）目前还不是很清楚[11]。

病理生理学

正常情况下 α-甘露糖苷酶是溶酶体内糖蛋白降解途径中的一个组成部分，当酶的活性发生缺陷以后，将导致寡糖在所有的组织中发生沉积，这是否会直接对细胞的功能造成损害，目前还不得而知。即使这种酶的功能完全缺失，在儿童早期也不会导致死亡，从组织中仍可以检测出比较低的残余酶活性，出现这种结果很可能是因为来自高尔基体或细胞质中的 α-甘露糖苷酶，二者在酸性 pH 环境下都能显示出一些酶活性来。

临床表现

α-甘露糖贮积病的特征性表现是免疫缺陷、面部和骨骼畸形、听力损害和智力受损。通常情况下，患儿在出生的时候表现是正常的，以后情况逐渐恶化，部分患儿出生的时候有马蹄内翻足或在生后的第一年出现脑积水。主要的表现是免疫缺陷（表现为反

(a)

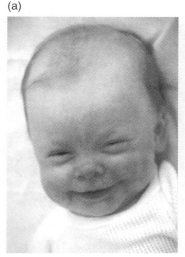

(b)

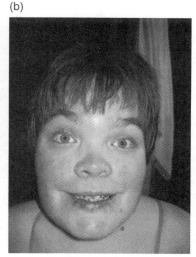

图 14-3（见书后彩图）（a）患儿 1 岁：可以看到头大，前额突出，圆形眉，鞍状鼻和宽嘴巴。（b）患者 28 岁：可以看到头大，前额突出，环形眉、鞍状鼻、下颌前突，宽嘴巴上有愈合不良的小创面，牙齿稀疏。还可以看到头发和眉毛比较完整。平时她还需要佩戴眼镜和助听装置

复的感染，特别是在生后的前 10 年里）、骨骼畸形（轻到中度的多发性骨发育不良、脊柱侧弯和胸骨畸形）、听力损害（中-重度的感音性耳聋），并有进行性加重的智力损害和语言障碍，经常还会出现周期性发作的精神错乱。可以伴有运动功能障碍的一些表现，比如肌无力、关节畸形和共济失调等。面部的特征性表现包括头大畸形、前额突出、环形眉、塌鼻梁、巨大舌、牙齿稀疏和下颌前突（图 14-3 和图 14-4），常可以见到眼睛的轻度斜视。个体间的临床表现也有比较大的变异性，这体现了严重程度方面的连续性[2]。病情是持续进展的。

疾病自然史

α-甘露糖贮积病患者的预期寿命比正常人缩短 20～30 年，但这方面的数据比较少。童年时期最常见的死亡原因是感染性疾病，年长的患儿者中系统性红斑狼疮的发病率会比较高，再者就是出现吸入性肺炎，这也是致死的主要原因。

实验室诊断

通过荧光法检测白细胞或其他有核细胞中的酸性 α-甘露糖苷酶活性，是确诊 α-甘露糖贮积病比较高效而且可靠的诊断方法，这种检测方法需要一个低的 pH 环境（通常 pH 值是 4），底物用的是 4-甲基伞形酮 α-吡喃甘露糖苷。但对于携带者的诊断，通过检测酶活性是不可靠的。查找疾病的致病基因，可以通过对 *MAN2B1* DNA 进行测序，假如在怀孕前已经知道了父母的 *MAN2B1* 突变类型，可以对胎儿进行产前的遗传学诊断。

治疗

初步证据表明骨髓移植（BMT）可以阻止或延缓疾病的进展。BMT 治疗 α-甘露糖贮积病的基本原理是产酶的供体细胞在宿主组织中继续存活下来，把有活性的酶转入到缺乏酶活性的宿主细胞内。但是由于血脑屏障的存在，目前面临的主要问题是在 BMT 治疗之后，是否能够改善中枢神经系统的病理损害。在猫模型进行的试验结果显示，病程早期进行 BMT 阻止了神经系统症状的继续恶化[12]。BMT 可以使神经系统获益，对此的解释可能是供体来源的细胞迁徙至受者的中枢神经系统内。随后就在患者的身上进行了 BMT 的试验性治疗，共有 17 名患者，分别在 2.1～12.6 年之前进行了 BMT，其中 15 名患者的病情获得不同程度

图 14-4（见书后彩图） 患者 28 岁，全貌，（a）正面和（b）侧面观：可以看到身材矮小、头大、颈短、胸部畸形、脐疝手术之后伤口愈合不良、驼背、肌肉萎缩和膝外翻

(a)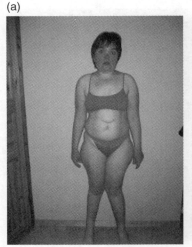

(b)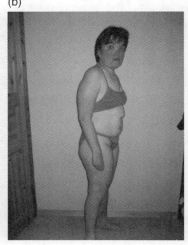

的改善，虽说尚未达到正常的发育状态，特别是听力方面，在正常语言交流的音频范围内，恢复到了正常或接近正常的听力。然而，BMT 也会有一些严重的手术相关的并发症，这一组中就有 2 名患者在手术治疗的 5 个月内死亡了[13]。这就要求进行 BMT 之前必须权衡利弊，对手术相关合并症的发病率和死亡率进行全面的评估，才能从 BMT 治疗中获得最大的利益。越年轻的患者，在疾病的合并症出现之前即给予 BMT 治疗，获益就越大，而年龄越大的患者，移植相关合并症的发生率就越高，也越严重。因此，在出生后的头十年里可以选择 BMT 治疗，达到这一点的关键就是能够早期识别出患者。

预后

疾病的长期预后不佳。在发病后的数十年里，神经肌肉和骨骼方面的病情都在隐匿而缓慢地进展，持续地恶化，最终使得大多数患者要依靠轮椅，没有人能够独立地应对社会生活。很多患者的寿命在 50 岁以上。

有待解决的问题

其他溶酶体贮积病，如戈谢病、法布里病或庞贝病等，均可以选择酶替代治疗（ERT）。目前对 α-甘露糖贮积病的 ERT 治疗已在人工基因敲除的老鼠模型[14]和一个自然发病的豚鼠[15]身上进行过试验，在这两个试验中观察到，经 ERT 治疗后的两种动物，几乎所有组织中的沉积物均出现了明显的下降。在第一个试验中发现 α-甘露糖贮积病模型老鼠的脑组织中含有甘露糖的寡糖类复合物下降的幅度比对照组少了 30%[14]，而对豚鼠的试验没有发现脑组织中出现相似的改善的情况[15]。现在针对人类的 ERT 开发仍是欧洲 ALPHA-MAN 项目中的一个长期目标[16]。

治疗指南

目前还没有出台正式的治疗指南。

参考文献

1 Poupetová H, Ledvinová J, Berná L, et al. The birth prevalence of lysosomal storage disorders in the Czech Republic: comparison with data in different populations. *J Inherit Metab Dis* 2010; 4: 387–396.
2 Malm D, Nilssen Ø. *Orphanet J Rare Dis* 2008; 3: 21. http://www.ojrd.com/content/3/1/21
3 Orphanet Report Series. Rare Disease collection. May 2011, #1. http://www.orpha.net/orphacom/cahiers/docs/GB/Prevalence_of_rare_diseases_by_alphabetical_list.pdf
4 Arvio M, Autio S, Louhiala P. Early clinical symptoms and incidence of aspartylglucosaminuria in Finland. *Acta Paediatr* 1993; 82: 587–589.
5 Lowden JA, O'Brien JS. Sialidosis: a review of human neuraminidase deficiency. *Am J Hum Genet* 1979; 31: 1–18.
6 Poorthuis BJHM, Wevers RA, Kleijer WJ, et al. The frequency of lysosomal storage diseases in The Netherlands. *Hum Genet* 1999; 105: 151–156.
7 Willems PJ, Seo HC, Coucke P, et al. Spectrum of mutations in fucosidosis. *Eur J Hum Genet* 1999; 7: 60–67.
8 Schultz ML, Tecedor L, Chang M, et al. Clarifying lysosomal storage diseases. *Trends Neurosci* 2011; 34: 401–410.
9 Riise Stensland HMF, Klenow, HB, Nguyen LV, et al. Identification of 83 novel alpha-mannosidosis-associated sequence variants: Functional analysis of MAN2B1 missense mutations. *Hum Mutat*, 2012; 33: 511–520.
10 Bonten EJ, Arts WF, Beck M, et al. Novel mutations in lysosomal neuraminidase identify functional domains and determine clinical severity in sialidosis. *Hum Mol Genet* 2000; 18: 2715–2725.
11 Nilssen O, Berg T, Riise HM, et al. alpha-Mannosidosis: functional cloning of the lysosomal alpha-mannosidase cDNA and identification of a mutation in two affected siblings. *Hum Mol Genet* 1997; 6: 717–726.
12 Walkley SU, Thrall MA, Dobrenis K, et al. Bone marrow transplantation corrects the enzyme defect in neurons of the central nervous system in a lysosomal storage disease. *Proc Natl Acad Sci USA* 1994; 12: 2970–2974.
13 Mynarek M, Tolar J, Albert MH, et al. Allogeneic hematopoietic SCT for alpha-mannosidosis: an analysis of 17 patients. *Bone Mar Transpl* 2011 May; doi:10.1038/bmt.2011.99.
14 Roces DP, Lüllmann-Rauch R, Peng J, et al. Efficacy of enzyme replacement therapy in alpha-mannosidosis mice: a preclinical animal study. *Hum Mol Genet* 2004; 13: 1979–1988.
15 Crawley AC, King B, Berg T, et al. Enzyme replacement therapy in alpha-mannosidosis guinea-pigs. *Mol Genet Metab* 2006; 89: 48–57.
16 http://www.alpha-man.eu/index.htm

第十五章

半乳糖唾液酸贮积病：保护蛋白/组织蛋白酶 A 缺乏

Defect in Protective Protein/Cathepsin A：Galactosialidosis

Alessandra d'Azzo 和 Erik J. Bonten　著

王蕾　任守臣　译　焉传祝　审校

半乳糖唾液酸贮积病（OMIM♯256540）是一种罕见的以神经系统变性为主的溶酶体贮积病，是因保护蛋白/组织蛋白酶 A（CTSA）基因突变引起唾液酸苷酶-1（NEU1）和 β-半乳糖苷酶（β-GAL）同时出现缺陷所致。

病例报告

下面这例半乳糖唾液酸贮积病的患儿，是在文献报道中为数不多的婴儿期起病的患儿之一。这是 1 例女孩，父母体健，非近亲结婚，该患儿为这对夫妇的第 3 个孩子。家族史无异常记载，对绒毛膜活检进行的常规染色体核型分析结果正常。其母孕第 6 个月时曾患有一过性的胆汁淤积，超声检查正常，在这之后母亲的腹部增长非常迅速，然而没有进行进一步的检查，患儿出生时为孕第 35 周，出生时发现有羊水过多和胎粪污染，胎盘重达 1320 g，有严重的水肿。患儿出生时有窒息并心动过缓，在清除口腔中分泌物并吸氧之后，很快恢复了正常。生后的 Apgar 评分，在 1、5、10 分钟分别是 6 分、4 分和 10 分。出生时无面部畸形，肝在肋缘下 4cm 可触及，有大量的腹腔积液，并导致患儿出现轻度的呼吸急促、呼吸窘迫和喂养困难，用利尿药治疗后腹腔积液减轻，最低时体重为 2345 g。在临床症状好转以后，患儿仍需要胃管喂养。后来患儿因出现血小板减少症，曾 2 次输注血小板治疗，还有 2 次因脓毒血症而静脉输注抗生素。除外了先天性病毒感染（包括微小病毒 19）、先天性心脏病、骨骼畸形、先天性肾病、动静脉畸形和神经母细胞瘤等所致的羊水过多和腹腔积液。患儿在住院 5 周后出院。但出院 1 以后患儿出现濒危状态而再次入院，死于脓毒症。没有进行尸检。对患儿的 CTSA 基因进行了突变分析，并对培养的成纤维细胞中的组织蛋白酶 A、唾液酸苷酶-1（NEU1）和 β-半乳糖苷酶（β-GAL）的活性进行了生化分析，结果证实患儿为早发婴儿型的半乳糖唾液酸贮积病（患儿为表 15-1 中的第 16 号）。

表 15-1 文献中报告的半乳糖唾液酸贮积病患者

编号/性别	国籍	发病年龄	报告年龄	临床类型	突变 1	蛋白	突变 2	蛋白
1/女	日本	0 月	6 月	EI	1184A>C	Y395C	268~269 TC>CT	S90L
2/男	日本	0 月	13 月	EI	1184A>C	Y395C	?	?
3/女	法国-德国	3 月	18 岁	LI	751T>A	Y249N	?	?
4/女	日本	4 岁	17 岁	J/A	1184A>C	Y395C	IVS7 A>G+3	蛋白缩短
5/男	日本	6 岁	27 岁	J/A	146A>G	Q49R	IVS7 A>G+3	蛋白缩短
6/男	日本	7 岁	15 岁	J/A	1184A>C	Y395C	IVS7 A>G+3	蛋白缩短
7/女	日本	14 岁	20 岁	J/A	193T>C	W65R	IVS7 A>G+3	蛋白缩短
8/男	意大利	0 月	2.5 月+	EI	394G>A	V132M	707 T>C	L236P
9/女	德国	1 月	2 月+	EI	1315G>A	G439S	?	?
10/女	美国	0 月	3.5 岁	LI/EI	1318T>G	F440S	1217 T>C	M406T
11/男	意大利	14 月	22 岁	LI	1318T>G	F440S	1318 G>A	F440S
12/女	加拿大	2 岁	20 岁	LI	1318T>G	F440S	745 T>A	Y249N
13/男	加拿大	1 岁	19 岁	LI	745T>A	Y249N	?	?
14/女	美国	8 岁	24 岁	LI	745T>A	Y249N	112 del. C	蛋白缩短
15/男	日本/荷兰	8 岁	48 岁+	J/A	152C>A	S51Y	IVS7 A>G+3	蛋白缩短
16/女	荷兰	0 月	6 周	EI	253G>A	G85S	889 ins. A	蛋白缩短
17/女	荷兰	0 月	8 月	EI	889ins. C	蛋白缩短	889 ins. C	蛋白缩短
18/女	阿拉伯	?	7 岁	LI	1357A>G	K453E	?	?
19/女	意大利	0 月	52 岁	EI	IVS7A>G+3	蛋白缩短	180 del. G	蛋白缩短
20/女	波兰/意大利/加拿大	7 月	18 岁	LI	517del. TT	蛋白缩短	IVS8 C>G+9	蛋白缩短

EI，早期婴儿型；LI，晚期婴儿型；J/A，青少年/成人型；?，没有报道、未知或未被识别

流行病学和临床表现

本病临床十分罕见，目前尚无人口统计学的广泛调查，也没有关于本病临床分型的相关资料。临床上所有患儿均具有溶酶体病的典型外貌特征，像面容粗陋、樱桃红斑、脊椎骨的改变、骨髓中有泡沫细胞和淋巴细胞空泡等。可以见到 3 个临床亚型：①早发婴儿型出现的是胎儿积水、水肿、腹腔积液、内脏肿大、骨骼发育不良和早亡。②晚发婴儿型，其特征性表现是肝脾大、生长发育迟缓、心脏受累和罕见但很严重的神经系统症状。③青少年型/成人型，这一类的患者占大多数，主要在日本多见，表现为肌阵挛、共济失调、血管胶质瘤、精神发育迟滞和神经功能衰退，没有内脏肿大，这一类患者多数能长期存活。

遗传学基础

编码保护蛋白/组织蛋白酶 A（PPCA）的基因（CTSA）位于 20 号染色体 q13，基因坐标（GRCh37）：20：44 519 590-44 527 458。CTSA 基因在它的 5′和 3′末端分别和另外两个基因相重叠，那两个基因均是由 CTSA 的反义链转录而来的。3′端的基因（PLTP）编码一种磷脂转运蛋白，而 5′端的基因（NEURL2）编码的是 OZZ，这是一种横纹肌特异性的 E3 泛素连接酶。目前对 CTSA 基因已发现的致病性突变有 19 种，其中大多数属于错义突变，引起的是单个氨基酸的置换（表 15-1 和图 15-1），已报道的其他突变形式还包括无义突变、框移突

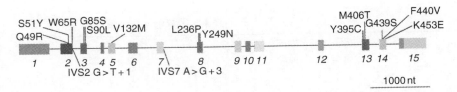

图 15-1 CTSA 基因结构。基因序列包括外显子 1～15，其中包括 UTRs（非翻译区）。两个内含子区剪切位点的突变和 13 个外显子的错义突变引起的氨基酸置换，分别在基因的上下方显示

变或 CTSA mRNA 的缺失，这些基因突变形式将导致蛋白翻译过程的提前终止，出现一种缩短了的蛋白产物，或者导致 PPCA 蛋白的完全缺失。半乳糖唾液酸贮积病患者的 CTSA 基因要么是发生了纯合子突变，要么是复合杂合子的突变（表 15-1），他们的父母均是无症状的杂合子的携带者。总体来讲，CTSA 的突变类型、组织蛋白酶 A 的残余酶活性以及临床表现严重程度三者之间有比较好的相关性。如果突变导致的酶活性仍残留有正常酶活性的 7%，临床上出现的是典型的青少年型或青少年/成人型（表 15-1）。已发现有几种氨基酸发生置换突变之后，仍可以形成 PPCA 前体蛋白基本的三级空间结构，不会影响酶的催化中心，而是破坏了酶的完整性和稳定性。值得注意的是，原本是酶的两个活性位点，在发生突变之后也并没有显示出它丧失了对糖苷酶的保护作用（见下文）。这一发现提示，如果这种性质的基因突变是自然发生的，就不会导致临床上出现半乳糖唾液酸贮积病的相关表现。

生物化学

PPCA 是一种丝氨酸羧肽酶，初合成的时候是一个 54 kDa 的酶原，在溶酶体内经过内切-酶解作用的加工处理以后，从内部切去一条 2 kDa 的多肽，而成为双链状的成熟的酶分子，两条肽链的分子量分别为 32 kDa 和 20 kDa。酶分子的两条肽链的 N 末端各连有一个寡糖分子，这样就可以通过甘露糖-6-磷酸受体途径定向的转运至溶酶体中。PPCA 在合成后不久就可以特异性地与 β-GAL 和 NEU1 相结合。这三种蛋白的结合是在事先合成好的一个独立的分隔区内完成的，从而保证了这两种糖苷酶可以按照既定的途径运输至溶酶体内，也保证了他们在溶酶体内的激活，并且也为形成稳定的多酶复合体打好了结构基础。PPCA 具有类似分子伴侣的功能和蛋白保护作用，除此之外，无论是在酸性的还是在中性的 pH 环境下，它还具有酶的催化活性，在包括 P 物质、垂体后叶素和内皮素-I 等在内的神经肽的生化代谢过程中，起着组织蛋白酶 A、脱氨酶和酯酶的作用。最近的一项研究发现，在 PPCA 和 NEU1 表面有多个结合位点，这些位点在这两种酶的相互作用过程中是非常重要的。在 NEU1 表面的一处 PPCA 结合位点，也可以和其他的 NEU1 分子相结合，尽管这种结合力比较弱，但是在缺乏 PPCA 的情况下，NEU1 就可以自行互相联结，形成链状的、不溶性的聚合物。所以说 PPCA 通过与 NEU1 相结合，促进了 PPCA-NEU1 二聚体复合物的形成，也就阻止了 NEU1 异常的自我联结。对 NEU1 和 PPCA 之间相互作用机制的这种推测，为半乳糖唾液酸贮积病中出现的继发性 NEU1 缺乏作出了合理的解释。经检测，在所有半乳糖唾液酸贮积病患者的淋巴细胞或培养的成纤维细胞中，除了有 NEU1 活性的全部丧失和 β-GAL 及 N-乙酰半乳糖胺-6-硫酸-硫酸酯酶活性的部分缺失之外，还发现有组织蛋白酶 A 活性的全部或部分缺失。

病理生理学

半乳糖唾液酸贮积属于溶酶体贮积病中的糖蛋白贮积病之一（见第十四章），主要累及网状内皮系统。这种疾病的患者会出现继发性的 NEU1 缺乏，NEU1 的作用是选择性地裂解糖蛋白上连在 α2-3- 和 α2-6- 位的唾液酸残基，NEU1 缺乏以后将导致 N-乙酰氨基乳糖类的唾液酸寡聚糖和糖肽类复合物在多种组织和体液中沉积。半乳糖唾液酸贮积患者的尿液中和成纤维细胞内充满了唾液酸化的寡聚糖，这些寡聚糖连接在唾液酸的 N 端，形成了二级和三级的分支结构，而本来连接在唾液酸末端的半乳糖残基完全消失不见了。对患者的肝细胞、肝库普弗细胞、肾小球和肾小管上皮细胞，还有培养的成纤维细胞等进行超微结构检查和组织化学分析，会发现许多充满了沉积物的空泡与细胞膜相连。现在认为，引起半乳糖唾液酸贮积发生这种病理生理改变的主要因素是严重的继发性 NEU1 缺乏，而不是 β-GAL 的部分缺乏。观察另外一种溶酶体贮积病：唾液酸贮积病（OMIM 256550），它是由于 NEU1 基因的结构损伤所致，这种疾病患者出现的主要临床表现和生化特征与半乳糖唾液酸贮积病患者有很多相同之处，这也支持上述理论。相反，GM1 神经节苷脂贮积病和莫奎欧病 B 型（OMIM 230500、230650、230600、53010），是由于 β-GAL 的原发性缺陷所致，两者引起的是鞘糖脂贮积病，它们一个主要影响中枢神经系统，另一个却是全身性疾病，而中枢神经系统不受累。

诊断

若患者出现溶酶体贮积病的临床特征，如像 Hurler 病一样的面部特征和生长迟缓等，而在尿中又出现了唾液酸化的寡聚糖，

外周血淋巴细胞呈现空泡样改变等，这时应怀疑到半乳糖唾液酸贮积病的诊断。生化诊断首先推荐检测淋巴细胞和（或）培养的成纤维细胞中的 β-GAL 和 NEU1，本病的患者会出现这两者的联合缺陷。对 DNA 的外显子和内含子-外显子连接区进行测序和突变分析，如果发现了突变就可以确立诊断。如果在妊娠期间发现胎儿出现非免疫性的积水，或者父母双方均已知为杂合子突变的携带者，应该进行产前诊断，检测组织蛋白酶 A 或神经氨酸苷酶的活性，或者进行 DNA 突变分析，标本可以是绒毛膜的绒毛细胞、羊水细胞或培养的羊膜细胞。

小鼠模型

破坏小鼠的 Ctsa 基因以后，小鼠会出现类似早发婴儿型半乳糖唾液酸贮积病患者那样的全身和神经系统症状。基因完全缺失的小鼠，其生命周期就会更短（7～8 个月），并且在出生后不久就会出现临床症状，表现为进行性加重的弥漫性水肿，伴有共济失调和震颤的动作。因溶酶体内出现的沉积物，使大多数组织中的某些特定的细胞会出现特征性的空泡样改变（图 15-2）。大脑中受累的神经元和神经胶质细胞呈局灶性的分布，而小脑的浦肯野细胞逐渐丢失，数量减少。肾病是早期婴儿型半乳糖唾液酸贮积病患者的主要合并症，也是致死的主要原因之一，此时对患病的小鼠来讲，也是引起它们出现体力衰退的最显著的原因。尿液中排出大量的唾液酸化后的寡糖，其排泄量与所有检测组织中 NEU1 活性降低的程度相一致。

治疗

目前对半乳糖唾液酸贮积病患者，还没有有效的治疗方法。对半乳糖唾液酸贮积病小鼠模型的治疗研究，最初是通过转基因技

野生型 Ctsa基因敲除

脉络丛

肝脏

肾脏

睾丸

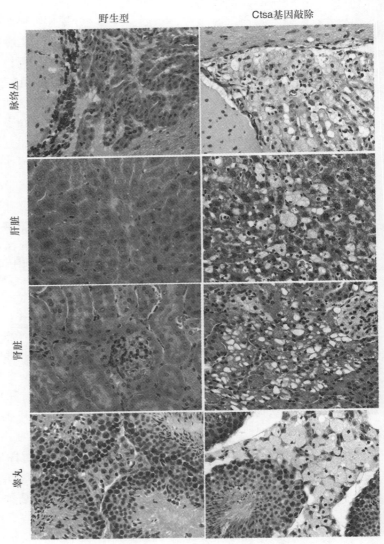

图 15-2（见书后彩图） 半乳糖唾液酸贮积病小鼠（*Ctsa* 敲除），各组织器官病理切片的 HE 染色，显示多种器官中不同类型的细胞出现广泛的空泡样改变，与相应的野生型组织切片对比。放大倍率 40×

术，使小鼠骨髓中的红系和髓系细胞过度表达人类的 PPCA，再把来自这种转基因小鼠的骨髓移植给突变的小鼠，结果显示完全逆转了患病小鼠全身各组织器官内的病理改变。随后的研究是把编码 PPCA 的逆转录病毒载体在体外导入 *Ctsa* 基因完全缺失的骨髓细胞中，再将这种基因修饰的骨髓细胞移植给 *Ctsa* 基因完全缺失的小鼠，结果显示患病小鼠的全身症状得到了纠正，而中枢神经系统症状也在一定程度上有了好转。后来又对 1 月龄的半乳糖唾液酸贮积病小鼠模型进行了研究，这次是把能够表达 PPCA 的重组昆虫细胞注入患病小鼠体内，结果显示，患病小鼠全身各组织器官的病理改变也得到了完全的逆转，PPCA 在肝是由库普弗细胞所摄取的，在其他的组织器官，是由常驻的巨噬细胞摄取的（图 15-3），这样一来就恢复了组织蛋白酶 A 的活性，也就避免了再出现 Neu1 的继发性缺陷。最近，通过静脉注射编码 PPCA 的重组腺相关病毒（AAV）载体，以清除全身各组织器官内的溶酶体沉积物，也取得了成功。

肾　　　　　　　　　　脾

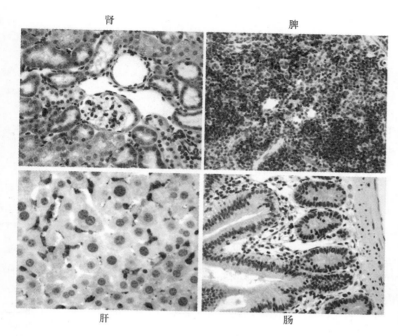

肝　　　　　　　　　　肠

图 15-3（见书后彩图）　半乳糖唾液酸贮积病的小鼠，在注入能够表达重组 PPCA 的昆虫细胞以后，各组织切片用 PPCA 抗体进行免疫组化染色，结果显示肝的库普弗细胞，脾、肾和肠组织的常驻巨噬细胞中有 PPCA 蛋白的表达。放大倍率 40×

参考文献

1 d'Azzo A, Andria G, Strisciuglio P, Galjaard H. Galactosialidosis. In: Scriver C, et al. (eds.), *The Metabolic and Molecular Bases of Inherited Disease* (8th edn.). New York: McGraw-Hill Publishing Co., 2001: pp. 3811–3826.

2 Zhou XY, Morreau H, Rottier R, *et al.* Mouse model for the lysosomal disorder galactosialidosis and correction of the phenotype with overexpressing erythroid precursor cells. *Genes Dev* 1995 Nov 1; **9**(21): 2623–2634.

3 Groener J, Maaswinkel-Mooy P, Smit V, *et al.* New mutations in two Dutch patients with early infantile galactosialidosis. *Mol Genet Metab* 2003 Mar; **78**(3): 222–228.

4 Galjart NJ, Gillemans N, Harris A, *et al.* Expression of cDNA encoding the human "protective protein" associated with lysosomal beta-galactosidase and neuraminidase: homology to yeast proteases. *Cell* 1988 Sep 9; **54**(6): 755–764.

5 Leimig T, Mann L, Martin Mdel P, *et al.* Functional amelioration of murine galactosialidosis by genetically modified bone marrow hematopoietic progenitor cells. *Blood* 2002 May 1; **99**(9): 3169–3178.

6 Bonten EJ, Campos Y, Zaitsev V, *et al.* Heterodimerization of the sialidase NEU1 with the chaperone protective protein/cathepsin A prevents its premature oligomerization. *J Biol Chem* 2009 Oct 9; **284**(41): 28430–28441.

7 Rudenko G, Bonten E, Hol W, d'Azzo A. The atomic model of the human protective protein/cathepsin A suggests a structural basis for galactosialidosis. *Proc Natl Acad Sci USA* 1998; **95**: 621–625.

第十六章

多种酶缺陷病

Multiple Enzyme Deficiencies

第一节 转运障碍：黏脂贮积病Ⅱ型 α/β、黏脂贮积病Ⅲ型 α/β 和黏脂贮积病Ⅲ型 γ

Annick Raas-Rothschild，Sandra Pohl 和 Thomas Braulke 著

冯卫星 任守臣 译 焉传祝 审校

黏脂贮积病（mucolipidosis，ML）Ⅱ型和黏脂贮积病Ⅲ型是由于 N-乙酰葡糖胺-1-磷酸转移酶（GlcNAc-1-PT）复合体的活性缺陷而引起的一种常染色体隐性遗传病。GlcNAc-1-PT 蛋白包含有 α、β 和 γ 三个亚基。编码 α/β 亚基的基因（GNPT-AB）发生突变，将导致黏脂贮积病-Ⅱ型 α/β，该病也曾称为细胞内含物病（I-细胞病，OMIM ＃252500），临床表现较轻。黏脂贮积病-Ⅲ型 α/β（OMIM ＃252600），曾称为假性 Hurler 多发性营养不良（ML ⅢA 型，表 16-1）。ML Ⅲ γ（OMIM ＃252605），既往曾称为变异型 ML ⅢC，该病是由于编码 N-乙酰葡糖胺-1-磷酸转移酶（GNPTG）的 γ 亚基的基因突变所致[1]。甘露糖-6-磷酸（Man6P）生物合成过程中的第一步是在 GlcNAc-1-PT 复合体的催化下完成的，当一些可溶性蛋白（如酸性水解酶和一些激活蛋白）高效地靶向转运至溶酶体时，必须有 Man6p 作为识别标志物[2]。

病例分享

黏脂贮积病Ⅱ型 α/β 病例报告

在孕期的第 24 周，超声检查提示胎儿的股骨短小、回声增强并伴有羊水增多。患儿在怀孕的第 37 周出生，生后不久就出现弓形腿、齿龈肥厚、面容丑陋和呼吸困难。骨骼 X 线检查发现有骨质疏松、肋骨增宽以及其他一些异常表现，这些表现与多发性骨发育不良的表现相一致。5 个月时患儿出现生长发育迟缓的表现：身材矮小 [55 cm (-3SD)]，体重不增 [4.5 kg (-3SD)]（图 16-1）。超声心动图可见二尖瓣和主动脉瓣膜增厚，没有发现肝脾大。血清溶酶体酶（芳基硫酸酯酶 A、β-半乳糖苷酶和 β-葡萄糖醛酸酶）的活性升高了 10 倍，GNPTAB 基因突变分析显示为 c.3503_4delTC 的纯合性缺失，引起了移码突变和所编码蛋白的提前终止（p.L1168Q fs X5）。综合临床、生化分析和分子检测的结果，确诊为 ML Ⅱ型。

黏脂贮积病Ⅲ型 α/β 病例报告

一个 3 岁的女孩，主因严重的爪形手、膝外翻、重度驼背、髋膝关节牵缩而就诊，但没有面部的畸形。在就诊时，父母陈述其手指和大关节的牵缩是最早发现的体征，患儿的精神运动发育正常。

就诊时身高 80 cm（-3SD），没有发现肝脾大和齿龈肥厚。超声心动图检查发现有二尖瓣瓣膜增厚，脊柱 X 线检查发现有驼背和椎体扁平，L2 椎体的前下缘呈鸟喙状改变，髂翼变小，患儿还有轻度的髋外翻。血清中溶酶体酶（芳基硫酯酶 A、β-半乳糖苷酶和 β-葡萄糖醛酸酶）的活性升高了 20 倍。根据患儿出现的临床表现和升高的血清溶酶体酶活性，结合她出现的症状较 ML Ⅱ 型为轻，怀疑该患儿为 ML Ⅲ 型。突变分析显示，该患儿的 *GNPTAB* 基因为复合杂合突变：c.1120T＞C（p.F374L）和 c.6565 C＞T（p.R1189X），这个结果证实了 ML Ⅲ 型 α/β 的诊断。

黏脂贮积病 Ⅲ 型 γ 病例报告

一个 12 岁的男孩，主因爪形手、膝外翻、进行性手指僵硬和膝、髋、肩关节的活动受限而就诊。患儿在 6 岁时，首先被发现的症状是爪形手，他的精神运动发育正常，上普通学校，没有面部的畸形，患儿有轻度的驼背和膝关节外翻（图 16-2），身高 130 cm（-2SD），没有肝脾大和牙龈肥厚。10 岁时因怀疑患有类风湿性关节炎，在风湿科门诊随诊。超声心动图检查提示有二尖瓣的增厚，脊柱 X 线检查见有轻度的驼背和轻度的椎体扁平，他还有轻度的髋关节外翻和股骨头发育不良。查血清溶酶体酶（芳基硫酯酶 A、β-半乳糖苷酶和 β-葡萄糖醛酸酶）的活性，升高了 15 倍。根据患儿出现的临床症状，与 ML Ⅲ 型 α/β 相比较轻，结合血清中升高的溶酶体酶活性，怀疑他患有 ML Ⅲ 型 γ，基因突变分析显示该患儿的 GNPTG 基因为纯合子的突变：c.196 C＞T，结果导致其编码的蛋白提前终止（p.Arg66X），结果证实了 ML Ⅲ 型 γ 的诊断。

流行病学

ML Ⅱ型和 ML Ⅲ型均属于罕见的溶酶体贮积病，各地区的患病率不尽相同，每 10 万活产婴儿中，ML Ⅱ型的患病率在荷兰为 0.16，捷克共和国 0.22，澳大利亚 0.31，日本 0.4，葡萄牙北部地区为 0.8，而该病在加拿大魁北克市的 Sanguenay-Lac-Saint-Jean 地区患病率最高，估计可达到约 16.2/10 万活产婴儿。据报告，每 10 万的活产婴儿中 ML Ⅲ型的患病率，在荷兰和葡萄牙北部地区分别为 0.08 和 1.89。

遗传学基础

GlcNAc-1-PT 是由 2 个基因所编码的 3 个不同的亚基：α、β 和 γ，按 2:2:2 的摩尔浓度比构成的复合体。*GNPTAB* 基因位于染色体 12q23.3，编码一个 145 kDa 的 α/β 亚基前体蛋白[3]，在位点 1（图 16-3[5]），由一种与胆固醇内稳态有关的蛋白酶的催化作用下，该前体蛋白被水解而激活[4]。*GNPTG* 基因位于染色体 16p13.3，编码一种 36 kDa 的可溶性 γ 亚基，目前还不清楚它的具体功能。ML Ⅱ型 α/β 和 ML Ⅲ型 α/β 患者带有突变的 *GNPTAB* 基因，而 ML Ⅲ型 γ 患者为 *GNPTG* 基因突变所致。

病理生理学

GlcNAc-1-PT 缺乏会引起间充质细胞，尤其是成纤维细胞中的多种溶酶体水解酶在

表 16-1　黏脂质贮积症 Ⅱ 型和 Ⅲ 型分类

	曾用名	新命名
细胞内含物病	ML Ⅱ型	ML Ⅱ型 α/β
假 Hurler 多发性营养不良	ML Ⅲ型 A	ML Ⅲ型 α/β
ML Ⅲ变异型	ML Ⅲ型 C	ML Ⅲ型 γ

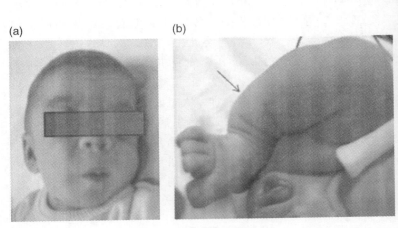
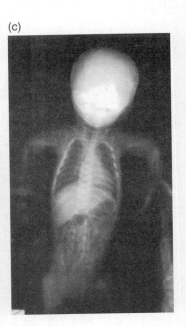

图 16-1 　ML Ⅱ 型 α/β 患者。（**a**）粗陋的面部特征：长的人中、鼻孔外翻。（**b**）弓形腿。（**c**）脊柱 X 线显示重度髋关节发育不良和下肢的多发性骨发育不良

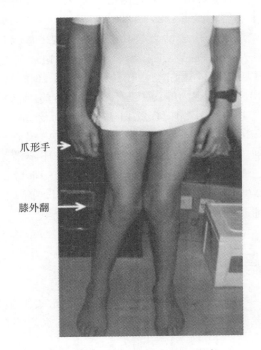

爪形手

膝外翻

图 16-2 　12 岁的 ML Ⅲ 型 γ 患者

养的许多其他来源的细胞，诸如肝细胞、库普弗细胞和白细胞中的溶酶体酶活性显示是正常的，因此，外周血中的白细胞不适于用来诊断 ML Ⅱ 型和 ML Ⅲ 型。此外，检测 ML Ⅱ 型患者肝、肾、脾及脑组织中的溶酶体酶活性，也基本接近正常的水平。目前对于细胞内沉积物所造成的后续影响尚不是很清楚，但很明显，其后果与沉积物的成分、沉积的量和发生沉积的细胞类型有关。

临床表现

患有 ML Ⅱ 型 α/β 的新生儿会出现颅面部畸形伴有明显的牙龈增厚。需要注意，已有报道显示有的患者临床表现介于 ML Ⅱ 型 α/β 和 ML Ⅲ 型 α/β 之间，这类患者的病情进展较 ML Ⅱ 型 α/β 缓慢，但较 ML Ⅲ 型 α/β 的病情进展要快（图 16-2）。ML Ⅲ 型 α/β 和 ML Ⅲ 型 γ 在临床上病情进展缓慢，主要影响骨骼、关节和结缔组织，在儿童早期发病，出现关节活动受限和骨骼的病变，主要影响到骨盆和脊柱。与 ML Ⅲ 型 α/β 相

细胞内的定位发生改变，从而引起各种未降解的大分子物质、脂类、氨基酸或糖类（例如：黏多糖、GM2 神经节苷脂、胆固醇、胱氨酸和唾液酸等）在溶酶体内沉积，而培

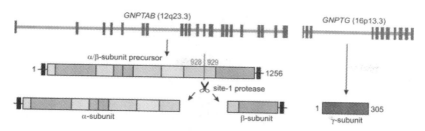

图 16-3 *GNPTAB* 和 *GNPTG* 基因架构及其编码的 α/β 亚基前体蛋白（1256 个氨基酸）和可溶性 γ 亚基（305 个氨基酸）。α/β 亚基前体被位于高尔基体位点 1 处的蛋白酶水解，生成具有酶活性的成熟的 α 和 β 亚基（modified from Kollmann et al. 2010[5]）

表 16-2　黏脂贮积病Ⅱ型和Ⅲ型的临床表现及体征

典型的发病时间	疾病类型	症状和体征
产前	ML Ⅱ型 α/β	下肢短而弯曲；髋关节和膝关节挛缩；骨折；短时间的上颌牙槽突缺陷（TAD）；骨质疏松；骨膜新骨形成（"外套征"）
产后	ML Ⅱ型 α/β	先天性畸形：面容丑陋；牙龈增生；短颈 神经：发育迟缓；智力障碍；肌张力减低 眼睛：角膜浑浊 骨骼：四肢短小而弯曲；关节挛缩；鸡胸，胸廓不对称；先天性髋关节脱位；骨质疏松； 腹部：肝脾大；脐疝；腹股沟疝 心脏：二尖瓣瓣膜肥厚；扩张型心肌病，新生儿暂时性甲状旁腺功能亢进
婴儿早期和成人期	ML Ⅲ型 α/β 和 ML Ⅲ型 γ	骨骼：渐进性关节僵硬；小关节僵硬；爪形手；腕管综合征、跗管综合征；脊柱侧弯、驼背、脊柱前凸畸形；膝外翻；肩、膝、髋关节活动受限或挛缩；上肢感觉异常；进行性生长发育迟缓；C1/C2 关节不稳定；进行性骨营养不良 X 线：进行性加重的"J"形蝶鞍；桨形肋骨；下段胸椎至上段腰椎椎体前下部呈鸟嘴样突出；喇叭形髂骨翼；进行性股骨头和股骨颈发育不良；髋外翻；指骨近端和掌骨近端中心处呈子弹形； 眼睛：远视散光和角膜浑浊；视网膜和视神经异常 心脏：主动脉瓣和/或二尖瓣瓣膜肥厚；扩张型心肌病 腹部：脐疝，腹股沟疝

比较而言，ML Ⅲ型 γ 的临床症状要更加轻微。

自然病史

　　ML Ⅱ型 α/β 在新生儿时期发病，出现严重的临床症状和体征，预后常常是致命的，在儿童早期即可导致死亡。ML Ⅲ型 α/β 患者大约在 3 岁左右开始出现临床症状，然而目前有关这类患者的预期寿命还没有具体的数据。ML Ⅲ型 γ 也是在婴儿时期开始出现首发症状，已知这类患者的预期寿命在 40～50 岁，有报道的寿命最长者达到 86 岁[7]，ML Ⅲ型可能会被误诊为类风湿性关节炎。

实验室诊断

　　典型 ML 患者的血清或干燥血滤片中溶

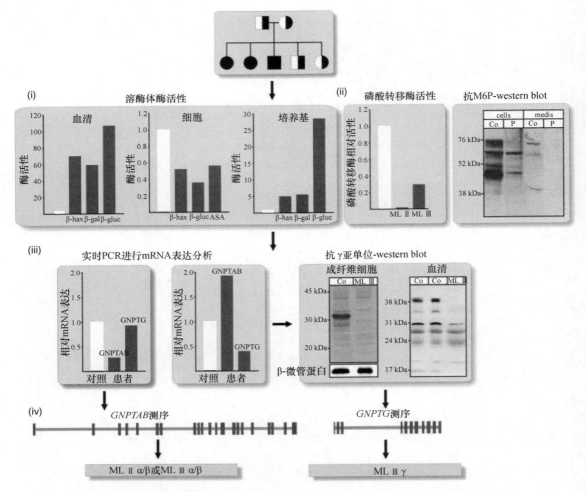

图 16-4　黏脂贮积病 Ⅱ 和 Ⅲ 型的诊断路径。应该检测血浆，培养的成纤维细胞和培养基提取物中的 β-氨基己糖苷酶（β-hex）、β-葡萄糖醛酸酶（β-gluc）、β-半乳糖苷酶（β-gal）和芳香硫酯酶 A（ASA）等一系列溶酶体酶的活性。与正常对照（白色条柱）相比，患者细胞内的溶酶体酶活性是降低的，但血浆和细胞培养基提取物中的酶活性是升高的，这提示溶酶体酶的定位出现了错误。（ii）用放射测定法分析培养细胞提取物中的 GlcNAc-1-磷酸转移酶的活性，或用免疫印迹法检测细胞提取物和培养基中的甘露糖-6-磷酸含量，可以发现存在甘露糖-6-磷酸识别受体生成障碍。这两种试验方法可以为 ML Ⅱ 型或 ML Ⅲ 型的诊断提供支持证据。（iii）在 GNPTAB 或 GNPTG 基因发生的已知突变类型中，有很多为移码突变，又因为"无义介导的 mRNA 降解"使得转录产物变得不稳定，这样就可以通过检测成纤维细胞中 GNPTAB/GNPTG 基因表达的 mRNA 产物来佐证诊断。有报告说当出现 GNPTG 表达的 mRNA 水平下降的时候，会伴有 GNPT-AB 表达的 mRNA 产物代偿性升高的现象。可以通过免疫印迹法来证实人类 GNPTG mRNA 表达的 γ 亚单位减少了。（iv）通过直接对 GNPTAB 或 GNPTG 基因测序和 DNA 分析，也可以进行 ML Ⅱ 型 α/β 或 ML Ⅲ 型 α/β 或 γ 的诊断。

酶体酶的活性较正常对照升高 5～25 倍，这反映出在生化水平上存在酶定位的错误，也提示存在继发性的溶酶体酶分泌过多（如 β-己糖胺酶，β-半乳糖苷酶，a-L-岩藻糖苷酶和葡萄糖醛酸酶）。进行成纤维细胞培养时，培养基中的溶酶体酶活性可以升高 5～20 倍，但在细胞内，酶的活性是降低的。区分 ML Ⅱ 型和 ML Ⅲ 型要根据患者临床症状的严重程度和发病年龄，而不是根据测定的水解酶的活性。

可以通过代谢标志物 $[^{32}P]$ UDP-Gl-cNAc 来直接检测白细胞和成纤维细胞中 GlcNAc-1-PT 复合体的活性。最近在实验室诊断 ML Ⅱ型和 ML Ⅲ型方面引入了一种高特异性又没有辐射的检测方法，此方法是采用一种单链的抗体片段来识别甘露糖-6-磷酸残基，这样就可以用免疫学的方法快速而又敏感的检测出含有甘露糖-6-磷酸的蛋白分子。然而，无论是有辐射的 GlcNAc-1-PT 测定法还是甘露糖-6-磷酸检测的免疫印迹法，也都是仅仅在少数的几个实验室可以做。此外，*GNPTAB* 或 *GNPTG* mRNA 的水平下降，也可能提示的是由于突变而导致的 mRNA 不稳定，这需要对其相应的基因进行测序。通过对整个基因组或从 cDNA 水平对 *GNPTAB* 和 *GNPTG* 基因进行检测也是非常有必要的，这样才可以识别出内含子区的剪切或缺失突变。临床表现比较严重的患者，应该直接检测 *GNPTAB* 基因（图 16-4）。对于有患病风险的家族，可以在妊娠的第 11 周左右抽取胎儿的绒毛样本（CVS），提取并分析胎儿细胞中的 DNA 来进行产前诊断，如果是通过羊膜腔穿刺术抽取样本的话，大约需要在妊娠的第 17 周左右。进行产前诊断之前，必须已经知道了这个家族中所存在的致病性基因突变。如果对家族中所存在的致病性基因突变已经掌握了，还可以进行胚胎植入前的基因诊断（preimplantation genetic diagnosis，PGD）。

治疗

1. 要根据患者病情的严重程度选择治疗方法，主要是对症治疗，对于病情较轻的患者，物理疗法可能会有所帮助，特别是水疗。

2. 下述情况可能提示需要进行手术治疗：
   A. 腹股沟疝或脐疝
   B. 腕管和跗管综合征
   C. 复发性中耳炎鼓膜切开术
   D. 必要时行关节置换术

3. 黏脂贮积病 Ⅱ/Ⅲ 型患者需要麻醉的情况下，要给予特殊的关注。

4. 对 ML Ⅲ 型 α/β 型患者定期给予静脉注射帕米磷酸二钠进行对症治疗，用于预防或治疗骨量减少或骨质疏松，这种辅助治疗方法已经通过应用于少量患者而进行了评估[8]。

5. 建议有生育计划的家庭去遗传学门诊进行遗传咨询。

参考文献

1 Cathey SS, Kudo M, Tiede S, *et al*. Molecular order in mucolipidosis II and III nomenclature. *Am J Med Genet A* 2008; **146A**: 512–513.

2 Kornfeld S, Sly WS. I-cell disease and pseudo-Hurler polydystrophy: disorder of lysosomal enzyme phosphorylation and localization. In: Scriver CR, *et al*. (eds.), *The Metabolic and Molecular Bases of Inherited Disease*. New York: McGraw-Hill Inc., USA; pp. 3421–3452.

3 Tiede S, Storch S, Lübke T, *et al*. Mucolipidosis II is caused by mutations in GNPTA encoding the α/β GlcNAc-1-phosphotransferase. *Nat Med* 2005; **11**: 1109–1112.

4 Marschner K, Kollmann K, Schweizer M, *et al*. A key enzyme in the biogenesis of lysosomes is a protease that regulates cholesterol metabolism. *Science* 2011; **333**: 87–90.

5 Kollmann K, Pohl S, Marschner K, *et al*. Mannose phosphorylation in health and disease. *Eur J Cell Biol* 2010; **89**: 117–123.

6 Raas-Rothschild A, Cormier-Daire V, Bao M, *et al*. Molecular basis of variant pseudo-Hurler polydystrophy (mucolipidosis IIIC). *J Clin Invest* 2000; **105**: 673–681.

7 Leroy JG. Oligosaccharidoses, disorders allied to the oligosaccharides. In: Rimoin DL (eds.), *Emery and Rimoin's Principles and Practice of Medical Genetics* (5th edn.). Philadelphia, PA: Churchill Livingstone, 2007: pp. 2413–2448.

8 Robinson C, Baker N, Noble J, *et al*. The osteodystrophy of mucolipidosis type III and the effects of intravenous pamidronate treatment. *J Inherit Metab Dis* 2002; **25**: 681–693.

第二节　多种硫酯酶缺乏

Graciana Diez-Roux 和 Andrea Ballabio　著
冯卫星　任守臣　译　焦传祝　审校

多种硫酸酯酶缺陷病（multiple sulfatase deficiency，MSD；OMIM ＃272200）是一种罕见的常染色体隐性遗传病（出生人口发病率为 1/140 万），患者由于各种硫酸酯酶活性缺乏而引起复杂多样的临床表现。硫酸酯酶活性缺乏会引起硫酸酯和黏多糖的沉积，而因为每种硫酸酯酶缺乏将会出现相应的底物沉积，在临床上 MSD 患者会出现至少 6 种以上疾病的综合特征：异染性脑白质营养不良（MLD）、X 连锁鱼鳞病和 Ⅱ、ⅢA、ⅢD、ⅣA 及 Ⅵ型黏多糖贮积病[1]。

临床表现

1963 年奥斯汀报道了首例 MSD 患者。MSD 患者的临床表现非常复杂，会有每一种硫酸脂酶缺乏时所出现的各种临床特征，诸如多系统损害的表现、神经系统症状的快速恶化和发育迟缓等等[1]。多种组织中黏多糖的含量增高，尿中黏多糖和硫苷脂的排泄量增多，脑脊液蛋白含量增高，外周神经活检可见髓鞘出现异染性改变。

遗传学基础

MSD 是由硫酸酯酶修饰因子基因（SUMFl，3p26.1）的突变所致，发现该基因的方法有两种，一种是生物化学的方法，另一种是遗传学的方法，这两种方法即完全独立，又相互补充[2-3]。对来自不同种族的 20 例 MSD 患者进行 SUMF1 基因的突变分析，共发现了 22 种 SUMF1 基因的突变类型，包括错义突变、无义突变、微缺失和剪

切位点的突变[4]，结果表明，遗传分子缺陷的类型和疾病临床表现的严重程度之间没有直接的相关性[5]，然而，另外也有研究表明，临床上 MSD 的预后与残余的 SUMF1 蛋白活性和稳定性有关[5]。对不同的 MSD 个体，如果还能够检测到他们体内残余的硫酸酯酶活性，其水平也是不同的。为了搞清楚 MSD 患者的残余硫酸酯酶活性和残余 SUMF1 基因之间的相关性，对已发现的 4 例纯合突变（如 p. S155P、p. 224W、p. R345C 和 p. R349W）MSD 患者的 SUMF1 基因进行了研究，用全部硫酸酯酶活性均完全缺乏的 Sumf1 KO 系小鼠为研究对象，利用病毒介导，把突变基因导入小鼠胚胎的成纤维细胞内，这些突变基因会出现过度的表达[6]。研究结果表明，突变的 SUMF1 cDNAs 编码了稳定的 SUMF1 蛋白，这种蛋白质可以有正常大小的分子量，也能被正确地定位在内质网中，这些 cDNAs 在 Sumf1 -/- MEFs 中的表达，可以使一部分硫酸酯酶的活性得以保留。这些研究资料提示，MSD 的发病是由于 SUMF1 基因发生了亚效的突变（译者注：亚效的突变是指表型效应在程度上次于野生型的突变）[7]，结果还提示，如果 SUMF1 功能完全缺失以后，对人类来讲将是致死性的。

生化过程

让我们感兴趣的是，对 MSD 的研究发现了一种全新的生物学机制：患这种疾病的时候，所有已知的硫酸酯酶活性均有缺陷，其意义在于，这提示这些硫酸酯酶不但具有共同的生化作用，而且它们的活性也受到共同的调节。初步试验结果表明，引起 MSD 的根本原因不是硫酸酯酶的基因受到了直接影响，这个结果来自一系列的互补试验：在试验中把每一种硫酸酯酶缺陷患者的细胞与 MSD 患者的细胞相互融合，可以使每一种硫酸酯酶的功能缺陷都得以恢复，这说明 MSD 患者的

硫酸酯酶基因并没有受到影响[8-10]。

进一步的试验结果表明，MSD患者成纤维细胞中的cDNAs表达后生成的多种硫酸酯酶活性均有明显的降低。这些结果均强烈提示MSD所具有的缺陷并没有影响到硫酸酯酶基因的转录和翻译过程，并支持以下假说："MSD所具有的分子缺陷是在翻译后出现的一种协同机制障碍，这种机制障碍对所有的硫酸酯酶都产生了作用，影响了它们的催化活性[11]"。"有活性的硫酸酯酶存在蛋白的修饰作用，而MSD中无活性的硫酸酯酶就缺乏这种蛋白修饰作用"，这一研究结果表明，硫酸酯酶在翻译完成之后，它们的活性位点均经历了一种独特的蛋白修饰作用，结果使得半胱氨酸转变成了2-氨基-3-丙酮酸（α-甲酰甘氨酸）[12]。这个修饰过程还涉及要把硫醇转换为乙醛。这一发现强烈提示："MSD是由于一个或多个基因的突变所致，其中涉及把半胱氨酸转变为甲酰甘氨酸的机制"。在生物进化过程中，半胱氨酸残基的修饰作用是高度保守的，几乎所有的硫酸酯酶都要经过这一过程，只有极少数细菌的硫酸酯酶不含有半胱胺酸，在同一位置代替它的是丝氨酸。而有意思的是，这些丝氨酸也会经过不同的修饰作用，最终转变为甲酰甘氨酸[13]。进一步的体外试验表明，翻译后的修饰作用是在内质网中进行的，发生在硫酸酯酶未折叠的多肽区，是在翻译之后紧接着进行的[14]。接着又对这种修饰现象进行了深入的分析，以所需要的最小序列，用单个或多个氨基酸进行逐个替代，来揭示修饰发生的过程，结果提示真核生物的硫酸酯酶，其半胱氨酸转变为甲酰甘氨酸的过程是受一个起决定作用的序列所调控的[15]。有一段序列在半胱氨酸修饰为甲酰甘氨酸的过程中是必需的，它引导着这一转变过程，这段序列位于半胱氨酸的起始部位，仅由11个氨基酸残基组成。剪切掉这个目标序列或对这个序列突变后的效果进行分析，结果显示若要硫酸酯酶得到适度的修饰作用，一个为C（X/T）P（X/S）R的核心基序是所必需的最小序列[16-17]。硫酸酯酶的修饰过程中只有半胱氨酸修饰为甲酰甘氨酸是必需的，如果这个半胱氨酸被修饰以后硫酸酯酶仍没有活性，这个核心序列上的其他任意氨基酸经过修饰以后，仍可以保留部分酶的活性。硫酸酯酶在翻译之后进行的半胱氨酸修饰为甲酰甘氨酸的过程，是在甲酰甘氨酸合成酶的催化下完成的，这个酶由SUMF1基因所编码。对甲酰甘氨酸合成酶的晶体结构进行研究发现，它是一种只有一个结构域的肽链单体，有特定的空间折叠方式，但没有二级结构。此外，对这个晶体结构的研究还显示，在它的活性位点有两个关键的半胱氨酸残基，分析认为其中一个残基与底物相结合，另一个半胱氨酸残基与一种新的加氧酶发挥活性相关，通过这种机制，利用分子氧，把作为中间代谢物的半胱氨酸次磺酸生成甲酰甘氨酸[18]。

对SUMF1的功能进行分析发现，SUMF1与硫酸酯酶协同表达，而使后者的酶活性得到了极大的提高，这提示SUMF1是硫酸酯酶生成过程所必需的一种关键酶和限速酶[2]（表16-5）。对3种硫酸酯酶（ARSA、ARSC和ARSE，硫酸酯酶A、C和E）的活性进行检测显示，当与SUMF1共同表达的时候，它们的活性都得到了极大的提高（20～50倍）[2]。进一步的体内试验也表明，SUMF1使5种硫酸酯酶缺乏病的硫酸酯酶活性都得到了增强[19]。这些研究结果表明，只有一种硫酸酯酶高表达的情况下，仅能提高它的部分活性，有限数量的SUMF1为所有高表达的硫酸酯酶发挥它们的全部活性设定了一个高限。对于进行体外生产硫酸酯酶用于MSD的酶替代治疗来讲，这些资料具有非常重要的意义，目前这些酶的生产有赖于SUMF1的存在。

病理生理学

一群带有Sumf1基因无义突变的老鼠

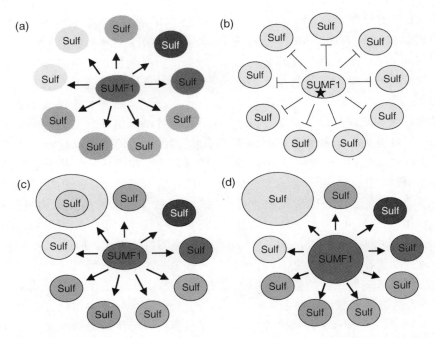

图 16-5 SUMF1 是硫酸酯酶活化的限速因子，也是它们活化所必需的。（**a**）SUMF1 在生理条件下激活硫酸酯酶；（**b**）如果像 MSD 那样，SUMF1 发生了突变，所有硫酸酯酶的活性均受到损害；（**c**）如果一种硫酸酯酶高表达，受 SUMF1 蛋白量的限制，也仅有部分活性得到增强（暗色的圆圈）；（**d**）只有当硫酸酯酶和 SUMF1 均有高表达时，硫酸酯酶的全部活性才可以被激发出来（Reproduced from Cosma et al.[10] with permission from Elsevier.）

出现了人类 MSD 的所有症状，表现为早期死亡、先天生长发育迟缓、骨骼畸形和神经系统缺陷[6]。对这些老鼠的组织进行深入的分析发现，有进行性的细胞空泡形成，溶酶体内出现明显的黏多糖沉积。这些基因敲除后的老鼠出现了广泛的炎症反应过程，特征性的表现是出现了大量的高度空泡化的巨噬细胞。在小脑和大脑皮层也发现有星形胶质细胞和神经元的丢失，伴有小胶质细胞的活化。在疾病的晚期阶段，中枢神经系统和肝脏内的炎性细胞因子和凋亡标记物均大量表达，水平明显升高。进一步的研究还发现 MSD 患者大脑中，以及培养的 MSD 细胞系中均有自噬体的沉积。发生这种沉积现象是因为自噬体与溶酶体的融合功能受损，自噬途径受阻，进而导致功能受损的线粒体和多泛素化蛋白发生沉积[20-21]。

诊断

MSD 患者的临床表现非常复杂，可以出现单一硫酸酯酶缺乏时的全部特征，包括快速进展的神经系统变性、发育迟缓、内脏肿大、多发性骨发育障碍、鱼鳞病、斑点状的软骨发育不良等，外貌似滴水兽状（译者注：教堂等古老建筑物屋顶上的石雕怪兽）[1]。可以通过检测患者的白细胞、血浆或培养的成纤维细胞中硫酸酯酶的活性，从生化水平上对 MSD 进行明确诊断[1]。也可以通过检测 SUMF1 基因，查找致病性突变，进行分子水平的诊断[4]。

治疗

目前为止，对 MSD 尚无有效的治疗方

法，最近对 MSD 大鼠模型进行的研究显示，在脑室内和全身联合应用载有能够表达 SUMF1 基因的 rAAV9 载体，可使硫酸酯酶得到全面的激活，中枢神经系统和内脏器官的炎症反应减轻了，黏多糖也几乎被全部清除了，而且通过这种治疗以后，大鼠的行为能力也得到了改善[22]。此外，还有一项新的方法，是把溶酶体的胞吐作用经过反向调节激活，可以在体内或体外纠正 MSD 造成的病理性沉积，并恢复细胞的正常形态[23]。

参考文献

1 Hopwood JJ, Ballabio A. Multiple sulfatase deficiency and the nature of the sulfatase family. In: Scriver CR, et al. (eds.), The Metabolic and Molecular Basis of Inherited Disease. New York: McGraw-Hill, 2001; pp. 3725–3732.

2 Cosma MP, Pepe S, Annunziata I, et al. The multiple sulfatase deficiency gene encodes an essential and limiting factor for the activity of sulfatases. Cell 2003 May 16; 113(4): 445–456.

3 Dierks T, Schmidt B, Borissenko LV, et al. Multiple sulfatase deficiency is caused by mutations in the gene encoding the human C(alpha)-formylglycine generating enzyme. Cell 2003 May 16; 113(4): 435–444.

4 Cosma MP, Pepe S, Parenti G, et al. Molecular and functional analysis of SUMF1 mutations in multiple sulfatase deficiency. Hum Mutat 2004 Jun; 23(6): 576–581.

5 Schlotawa L, Ennemann EC, Radhakrishnan K, et al. SUMF1 mutations affecting stability and activity of formylglycine generating enzyme predict clinical outcome in multiple sulfatase deficiency. Eur J Hum Genet [Research Support, Non-U.S. Gov't]. 2011 Mar; 19(3): 253–261.

6 Settembre C, Annunziata I, Spampanato C, et al. Systemic inflammation and neuro-degeneration in a mouse model of multiple sulfatase deficiency. Proc Natl Acad Sci USA 2007 Mar 13; 104(11): 4506–4511.

7 Annunziata I, Bouche V, Lombardi A, et al. Multiple sulfatase deficiency is due to hypomorphic mutations of the SUMF1 gene. Hum Mutat 2007 Sep; 28(9): 928.

8 Horwitz AL. Genetic complementation studies of multiple sulfatase deficiency. Proc Nat Acad Sci USA 1979; 76 (No. 12): 6496–6499.

9 Chang PL, Davidson RG. Complementation of arylsulfatase A in somatic hybrids of metachromatic leukodystrophy and multiple sulfatase deficiency disorder fibroblasts. Proc Natl Acad Sci USA 1980; 77(10): 6166–61670.

10 Ballabio A, Parenti G, Napolitano E, et al. Genetic complementation of steroid sulphatase after somatic cell hybridization of X-linked ichthyosis and multiple sulphatase deficiency. Hum Genet 1985; 70: 315–317.

11 Rommerskirch W, von Figura K. Multiple sulfatase deficiency: catalytically inactive sulfatases are expressed from retrovirally introduced sulfatase cDNAs. Proc Nat Acad Sci USA 1992; 89: 2561–2565.

12 Schmidt B, Selmer T, Ingendoh A, von Figura K. A novel amino acid modification in sulfatases that is defective in multiple sulfatase deficiency. Cell 1995 Jul 28; 82(2): 271–278.

13 Miech C, Dierks T, Selmer T, et al. Arylsulfatase from Klebsiella pneumoniae carries a formylglycine generated from a serine. J Biol Chem 1998; 273(9): 4835–4837.

14 Dierks T, Schmidt B, von Figura K. Conversion of cysteine to formylglycine: a protein modification in the endoplasmic reticulum. Proc Natl Acad Sci USA 1997; 94(22): 11963–11968.

15 Dierks T, Lecca MR, Schlotterhose P, et al. Sequence determinants directing conversion of cysteine to formylglycine in eukaryotic sulfatases. Embo J 1999; 18(8): 2084–2091.

16 Waldow A, Schmidt B, Dierks T, et al. Amino acid residues forming the active site of arylsulfatase A. Role in catalytic activity and substrate binding. J Biol Chem 1999; 274(18): 12284–12288.

17 Recksiek M, Selmer T, Dierks T. Sulfatases, trapping of the sulfated enzyme intermediate by substituting the active site formylglycine. J Biol Chem 1998; 273(11): 6096–6103.

18 Dierks T, Dickmanns A, Preusser-Kunze A, et al. Molecular basis for multiple sulfatase deficiency and mechanism for formylglycine generation of the human formylglycine-generating enzyme. Cell [Research Support, Non-U.S. Gov't] 2005 May 20; 121(4): 541–552.

19 Fraldi A, Biffi A, Lombardi A, et al. SUMF1 enhances sulfatase activities in vivo in five sulfatase deficiencies. Biochem J 2007 Apr 15; 403(2): 305–312.

20 Settembre C, Fraldi A, Jahreiss L, et al. A block of autophagy in lysosomal storage disorders. Hum Mol Genet 2008 Jan 1; 17(1): 119–129.

21 Settembre C, Fraldi A, Rubinsztein DC, Ballabio A. Lysosomal storage diseases as disorders of autophagy. Autophagy. 2008 Jan 1; 4(1): 113–114.

22 Spampanato C, De Leonibus E, Dama P, et al. Efficacy of a combined intracerebral and systemic gene delivery approach for the treatment of a severe lysosomal storage disorder. Mol Ther [Research Support, Non-U.S. Gov't]. 2011 May; 19(5): 860–869.

23 Medina DL, Fraldi A, Bouche V, et al. Transcriptional activation of lysosomal exocytosis promotes cellular clearance. Dev Cell 2011; 21: 421–430.

第十七章

溶酶体膜缺陷病

Lysosomal Membrane Defects

Michael Schwake 和 Paul Saftig　著

郭芒芒　任守臣　译　焉传祝　审校

前言

现在我们已经知道了，溶酶体内的水解酶发生突变是引发疾病的重要原因。除此之外，也有越来越多的证据表明，编码溶酶体膜蛋白的基因发生突变，也是导致溶酶体病的重要因素。溶酶体的膜蛋白在溶酶体的生物合成、自噬作用、吞噬现象、腔内酸化、胆固醇稳态调控、代谢物的排出以及溶酶体与其他细胞器之间的相互融合等等方面均发挥着重要的作用。在图 17-1 中，我们简单总结了这类蛋白质发生突变所引发的典型疾病的临床特征。因为溶酶体膜蛋白并没有酶的活性，所以对这类疾病的治疗，不能用常规的治疗传统溶酶体贮积病的那些方法。应该采用生物化学和功能学的方法，对溶酶体膜蛋白进行深入的研究，这样也许能够为如何治疗这种新型溶酶体病提供新的思路。

目前对许多溶酶体水解酶的生物合成以及各自的功能已经有了很详细的了解，对这些水解酶转运受阻和功能缺陷以后所致的疾病也有了很深入的研究，然而，对溶酶体膜镶嵌蛋白的病理生理学作用目前还知之甚少。溶酶体膜蛋白的功能受损以后也会导致非常严重的疾病，这无疑是说明了溶酶体膜蛋白在溶酶体乃至整个细胞的生理机制方面

均发挥着至关重要的作用。有 30 余种溶酶体膜蛋白参与介导了各种各样的溶酶体功能，这些功能包括各种代谢物和蛋白质的跨膜转运，膜融合以及某些水解酶的细胞内运输[1-3]（图 17-2）。对这些溶酶体膜蛋白的作用和功能，以及当它们发生突变之后是如何导致疾病发生发展的，现在我们也才刚开始有所了解。与这类蛋白质有关的遗传性疾病[4]，在临床上会引起广泛的神经系统和内脏方面的症状，其中有些比较重要的或新近发现的疾病，我们总结如下：

胱氨酸病

遗传学基础

CTNS 位于染色体 17q13，编码的蛋白质称为胱氨酸转运蛋白，该蛋白质在 H^+ 的驱动下介导了胱氨酸的转运。胱氨酸病（OMIM ♯ 219800、♯ 219900、♯ 219750）是由于胱氨酸结晶体在溶酶体内的沉积所致[5]。据估计，在世界范围内大约共有 2000 个左右的胱氨酸病患者，在法国北部的某些高发区域，这种疾病的出生人口发病率是 1/20 万～1/10 万。基因突变的类型各种各样，报告中既有纯合子的突变，也有复合杂合突变。最常见的突变类型为大片段缺

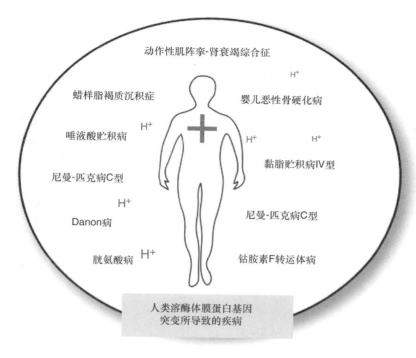

图 17-1 溶酶体膜蛋白突变所引起的疾病概况。大进行多数疾病在本章被详细描述，此外还有，黏脂贮积病 IV 型（ML IV 型），该病特征性的表现是精神运动发育迟滞和视觉异常，是由 *MCOLN1* 基因突变所致，该基因编码了一种非选择性的阳离子通道 MCOLN1。溶酶体膜蛋白 ClC-7 是一种重要的氯离子转运体，ClC-7 或者它的亚基 Ostm1（骨硬化病相关跨膜蛋白 1）的突变将引起婴儿恶性骨硬化病。

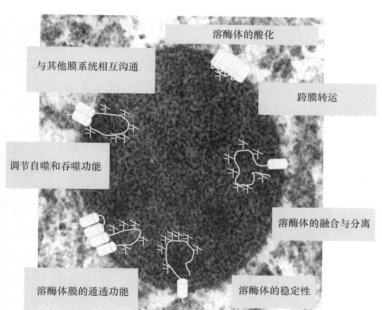

图 17-2 溶酶体膜蛋白的各种功能

失，在欧裔血统的胱氨酸病患者中，大约有 50％是由这种突变所引起的。

病理生理学

由于胱氨酸结晶在细胞内的沉积，导致肾近端小管功能受损，这种病理变化在很早的时候就出现了，会使小分子物质的重吸收发生障碍（也称范可尼肾小管肾病）。

临床表现

目前已知的胱氨酸病有 3 种临床类型：婴儿型、青少年型和成人型。其中大多数

（95%）属于经典婴儿型或肾病型的胱氨酸病。

实验室诊断

一般通过测定中性粒细胞或培养的成纤维细胞中的胱氨酸水平来诊断胱氨酸病。可通过遗传学分析进行胱氨酸病的产前诊断，或者在羊水细胞中发现游离胱氨酸水平的增高，也可以做出产前诊断。

唾液酸贮积病

遗传学基础

SLC17A5（溶质转运体家族 17A5）为唾液酸贮积病（sialic acid storage disease，SASD；OMIM ♯ 604369、♯ 269920）的责任基因，该基因位于染色体 6q14-15，突变以后将引起各种类型的唾液酸贮积病。SLC17A5 编码的蛋白质为唾液酸转运蛋白（Sialin），它的作用是将溶酶体内的游离唾液酸转运出来，还可转运葡萄糖醛酸和艾杜糖醛酸穿过溶酶体膜。关于 SLC17A5 基因，目前已经发现的突变类型有 20 余种，这些突变会导致蛋白质的合成障碍或者引起蛋白质向溶酶体膜的定向转运障碍。患者大多数来自芬兰、瑞典和荷兰。

病理生理学

SLC17A5 基因突变以后导致唾液酸转运蛋白的活性下降或消失，而使得唾液酸这种酸性单糖在溶酶体内沉积，溶酶体发生肿胀并有数量的增多。目前还不是很清楚，为何唾液酸的转运发生障碍以后，进一步影响了大脑的发育并导致了神经系统变性。

临床表现

唾液酸贮积病[6]主要影响神经系统，患者的临床表现变化较大，病情的严重程度轻重不一，其中婴儿游离唾液酸贮积病（infantile free sialic acid storage disease，ISSD）是病情最严重的一种，严重影响患儿的生长发育，出现粗陋面容、肌张力低下、发育停滞、腹水、肾病、惊厥、多发性骨发育不良、肝脾大和心肌肥厚，这些都是 ISSD 患儿的特征性表现，此外患儿还可以出现胎儿水肿和脑积水。这种严重型唾液酸贮积病患儿的预期寿命往往很短，在儿童早期就可能夭折了。Salla 病是一种病情相对较轻的唾液酸贮积病，患儿在生后的第一年出现肌张力低下，其后出现进行性加重的神经系统症状，表现为智力障碍、发育迟缓、惊厥发作、共济失调、肌肉痉挛和手足徐动，这类患者常常可以活到成人。也有报道部分唾液酸贮积病患者的临床表型介于 ISSD 和经典 Salla 病之间。

实验室诊断

SASD 患者尿液中的游离唾液酸排泄量增多，据此可以进行代谢病筛查。通过定量检测患者尿液或成纤维细胞中游离唾液酸可以明确诊断 SASD，也可以通过对唾液酸转运蛋白基因进行突变分析，来确定诊断 SASD。对高危孕妇可检测其羊水上清液（AFS）中的游离唾液酸水平或进行基因的突变分析来进行产前诊断。对出现胎儿水肿的孕妇，也可以通过检测其 AFS 中的游离唾液酸水平来筛查 SASD。通过定量检测胎儿细胞中的唾液酸，也可以对新发 Salla 病例进行产前诊断，但最好还是要进一步做遗传学检查来验证。

达农（Danon）病

遗传学基础

LAMP-2 是溶酶体膜上含量最多的一种蛋白，为其编码的基因为 LAMP2，该基因位于染色体 Xq24，这种蛋白质有 3 个亚基，分别称为 LAMP-2A、LAMP-2B 和 LAMP2-C。Danon 病（DMIM ♯ 300257）是由突变以后的 LAMP-2 蛋白肽链变短所致[7]。截至目前 LAMP-2 基因已发现的突变有 35 种，包括框移突变、终止密码子突变和剪切位点突变。这些突变中大多是仅在单个的家族中有过报告，属于私有突变，只有外显子 3 和外显子 7 上发生的突变比较例外，这两个外显子的突变都曾被反复报道。

病理生理学

Danon 病表现为严重的骨骼肌病变和心肌病，这是导致临床发病和早期死亡的主要原因。本病一个显著的病理特征是在肌纤维内膜处出现自噬囊泡的沉积。一直以来都认为是由 LAMP-2 蛋白调控着溶酶体的自噬途径、溶酶体的移动和溶酶体对胞质内某些蛋白质的降解过程。3 个 LAMP-2 蛋白亚基（LAMP-2-A、B 和 C）在溶酶体腔内的部分，其大小是一样的，但它们的跨膜部分和短小的胞质内的部分却各不相同。LAMP-2A 亚基直接参与胞质蛋白向溶酶体内的转运（分子伴侣介导的自噬），而 LAMP-2B 亚基更重要的是在于调控大自噬过程。

临床表现

因该病为 X 连锁遗传，患病后的男性表现得更为严重，表现为认知障碍、肥厚性心肌病和肌无力，如果不进行心脏移植，患者中很少有人能够活到 25 岁。女性患者的临床表现较轻，出现认知损害，心肌受累后出现扩张性或肥厚性心肌病，视网膜和肝功能损害的情况也有较少的报告。

实验室诊断

可以根据基因测序突变分析来确定诊断，也可以通过免疫印迹技术检测患者白细胞或组织样本中的 LAMP-2 蛋白，发现标本中这种蛋白质表达的缺失也可以确定诊断。一旦知道了致病的基因突变，还可以进行产前诊断。

动作性肌阵挛-肾衰竭综合征

遗传学基础

SCARB2 基因位于染色体 4q21.1，编码的蛋白为 B 类清道夫受体，该受体在溶酶体膜上广泛表达，2 次跨过溶酶体膜（也称作 LIMP-2）。SCARB2 的无效突变（译者注：各种类型的严重基因突变，如无义突变、移码突变、大片段缺失突变等，结果是蛋白质功能的完全缺失）将导致动作性肌阵挛-肾衰竭综合征（action myoclonus renal failure syndrome，AMRF，OMIM♯254900）。截至目前，也只发现了很少的几个家族中携带有 SCARB2 基因的突变[8]，最先报告的一个带有这种基因突变的家系来自法裔加拿大人的隔离种族，其后在其他国家也发现了这种疾病。

病理生理学

该病的肾病理出现的是局灶性肾小球硬化，有时可见到肾小球萎缩的表现。脑部病理不常见且也不具有特征性的代谢物沉积。

临床表现

AMRF 是一种致死性的遗传性疾病，临床表现为进行性的肌阵挛癫痫伴肾衰竭。典型病例在 15～25 岁发病，出现蛋白尿，逐渐进展而导致肾衰竭，或伴有神经系统的表现，出现震颤、动作性肌阵挛、惊厥发作，后期可出现共济失调的表现。

实验室诊断

已知 SCARB2 为 β-葡糖脑苷脂酶在溶酶体上的转运受体，因此，如发现成纤维细胞（而非白细胞）中的 β-葡糖脑苷脂酶的减少或缺乏可用于诊断 AMRF。现在也有相应的抗体用于检测白细胞或活检组织中 SCARB2 的存在情况。如果已经确定了先证者所携带的基因突变，也可以通过遗传学检测进行产前诊断或对分娩后的婴儿进行诊断。

青少年型神经元蜡样脂褐质沉积病

（详见第十八章）

遗传学基础

CLN3 基因突变可导致常染色体隐性遗传的青少年型神经元蜡样脂褐质贮积病（OMIM♯204200）[9]，这类患者中大约有 3/4 是因 CLN3 基因出现了一段 1.02 kb 核苷酸序列的缺失，也发现了其他多种形式的突变。该病在活产婴儿中的发病率为 1∶25 000（芬兰）至 1∶100 000。

病理生理学

青少年型神经元蜡样脂褐质贮积病（又称 Batten 病）是儿童期最常见的进行性神经系统变性病。所有组织中均可见到呈指纹样外观的自发荧光物质在溶酶体内发生的病理性沉积，这种现象尤其是在中枢神经系统更为明显，由此导致严重的神经元变性、视网膜萎缩、脑实质细胞大量丢失，并在神经元细胞内可见到脂褐质的沉积。

临床表现

该病的首发症状往往是出现视力下降，紧接着出现轻微的行为改变、学习困难或退步、重复语言、动作笨拙或步履蹒跚，后期出现惊厥发作、智力障碍和运动技能的丧失。

实验室诊断

除了遗传学分析外，还推荐进行血涂片查找淋巴细胞空泡来诊断这种疾病。

钴胺素 F 转运体病

遗传学基础

钴胺素 F 转运体病（OMIM♯277380）的责任基因是 LMBRD1[10]，LMBRD1 位于 6 号染色体 q12-q13，该基因编码一种含有 540 个氨基酸，长度为 61.4 kDa 的溶酶体膜蛋白，该蛋白质可能有 9 个跨膜域，迄今为止，该基因只发现了很少的几种纯合子的突变及复合杂合子的突变。

病理生理学

该病特征性的病理生理改变是出现游离钴胺素（维生素 B_{12}）转运障碍，导致溶酶体内的游离钴胺素转入胞质的过程受阻，从而在溶酶体内沉积，不能合成相关的辅酶，出现高同型半胱氨酸血症及甲基丙二酸尿症。

临床表现

该病的患者在出生时即可表现为小于胎龄儿，在婴儿期出现喂养困难、生长迟缓、顽固的口腔炎，生长发育迟缓可轻可重，在不同的患者有明显的个体差异，也可出现面部的畸形及心脏方面的疾病等。

实验室诊断

新生儿筛查发现丙酰肉碱增多，或从血尿标本中发现同型半胱氨酸和甲基丙二酸浓度的升高，这些都是钴胺素代谢障碍时出现的最初表现。LMBRD1 基因测序发现突变可以明确诊断本病。

尼曼匹克病 C 型

（详见第十一章）

遗传学基础

尼曼匹克病 C 型是一种常染色体隐性遗传的神经变性性病[11]，本病有遗传异质性。研究者发现有两个基因与本病的发病有关，突变类型多种多样，包括无义突变、错义突变、插入或缺失突变以及重复突变等。这两个基因分别为 NPC1 基因，位于 18q11（人类孟德尔遗传病在线♯257220）和 NPC2

基因，位于 14q24.3。*NPC1* 基因编码一种质子驱动的转运体，含有 13 个跨膜域，该转运体的突变引起胆固醇和糖脂类化合物在溶酶体内沉积。

病理生理学

在单核-巨噬细胞系统的溶酶体内可以见到胆固醇和鞘磷脂的沉积，因受累细胞的溶酶体内鞘磷脂和胆固醇增多，导致溶酶体扩张，细胞肿胀。骨髓组织细胞学检查可见巨噬细胞中充满脂质成分，在细胞内形成了大小基本一致的含脂小泡，从而使得巨噬细胞呈现为一种泡沫样细胞的外观。

临床表现

尼曼匹克病 C 型的临床表现包括胆汁淤积性黄疸、肝功能障碍、核上性垂直性眼肌麻痹、共济失调、锥体外系损害、僵直状态和痴呆等。

实验室诊断

培养的成纤维细胞经 Filipin 染色，在细胞内发现囊泡包裹的胆固醇沉积，可以进行初步诊断，之后可以经遗传学检测来证实诊断。也可以通过遗传学分析和培养胎儿的皮肤成纤维细胞来进行产前诊断。

总结

不同类型的细胞，其溶酶体膜蛋白的组成成分不同，进行亚蛋白组学的成分分析，结果也不一样。据估计，需要有 30～120 种不同的溶酶体膜蛋白，才能满足溶酶体膜的各种各样的功能需求。因此，这些溶酶体膜蛋白的编码基因突变所引起的疾病数量还在不断增长。在目前尚未识别的疾病中，也说不定有很多其实是因为溶酶体膜蛋白突变所导致的。对这些已知的疾病来讲，尽管在分子和细胞水平，对它们中大多数的病理机制的了解还不够，但新的分子工具的发展和新动物模型的制备，让我们有希望能够把这些蛋白质的功能搞清楚。对于当前这些还没有办法治愈的疾病来讲，也许可以通过了解了它们的发病机制，找到新的方法，为治疗这些疾病铺平道路。

致谢

本课题由德国科学基金会授予作者 P. S. 和 M. S. 的基金项目 GRK1459 提供支持。

参考文献

1　Eskelinen EL, Tanaka Y, Saftig P. At the acidic edge: emerging functions for lysosomal membrane proteins. *Trends Cell Biol* 2003; **13**: 137–145.

2　Saftig P, Klumperman J. Lysosome biogenesis and lysosomal membrane proteins: trafficking meets function. *Nat Rev Mol Cell Biol* 2009; **10**: 623–635.

3　Schroder BA, Wrocklage C, Hasilik A, Saftig P. The proteome of lysosomes. *Proteomics* 2010; **10**: 4053–4076.

4　Ruivo R, Anne C, Sagne C, Gasnier B. Molecular and cellular basis of lysosomal transmembrane protein dysfunction. *Biochim Biophys Acta* 2009; **1793**: 636–649.

5　Wilmer MJ, Emma F, Levtchenko EN. The pathogenesis of cystinosis: mechanisms beyond cystine accumulation. *Am J Physiol Renal Physiol* 2010; **299**: F905–916.

6　Mancini GM, Havelaar AC, Verheijen FW. Lysosomal transport disorders. *J Inherit Metab Dis* 2000; **23**: 278–292.

7　Boucek D, Jirikowic J, Taylor M. Natural history of Danon disease. *Genet Med* 2011; **13**: 563–568.

8　Berkovic SF, Dibbens LM, Oshlack A, *et al*. Array-based gene discovery with three unrelated subjects shows SCARB2/LIMP-2 deficiency causes myoclonus epilepsy and glomerulosclerosis. *Am J Hum Genet* 2008; **82**: 673–684.

9　Cooper JD. Moving towards therapies for juvenile Batten disease? *Exp Neurol* 2008; **211**, 329–331.

10　Rutsch F, Gailus S, Suormala T, Fowler B. LMBRD1: the gene for the cblF defect of vitamin B metabolism. *J Inherit Metab Dis* 2011; **34**: 121–126.

11　Rosenbaum AI, Maxfield FR. Niemann–Pick type C disease: molecular mechanisms and potential therapeutic approaches. *J Neurochem* 2011; **116**: 789–795.

第十八章

神经元蜡样脂褐质贮积病

Neuronal Ceroid Lipofuscinoses

Jonathan D. Cooper 和 Ruth E. Williams 著

郭芒芒 任守臣 译 焉传祝 审校

Batten 病又称为神经元蜡样脂褐质贮积病（neuronal ceroid lipofuscinosis，NCLs），是对一组具有相似临床表现和病理特征的遗传性贮积病的总称，至少包括了 11 种致死性的疾病，这组疾病共同的病理特征是溶酶体内出现自发荧光物质的沉积和广泛的神经元死亡。这组疾病的典型临床特征包括视力损害、难治性癫痫、持续进展的运动功能下降和认知能力衰退，最终的结局是过早的死亡。每种 NCL 均由相应的基因突变所致。容易让人搞混的是，这些基因均被称为"CLN"基因，但一般情况下，我们更常根据疾病的发病年龄来定义 NCL 的类型，比如婴儿型、晚期婴儿型或青少年型 NCL。现在又提出了一种新的分类方案（http://www.ucl.ac.uk/ncl/newnomenclature.shtml），这个新的分类方案包含了突变基因的名称（如 CLN1 病等），还包括了患者的发病年龄。所有这些命名方式可能都会在不同的情况下被继续使用，不同的临床医生、患者家庭或那些研究这类疾病的科研工作者，可能会采用不同的命名方式。

在英国，最常见的 NCLs 是 CLN1 病，婴儿型（也称婴儿型 NCL，INCL）；CLN2 病，晚期婴儿型（又称晚期婴儿型 NCL，LINCL）和 CLN3 病，即青少年型（又称青少年型 NCL，JNCL）。此外，还有不常见的晚期婴儿变异型（CLN5 病，CLN6 病，CLN7 病和 CLN8 病），以及非常罕见的先天型（CLN10 病，CNCL）和成人型（ANCL）。

典型病例介绍

CLN2 病，晚期婴儿型

患儿在 1 岁前身体健康，也能达到预期的发育里程碑，一般没有什么特殊情况记载。在 2 岁的时候，患儿也可以独立行走，但是精细运动的发育比同龄儿要慢，不能把单个词连成句子，也不能按要求指出身体的部位。在刚刚过了 3 岁生日之后，患儿突然无明确原因跌倒在地，又迅速恢复过来了。几周之后，在一次罹患发热性疾病期间，患儿出现了一次全身的抽搐发作，持续了 3 分钟。此后患儿就反复出现发热或无热惊厥的全身运动性抽搐发作，并开始采用药物治疗。然而，经过 12 个月的治疗，抽搐发作不太容易控制，就采用了联合用药来控制惊厥，此时的发作方式包括运动性发作、跌倒发作和失神发作，同时发育的进展变慢了，患儿也不能再学会新的单词了。在 5 岁的时候，患儿逐渐变得动作笨拙，经常出现肢体的抖动，运动功能倒退，在没有支撑的情况下只能坐着，完全丧失了语言表达能力和精细运动的功能，咀嚼和吞咽动作完成困难。父母在这个时候才注意到患儿出现了视力的进行性下降，但对大的彩色物体和明亮的光线还能做出视觉上的反应，听觉和人格方面还没有出现问题（这一点父母记得比较清楚）。此时仍有癫痫发作，但可以用药物控制住。在接下来的几年里，伴或不伴有脑电图异常放电的肢体抖动变得越来越明显，肢体抖动在入睡后减轻，活动时加重。6 岁时绝大部分的 CLN2 病（晚发婴儿型 NCL）患儿的日常生活已经完全需要依靠别人的照顾，视觉方面也变得只能区分出光亮还是黑暗，需要鼻饲或胃造瘘术来维持进食。锥体束受累的症状越来越明显，出现肢体痉挛和关节挛缩，头部的自我控制能力丧失，胃肠和心肺问题越来越严重，在青春期前或青春期时死亡。

一般是在发现患儿出现了难治性癫痫和发育停滞（或倒退）以后，才能诊断这种疾病，此时通常是在症状出现了 1 年甚至更长时间以后。如果脑电图检查慢光刺激在枕区出现了棘慢波，应该考虑到 CLN2 的诊断。在血液或成纤维细胞中发现 TPP1 酶活性缺乏或发现 CLN2 两个等位基因均有突变可以确诊该病。

CLN3 病，青少年型

患儿在学龄前一直身体健康且大运动的发育里程碑正常。在 4～7 岁的时候，经过 6～12 个月的时间，出现了非常显著的视力下降，发现这一点是因为患儿在教室上课时显得很吃力，在家看电视的时候总是坐得很近，并且开始对以前感兴趣的东西视而不见，找东西时用手摸而不是用眼睛看。戴上弱视力矫正器以后短期内可有一点作用，但视力仍在继续下降，10 岁时就只剩下光感了。在出现视力损害的开始

几年里，患儿的身体还算健康，但在小学阶段之前的瞬时记忆能力和学习效率有所下降。出现首次癫痫发作的平均年龄大概在 10 岁，之后再次出现癫痫发作可能会间隔数月甚至是数年。在青少年时期的前几年里，思维和学习能力会出现进一步的下降，并逐渐累及语言和行走能力，出现帕金森样的运动障碍，此时也可能会出现特征性的情绪障碍或心理障碍的表现，但不是很常见。很多青少年和年轻人会出现急性焦虑症发作的表现，这可能与视幻觉或知觉幻觉有关，此时常常会发现患者的兴趣变窄，谈论的话题也比较局限。癫痫发作逐渐变得更加频繁，需要进行医疗干预，同时患者的行走步态越来越不稳，语言变得更加不流畅，生活技能下降，与人交流障碍，而理解能力相对可以保留较长的时间，往往需要别人的精心照料。听力和人格方面直到最后仍然可以保留。偶尔可以见到肌阵挛、肢体震颤和不协调运动的症状。有证据表明病程中也有其他系统受累，有些专家就推荐进行心电监护，及时发现心律失常。年轻的患者在生活方面越来越需要别人的全面照料，从十几岁到五十岁期间，随时都可能发生猝死。

现今诊断出该病的最常见年龄是刚入学的最初几年里，也就是在出现快速进展的视力损害后不久。有时候对这类患者的最初诊断可能会是视网膜营养性萎缩症，直到几年以后出现了第一次癫痫发作才有 CLN3 病的诊断。如果是学龄儿童，曾有 6～12 个月时间里出现了视力恶化这种病史，再加上异常的视网膜电流图检查结果，那么需要鉴别的疾病就很少了。可以把血液送检进行厚层涂片显微镜检查，查找是否有空泡化的淋巴细胞，如果找到了这种细胞，就可以进一步进行遗传学检查来证实诊断。患者中有超过 80% 是因为 CLN3 基因发生了纯合突变，最常见的是 1 kb 的片段缺失。

流行病学

这些统称为 NCLs 的疾病被认为是儿童期最常见的遗传性神经系统变性病，但很难获得其准确的发病率和患病率。最近，来自英国儿科监控组的数据显示，在所有导致英国儿童出现进行性运动和智力下降的疾病中，NCLs 是最大的单病种，每年大概诊断出 10～12 例的患者，其中有一半的患者是 CLN2 病，1/4 是 CLN3 病，余下的属于更为罕见型的一种。除了最近发现的一种常染色体显性遗传的成人型 NCL 之外，其余的均属于常染色体隐性遗传病，符合经典的孟德尔遗传定律，其父母均为无症状的杂合子携带者。某些类型的 NCL，虽然曾被认为可能会在特定地区的人口中最为流行，但现在看来，所有的 NCL 都是广泛散发的。

遗传学基础

现已确认了 13 种不同类型的 NCL 的遗传学基础，大体上这些致病基因可以分为两大类：一类是编码可溶性的溶酶体蛋白（CLN1、CLN2、CLN5、CLN10 病），另一类是编码表达在溶酶体膜上的跨膜蛋白（CLN3、CLN7 病）或表达在胞内体-溶酶体系统其他部位的跨膜蛋白（CLN6、CLN8 病）。研究这些缺陷蛋白的性质，对于今后找到可行的治疗方法是有显著意义的（见下文），但对于这些基因的突变是如何对患者造成如此严重的破坏性后果的，目前尚不明确。在每种"CLN"基因上都发现了多种不同类型的致病性突变，由于这种高度的遗传异质性，再加上也没有很明确的基因型-表型相关性，所以很难对患者做出遗传学上的诊断，即使在遗传学上做出了诊断，也很难对他的预后做出准确

的判断。现在已经建立了一个在线数据库（http://www.ucl.ac.uk/ncl/），里面广泛地收集了已报道的各种类型 NCL 基因突变的数据，并定期进行更新。最近，成人型 NCL 的遗传学基础已经最终确定了，结果显示 CLN6 突变是部分常染色体隐性遗传 ANCL 的发病原因，而 DNAJC5 突变是导致部分显性遗传 ANCL 的病因，后者现在又称为 CLN4 病。新的致病基因还在不断地被发现，至今应该已经有 14 个不同的基因被提出来了。

病理生理学

尽管我们现在已经知道了几乎所有 NCL 的遗传学基础，但对于这些疾病发病机制的了解仍然不够清楚。事实上，我们对于这些致病基因所表达产物的正常功能也知之甚少，对这些致病性突变是如何引发疾病的，一直以来也都难以得出结论。如此一来，一系列经过遗传学修饰或自然形成的 NCL 动物模型就显得格外重要了。现在很多种不同类型的物种模型已经制备成功，包括酵母菌、斑马鱼，也发现了一些自然形成的大的动物模型，比如羊和牛等。然而，试验中用到的最主要的还是各种类型 NCL 的老鼠模型，其中具有代表性的是把相关基因敲除以后而形成的带有无效突变的老鼠模型，而"基因敲入"的老鼠再造了一种带有特定的人类致病性基因突变的动物模型，也在这类试验中用到了。大型动物模型具有更高的价值，因为它们大脑的复杂程度与人类的神经系统更为相似，克服了老鼠相对简单的神经系统的局限性。

通过对这些动物模型的研究，我们现在已经对这些疾病有了一系列新的了解，新了解的这些疾病特征都非常重要，它们可以为一系列试验性治疗的效果评价提供详细的行为学和病理学方面的标记物，其价值将是不可估量的（见下文）。我们还了解到过去有

些关于这些疾病的假设是不对的，比如关于神经元选择性丢失的问题，实际上与以前推测的相比要高得多，特别是在疾病进程的早期阶段，选择性神经元丢失的情况要更加明显。很可能沉积物的形成与神经元死亡之间没有直接的关系，这一点也变得越来越清楚了，而星形胶质细胞或小胶质细胞的活化，却能更好地预测随后出现的神经元丢失，这两种细胞的活化往往出现在疾病的早期阶段。对于这些现象之间的相互关系，目前正通过培养的细胞模型进行研究，但对不同的 NCLs 来讲，其研究结果也可能是不一样的。尽管各种类型的 NCLs，其外观的病理表现可能大体相似，现在看起来很可能每种疾病都有它不同的病理机制。现在还不清楚，这些疾病为何最终都导致了相似的病理结局。

自然病史

虽然不同类型的 NCL，其主要的临床特征都差不多，但是每种疾病的发病年龄、症状出现的先后顺序和疾病进展的速度都有很大的差异。除了等位基因异质性和遗传异质性之外，在不同家族，甚至是同一家族的不同成员之间，他们的临床表现也不一样。患者的发病年龄看起来可以为推断何种基因突变提供重要的线索，但现在要求必须做出精确而完整的生化和分子诊断，还要求必须做出临床诊断。

不同类型的 NCL 的首发症状不一样，具体表现可参考其他章节。简单来讲，CLN1 病首先出现的是发育迟缓，随后出现发育倒退，CLN2 病首发症状是癫痫发作，而 CLN3 病则是以视力丧失起病。若无有效的或能改变疾病进程的治疗方法，所有 NCLs 都呈现为退行性的病程。发病早的患者，表现更为典型，疾病的进展速度也比发病晚的要快很多。患儿可能会在发育达到高峰之后，稳定一段时间，再出现病情的恶化。对

CLN3 病的患者，经过支持治疗可以使很多年轻人的病情得到改善，现在他们可以活到二十几岁，甚至三十几岁。像下面叙述的那样，为了尽可能地延长他们的寿命，并维持其生活质量，要加强对儿童和年轻患者在日常生活中的关照，这是非常重要的。

实验室诊断

随着酶学和遗传学检测方法的广泛应用，从理论上来讲，对大部分类型的 NCLs 做出快速的基因和生化诊断，已不是什么难事了（$http://www.ucl.ac.uk/ncl/algo-rithms.shtml$）。现在已很少需要再进行皮肤或直肠活检，依靠电子显微镜的观察来做出诊断了。CLN3 病的患者可以通过外周血厚层涂片查找空泡化的淋巴细胞，这项检查现在仍有应用价值并被广泛采用，随后可以通过遗传学检查来证实为 CLN3 的突变。对 CTSD、PPT1 和 TPP1 酶活性缺乏的检测相对简单，这个可以通过唾液或血样进行检查。现在对常见基因突变的检测，大多数的情况下也是比较方便的（比如有 85% 的 CLN3 病是由于 CLN3 的两个等位基因均出现了 1kb 的片段缺失所致），但这些常规的检查对发生率较低，甚至是唯一的突变是不能识别出来的，对这一类患者就要进行更为详细的检查，包括基因测序。

治疗

目前，对于所有类型的 NCL，都没有有效的或能够改变疾病进程的治疗方法，临床上的治疗方法还仅限于控制症状和支持治疗。然而，已经在动物模型的身上进行过了一系列的试验性治疗，其中有一部分还进入了 I 期临床试验。这类试验性的治疗方法与有缺陷的蛋白质直接相关，比如对那些因酶缺乏而导致的 NCL，这种治疗方法就要依

据酶的"交叉-纠正"原则，在其他溶酶体酶缺乏而导致的沉积性疾病的治疗上，这种原则是保障治疗能够获得成功的基础。正常情况下就有一部分合成好的溶酶体酶会被分泌到细胞外，这部分酶可以通过与细胞表面广泛存在的甘露糖-6-磷酸受体结合，而后被清理掉或转入溶酶体内，这就意味着在疾病状态下通过补充外源性的酶来治疗疾病的时候，酶分子也可以被有缺陷的细胞所摄取，从而达到治疗疾病的目的。理论上来讲，补充酶的途径有很多种，可以是直接给予重组的酶蛋白，也可以是来自神经干细胞移植后的移植物，或者是通过基因治疗的载体导入基因以后，在体内表达。这些治疗方法都曾用 CLN1 和 CLN2 病的老鼠模型进行过实验，从行为改善、病理改变、神经损伤和预期寿命等方面来讲，这些治疗方法表现出来的治疗效果各不相同。

酶替代治疗对脑外器官可能有效，但因为血脑屏障的存在，使酶分子不能进入中枢神经系统。直接把人类神经干细胞（HuCNS-SC）移植到 CLN1 病老鼠模型的脑内，可以把缺失的 PPT1 酶带进去，减少了沉积物，保护了易损神经元细胞，从而使老鼠的运动功能有所改善。有了这些鼓舞人心的临床前期试验数据，美国就开始了 HuCNS-SC 细胞的Ⅰ期临床试验，把 HuCNS-SC 细胞移植给了已证实有 CLN1 或 CLN2 基因突变的患者。用新一代的腺病毒相关载体（AAVs）对 CLN2 病老鼠模型进行了基因治疗，实验结果显示更加有效，特别是在疾病早期阶段开始的治疗，效果要更好。近来，在康奈尔大学进行了 CNS 基因治疗的Ⅰ期临床试验，该试验是由 AAV2 介导的，尽管疗效有限，但为今后用 AAV. rh10 载体进行临床试验铺平了道路，AAV. rh10 载体曾在 CLN2 病老鼠模型的实验中显示出很好的治疗效果。相比而言，对 CLN1 病老鼠模型的基因治疗就没有取得这么好的成绩，只是预期寿命有所延长，而对病理改变和行为学改善方面作用有限。对于疾病导致的 CNS 和内脏器官的病变，看起来需要采用联合治疗的策略。近来对 CLN1 病老鼠模型进行了联合治疗实验：中枢神经系统定向基因治疗联合骨髓移植，结果显示老鼠的寿命延长了一倍，这份报告对联合治疗的策略给予极大的支持，目前面临的挑战是要找到一种方法，能把这些治疗策略成功地应用于临床实践。

前面的试验算是取得了一些进步，与之相比，对那些因跨膜蛋白缺陷而导致的 NCL 来讲，治疗方面就面临着更大的挑战。这些蛋白质存在于各种不同细胞器的膜上，不能释放出来，从而也不能通过"交叉-纠正"的作用来治疗有缺陷的细胞，并且有证据表明这些蛋白质的过度表达也是有害的。尽管 CLN3 蛋白的正常功能还没有搞清楚，但通过对 Cln3-缺陷老鼠模型出现的病理级联反应的研究，还是得出了很多有用的信息，其中有两个现象比较重要，一个是在 CLN3 病模型老鼠的大脑中，谷氨酸的水平明显升高，这可能会引发神经的兴奋性中毒，另一个是 CLN3 病的患者和老鼠模型均出现了自身免疫反应。在动物实验中，Cln3 缺陷老鼠在给予了某些谷氨酸受体拮抗剂以后，其病理和行为学方面得到了一定程度的改善，但现在这种药物还没有进入临床试验阶段。通过对自身免疫反应的基因表达封闭疗法也显示出了相似的治疗效果，并且用免疫抑制剂麦考酚酸酯（CellCept，译者注：晓悉，一种最新型的免疫抑制剂）治疗以后，同样产生了一些效果，根据这些临床前期的实验数据，美国开展了麦考酚酸酯的Ⅰ期临床试验，入组患者要求有明确的 CLN3 突变，为经典的青少年型 NCL 患者。虽然对多种类型 NCL 进行的试验性治疗均取得了不错的效果，但也要注意到，事实上还没有一种方法适用于常规的临床治疗。

治疗指南

目前，对所有 NCL 均无有效的或者可以改变疾病进程的治疗方法，对这类疾病提供的医疗服务只是为了缓解症状，减少疾病造成的痛苦和由此带来的生活上的不便，尽可能久地维持患者的生活技能。癫痫发作的控制比较困难，需要由专业人员定期随访患者，严密监测治疗的效果，适时调整药物的治疗方案。由于这类疾病的病情在不断地进展，医疗干预和教育目标需要家人、学校、医疗团队和社区服务机构等各方面进行充分的沟通，取得一致的同意，这就需要跨学科、跨部门的专家进行多方协作。

更多有用的资料和网站

Mole SE, Williams RE, Goebel HH (eds.), *The Neuronal Ceroid Lipofuscinoses (Batten Disease)*, Oxford University Press 2011, provides a much more comprehensive and up-to-date reference for all aspects of these disorders than can be provided in this brief guide.

Mole SE, Williams RE. Neuronal ceroid lipofuscinoses. *GeneReviews*, NCBI Bookshelf (http://www.ncbi.nlm.nih.gov/books/NBK1428/)

- www.bdfa-uk.org.uk
- www.bdsra.org
- www.ucl.ac.uk/ncl
- www.bartimeus.nl
- www.seeability.org
- http://tinyurl.com/newpsdl

第十九章
其他溶酶体病
Other Lysosomal Disorders

Bryan Winchester 和 Timothy M. Cox 著

任守臣 译 焉传祝 王拥军 审校

引言

本章内容包括两个典型的溶酶体贮积病，这两种疾病在其他章节中还没有出现过，一种是 Farber 病，另一种是酸性脂肪酶缺乏，后者可能是一种新的溶酶体核酸转运缺陷病。另外还讨论了一种溶酶体蛋白酶的功能和病理，这种酶叫组织蛋白酶，这种酶的缺乏会引起各种各样的临床表现。本章还有一些内容是关于溶酶体相关细胞器生成障碍性疾病，还有些内容是关于溶酶体识别标记物——甘露糖-6-磷酸，讨论了它的生成过程缺陷有可能出现的情况，如非综合征性口吃，并为溶酶体广泛的生理作用提供了更多的证据。

法伯（Farber）病：酸性神经酰胺酶缺乏（OMIM：22800）

Farber 病是一种罕见的常染色体隐性遗传的溶酶体内鞘脂沉积病，至今报告的病例不超过 100 例，该病是因酸性神经酰胺酶（N-酰基神经鞘氨醇氨基水解酶，ASAH1：EC 3.5.1.23）的缺乏所致。从遗传的角度来讲，患本病时大多数细胞内的碱性神经酰

胺酶活性不受影响。受酸性神经酰胺酶缺乏的影响，大多数组织细胞的溶酶体内会出现神经酰胺的沉积，包括心脏、肝、脾和肺。Farber 病又称 Farber 脂质肉芽肿病，这是因为该病会在关节的附近和其他受压部位的皮下形成多发的结节。尽管该病的发病率不高，但根据发病年龄、病情严重程度和发生神经酰胺沉积的组织分布，又把 Farber 病分为 7 种亚型，1~5 型又分别称为经典型、中间型、轻型、新生儿型和神经进展型，6型是一种偶然发现的 Farber 病合并 Sandhoff 病，7 型是因一种鞘脂激活蛋白原缺乏而导致的酸性神经酰胺酶功能缺陷，还合并有 β-半乳糖脑苷脂酶和 β-葡糖脑苷脂酶活性的缺乏。这类疾病的患者，在他们的神经和内脏等部位，从新生儿期就开始出现脂质的沉积，起病后病情会快速持续地进展。在体外，酸性神经酰胺酶可以由激活蛋白 D 所激活，但目前还没有发现单纯激活蛋白 D 缺乏的患者，也有鞘脂激活蛋白原基因的激活蛋白 D 编码域出现突变的大鼠模型，在它们的肾和脑组织中出现了神经酰胺的沉积，这提示在体内鞘脂类物质的代谢过程中，激活蛋白 D 也发挥了一定的作用。Farber 病的临床特点包括：关节肿痛、皮下结节、肺部浸润和喉部受累后出现的进行性声音嘶哑。除轻症的 3 型患者以外，其他类型 Farber 病的初始症状出现

在生后的 2～4 个月，一般在 1 岁内死亡，但也有报道，部分未出现神经系统严重受累的患者，也可以有更长的预期寿命。大部分患者的精神运动发育是正常的，在疾病的晚期阶段会出现逐渐退化的表现，重症患者会出现角膜云翳、肝脾大、显著的组织细胞增多症，常在 6 个月前死亡（4 型），也有报告出现了胎死宫内的情况。

病理生理学

所有鞘脂类物质在溶酶体内的分解代谢过程中均会产生神经酰胺，酸性神经酰胺酶的缺乏会导致大多数组织细胞的溶酶体内出现神经酰胺沉积，而其他细胞器或胞浆中不会出现沉积的神经酰胺。神经酰胺在尿中的浓度会出现极度的升高，但在患者的血浆中，神经酰胺的浓度是正常的。在溶酶体内沉积的神经酰胺似乎对它自身的调控作用和对它在其他细胞器中衍生物的调控作用（比如它们在凋亡中的调控作用），均没有直接影响。神经酰胺的沉积可能是改变了细胞质膜的流动性和载体的形成，进而影响了受体介导的信号转导过程。

遗传学

现在已经克隆出了酸性神经酰胺酶的基因（ASAH1），在患者的身上已经发现了 20 余种突变，因为可供分析的患者数量非常少，目前还不能得出任何的基因型-表型相关性方面的结论。临床严重程度和病理状态下残余酶的活性没有相关性，但临床表现和溶酶体内沉积的神经酰胺的水平直接相关。

诊断

既往对 Farber 病的诊断需要检测培养的成纤维细胞中沉积的神经酰胺，用这种方法需要在培养基中加入 [^{14}C] 硬脂酸标记的硫苷脂或鞘磷脂，孵育 1～3 天，也可以提取出来神经酰胺去检测酶的活性，这种底物不需要标记。或者检测白细胞和培养的成纤维细胞中的酸性神经酰胺酶的活性，这种方法可以用人工合成的底物，需另外加入去垢剂。近来开发了一种荧光检测法，它先把合成的底物与羟基香豆素结合在一起再进行检测，用这种方法检测细胞中的酸性神经酰胺酶活性比较简单，从而使 Farber 病的诊断更为容易，也替代了那些有辐射的方法。有一种新的质谱法，可以对来自培养的成纤维细胞提取物中的鞘磷脂浓度进行定量检测，也可以用于 Farber 病的诊断。对携带者的检测需要依靠突变分析，通过检测 CV 和 CAC 中的神经酰胺酶活性或行 CAC 的脂质超载试验，可对该病进行产前诊断，如果已经知道了家族成员所携带的基因突变，也可以选择基因检测的方法进行产前诊断。

治疗

骨髓移植可以改善婴儿型 Farber 病患者的外周表现，但神经系统症状还是会持续恶化，这一点即使是对轻症患者也不例外。对那些没有神经系统受累的患者，进行异体干细胞移植以后，肉芽肿和关节挛缩的问题可以得到彻底解决，患者的活动能力和关节的灵活性可以得到极大改善。基因治疗还处于临床前的试验阶段，试验是把 Farber 病患者的造血干细胞通过慢病毒载体转入可以过度表达人类酸性神经酰胺酶的基因，再把造血干细胞移植给大型动物模型。

鸣谢

在此，作者对 Thierry Levade 教授为本节所做的审阅工作表示感谢！

溶酶体酸性脂肪酶缺乏：Wolman 病和胆固醇酯贮积病（OMIM：278000）

溶酶体酸性脂肪酶（LAL）的缺乏

（EC3.1.1.13）在临床上主要会出现两种表型，Wolman 病和胆固醇酯贮积病（OMIM：278000）。Wolman 病是溶酶体酸性脂肪酶活性的完全缺失所致，又称为原发性家族性黄瘤病，伴有肾上腺钙化。该病的病情进展非常迅速，主要临床特点是出现生长发育停滞、严重的腹泻、呕吐和肝脾大，在生后的最初几周内这些症状就已经变得非常明显了，常在 6～8 个月死于恶病质合并周围性水肿。多数患者会出现肾上腺钙化，通过放射线检查可以很容易地发现这一点。骨髓中可以发现泡沫细胞，后期在外周血中也可以找到这种细胞。内脏器官的细胞内充满中性脂肪，特别是胆固醇酯和三酰甘油，但血中的胆固醇和三酰甘油是正常的。

如果患者的酸性脂肪酶活性仍有部分的残留，临床表现相对较轻，称为胆固醇酯贮积病（CESD），在临床表现上有很大的异质性。其特点是出现肝大，在疾病早期，这种症状可以是唯一的表现，这种情况持续几年以后，又出现身材矮小、慢性胃肠出血、慢性贫血、头痛和腹痛等症状。患者因肝的纤维化常常又引起动脉粥样硬化。这种类型的患者很少出现肾上腺钙化，但可以出现海蓝细胞增多。部分患者可以存活至成年，出现一些难以预料的表现，这使该病的诊断相对比较困难。有些患者在青少年时期就死亡了。肝细胞中的胆固醇酯水平会明显升高，而三酰甘油仅出现轻-中度升高。这种类型的患者会出现高脂血症，并且有血中高密度脂蛋白（HDL）明显降低，肝酶轻度升高。

病理生理学

因 LAL 的缺乏，胆固醇酯不能释放出胆固醇，从而导致内源性的胆固醇合成增加，LDL-受体基因的表达上调，Apo-B 脂蛋白的合成也增加，这使得脂蛋白转运到溶酶体内的量增多，特别是在肝中这种情况更加明显。Wolman 病和 CESD 的临床表现就是由胆固醇酯和三酰甘油在组织中的沉积所致，有些继发性反应也参与了发病过程，比如脂蛋白氧化过程产生的细胞毒性作用。

遗传学和流行病学

溶酶体脂肪酶是由 LIPA 基因所编码的，该基因位于 10 号染色体（10q23.2-q23.3），现已被克隆，对 Wolman 病和 CESD 患者可以检测出该基因的突变（见"更多阅读"列表中的 Lugowska 和 Tylki-Szymanska，2012）。一般来讲，在 Wolman 病患者身上发现的突变会导致酸性脂肪酶活性的完全丧失，而 CESE 患者所携带的突变仍可以使酶残留有部分活性。Wolman 病出现的基因突变没有发现明显的热点，因该病在总人口中非常罕见，出生人口发病率低至 1/35 万，然而在伊朗的犹太人社区（该病也是在这个社区的人群中首先报道的），通过检测 pG87V 基因突变，对新生儿进行筛查，推测这个人群的出生人口突变基因携带率高达 1/4200。CESD 患者中最常见的突变形式是剪切位点 254-277 的缺失突变，该突变产生的 LAL 残留有部分酶活性，即使是出现这种形式的杂合突变，也足以防止出现严重的 Wolman 表型。在德国，通过检测 del254-257 这种最常见突变形式的人口携带率，并估算这种突变形式在所有 CESD 患者中所占比例，推测出这个人口中 CESD 出生人口发病率为 25/100 万。结果提示 CESD 的诊断是不够的，因为文献报道的病例数要远远低于这个频率。

诊断

无论是 Wolman 病，还是 CESD 患者，他们所有组织中的酸性脂肪酶活性都明显不足。这个可以通过各种底物来检测白细胞或培养的皮肤成纤维细胞中的酸性脂肪酶活性，这些底物包括放射标记的甘油三酯和胆固醇酯，或者是用带有 4-甲基 7-羟基香豆素

和 *p*-硝基苯酚的人工合成的脂肪酸酯，若结果表现为酶活性缺乏，就可以做出诊断了。如果条件许可，应该进行基因的突变分析来证实诊断。产前诊断可以通过直接检测胎儿样本中的酶活性，这个也可以用人工合成的底物或放射标记的胆固醇油酸酯，但若已经知道了家族成员所携带的致病性基因突变，应该首选分子检测的方法。

治疗

通过造血干细胞移植治疗 Wolman 病已经有过几例成功的报告，他们采用的是 BMT 或非血缘脐血移植。对酸性脂肪酶缺乏症的老鼠模型进行了 ERT 试验，其结果非常令人鼓舞。基于这种临床前期的试验结果，现在对 Wolman 病和 CESD 患者的 ERT 试验也正在进行中，用的是从鸡蛋中生产的重组人类酸性脂肪酶。

平衡型核苷载体 3 缺乏——一种新型溶酶体载体缺陷病？

家族性 Rosai-Dorfman 病、Faisalabad 组织细胞增多症、H 综合征和色素沉着性多毛症伴胰岛素依赖性糖尿病，发现这些疾病的患者均携带有人类平衡型核苷载体 3（ENT3/SLC29A3 基因）的基因突变，他们还有一个共同的临床特征——出现组织细胞增多症。巨噬细胞自身不能从头合成核苷酸，要依赖它的强吞噬活性，把吞噬的 DNA 或 RNA 在溶酶体内降解，再重新分配这些来自溶酶体的核苷酸。假设溶酶体的 ENT3 出现了问题，核苷酸就会在溶酶体内沉积下来，从而引发了一个级联反应，导致巨噬细胞的功能异常，这就像在上述疾病中所观察到的那样。然而 ENT3 不仅定位在溶酶体膜上，也出现在线粒体膜上，对它在细胞内转运核苷酸的功能，目前还不十分了解。

溶酶体蛋白酶缺乏，组织蛋白酶病

从遗传的角度来讲，目前至少已经报道过 15 种溶酶体蛋白酶或组织蛋白酶。大多数的这些蛋白酶在它们的活性位点上有一个起催化作用的半胱氨酸残基，所以称为半胱氨酸蛋白酶，但组织蛋白酶 C、E 和组织蛋白酶 A、G 在它们的活性中心分别是有一个起催化作用的天冬氨酸残基和丝氨酸残基，这些蛋白酶主要是肽链内切酶，比如从多肽链的内部把多肽链裂解开，但是组织蛋白酶 C（二肽酶 I）和 X 是真正的外肽酶（肽链端解酶），而组织蛋白酶 B 和 H 兼具肽链内切酶和肽链端解酶两种活性。在细胞内吞途径上的每一个小囊泡中均有组织蛋白酶的存在，有些组织蛋白酶的表达有其组织、细胞或囊泡等空间位置上的特异性，比如组织蛋白酶 E 在胞内体，组织蛋白酶 G 在中性粒细胞的嗜天青颗粒等，而组织蛋白酶 B、C、H 和 L 却在细胞内的任何区域均有表达。某些细胞也可以把组织蛋白酶分泌到细胞外去执行特定的功能，比如降解细胞外的基质等。除了在溶酶体内对蛋白的降解作用以外，有些特殊的组织蛋白酶还在抗原递呈过程中发挥作用，也在胞内体/溶酶体处理蛋白过程的各个节点上发挥作用，还在细胞的凋亡过程中发挥作用。也有关于非组织蛋白酶的溶酶体蛋白酶方面的报告。

总体来讲，溶酶体蛋白酶的功能就是把所有的多肽降解为相应的氨基酸，可能还有少量的二肽。目前还没有出现过溶酶体降解蛋白的功能全部丧失这样的情况，推测来讲，这可能是因为当某种组织蛋白酶缺乏时，基于蛋白酶在底物选择方面具有的兼容性，这种缺乏的蛋白酶的功能就可以由其他的组织蛋白酶所替代。目前对组织蛋白酶在底物选择性这方面的了解还很少，经常会用一些合成的或纯化的多肽进行底物选择性方面的研究。然而，如果是发现某一种组织蛋白酶的缺乏与某种疾病的发生有关，就能反映出特定多肽底物的水解出现了问题，但也不清楚这种多肽底物究竟是什么。比如组织蛋白酶 C 缺乏与 Papillon-Lefèvre 综合征有关，组织蛋白酶 D 的缺乏与 NCL10 有关，而组织蛋白酶 K 的缺乏与免疫性疾病有关，还与窒息性胸廓发育不良有关。因为组织蛋白酶和其他溶酶体蛋白酶在细胞进程的众多方面均发挥着非常重要的作用，即使抛开它们对溶酶体内大分子蛋白质的降解作用，它们的缺乏也无疑会导致广泛的疾病。要了解组织蛋白酶的这种多重功能，可以举例说明，比如组织蛋白酶 A 缺乏时会引起半乳糖唾液酸贮积病，这是因为组织蛋白酶 A 在多酶复合体的形成过程中起一种稳定剂的作用，这与它的蛋白水解活性无关（见第十五章）。因为半乳糖唾液酸贮积病的主要生化特征是出现了糖蛋白的分解代谢障碍，因此才把这种疾病归类于糖蛋白贮积病。

溶酶体相关细胞器的生成障碍

（由 *Timothy M Cox* 供稿）

许多基因的缺陷会影响到蛋白复合物，这些蛋白复合物与溶酶体及其相关细胞器的生成和功能有关，比如黑素小体就是这类溶酶体相关的细胞器，局部白化病就是这种细胞器出现问题的常见表现。有几种不同的细胞器，各有其独特的功能，均与溶酶体非常相似，它们被称为溶酶体相关细胞器。这些细胞器包括血小板中的 δ 颗粒、内皮细胞中的 Weibel-Palade 小体、淋巴细胞中的裂解颗粒和免疫突触相关囊泡、中性粒细胞中的嗜碱性颗粒和嗜天青颗粒、2 型肺泡上皮细胞中的板层小体、黑质纹状体通路上儿茶酚胺能神经元中的神经黑色素颗粒以及虹膜、脉络膜和皮肤中的黑素小体。与溶酶体有诸多相似之处，这些细胞器也有相似的膜结构，并且大多也会维持一种酸性的 pH 环境。

胞内体-溶酶体囊泡运输网络的几个不同环节均可以发生障碍。白化病综合征这类疾病出现了囊泡的转运障碍，其后果与其他溶酶体疾病有部分相似，另外，这些囊泡转运障碍还会影响到溶酶体的生成，并导致同一体系中其他细胞器及相关蛋白的转运出现异常，有时候还会影响到某些特定颗粒及其内容物的释放。典型情况下，大多数这类疾病都会影响到黑素小体和血小板致密颗粒，其他相关的细胞器有时会受到影响，有时也可以不受影响。色素的异常，包括毛干中的色素分布异常（比如 Chédiak-Higashi 综合征）和血小板功能/结构损害，常常是这类疾病出现的最初表现。

生成正常功能的溶酶体和溶酶体相关细胞器，首先要有这些运输囊泡和膜结构的形成，这一过程中发生的遗传性缺陷所导致的广泛影响，说明它们具有共同的生物合成机制，另外也提示，在分化完成的细胞内，其分子生理学过程的复杂性。

赫曼斯基-普德拉克（Hermansky-Pudlak）综合征

Hermansky-Pudlak 综合征（HPS）是一组影响特定分泌性细胞器的常染色体隐性遗传病，该病特征性的表现是出现血小板异常而导致的出血倾向，皮肤、毛发、虹膜的色素脱失，以及各种炎症性的合并症表现，包括：肉芽肿性结肠炎、心肌病和严重的肺部纤维化。发生这类疾病的根本原因是因为细胞内的小分子在定向转运至溶酶体或相关细胞器的过程中发生障碍，比如，酪氨酸酶相关蛋白如果被错误地转运至早期胞内体，或者，即使转运到了黑素小体，但因分泌障碍导致病理性的滞留，就会引起白化病，而在骨髓的淋巴细胞、单核细胞和巨噬细胞内就会出现蜡样脂褐素的沉积。如果肺的 2 型肺泡上皮细胞释放表面活性物质的过程出现障碍，将会导致肺的炎性损伤、肺气肿和肺纤维化。如果出现血小板的 δ-颗粒缺乏，会引起 ADP 的分泌障碍，进而影响到血小板的聚集功能，这将导致皮肤容易出现瘀斑、黏膜出血，或在手术和外伤之后发生严重的出血，女性患者还可以表现为月经过多，孕期和分娩过程中的出血性合并症等。眼睑白化病是因为黑素小体的形成过程出现了障碍。

如果患者为白皙的皮肤、蓝色的虹膜、白色或黄色的毛发（青春期以后，毛发的颜色可能会加深），又出现了结肠炎或肉芽肿性结肠炎，临床上应考虑到这类疾病的可能，但这类患者常常会被误诊为克罗恩病。这类患者往往容易出现皮肤淤斑和出血倾向，化验可有出血时间的延长和血小板的功能试验异常。骨髓检查可以见到巨噬细胞中的色素颗粒，尿沉渣中由于含有蜡样质而出现自发荧光，口腔黏膜活检的标本中也可以见到自发荧光的物质。长期暴露在光线下与皮肤损伤和皮肤癌有很强的相关性。由于眼球震颤和畏光，导致频繁的眨眼，这些患者也可以出现轻度的视力损害，幸运的是，出现失明的情况非常罕见，在儿童期以后视力损害往往就不再继续加重了。在晚期会出现致命性的肺纤维化和呼吸衰竭，这些症状可能会提醒医生考虑到这种常染色体隐性遗传病的诊断，有时候详细的家族史可以使诊断变得更加明确。

HPS 从遗传学的角度又可以分为 9 种不同的类型，其中 1 型和 3～9 型的患者，其发生病变的蛋白影响的是溶酶体相关细胞器复合体 1～3（BLOC1～3）的生成。这些类型 HPS 的确定诊断需要进行 BLOC1～3 家族成员基因的突变分析。Hermansky-Pudlak 综合征 2 型（HPS2）是由于 ADTB3A 基因突变所致，这个基因编码的是 AP3 结合蛋白复合体的 β-3A 亚单位，该蛋白质与跨高尔基体网络和晚期胞内体之间的囊泡形成有关。HPS2 的患者因有先天性的中性粒细胞减少而导致免疫缺陷，还会出现血小板功能缺陷和部分性白化病。

在大多数人群中 HPS 都极其罕见，世界范围内 HPS 的发病率在 1/100 万～1/50 万，1 型 HPS 在波多黎各的西北部地区发病率相对较高，该病在这个地区的发病率约为 1/1800，3 型 HPS 在波多黎各的中部地区也比较常见，此外在日本，还有瑞士的一个隔离地区，该病也有相对较高的发病率。

Chédiak-Higashi 综合征（先天性白细胞颗粒异常综合征，契-东综合征）

这种疾病的特征性表现也是出现眼睑白化病和血小板致密颗粒缺陷而导致皮肤容易出现瘀青和出血倾向，该病还容易发生反复的感染，这是因为这种疾病会出现中性粒细胞减少、趋化功能受损、杀菌活性降低和自然杀伤细胞的功能异常。多数患者会有一段时间出现多器官的淋巴细胞组织细胞浸润，这类似于淋巴瘤，好像是由 EB 病毒感染以后诱发的。患者常常在儿童期死于感染、出血或病情的迅速恶化。如果患者出现了部分性白化病、畏光、眼球震颤、嗜酸性粒细胞体积增大、骨髓的原始粒细胞和早幼粒细胞中出现过氧化物酶阳性的包涵体、中性粒细胞减少、反复的感染或患有恶性淋巴瘤，应该考虑到 Chédiak-Higashi 综合征的可能，这种病的患者常在 10 岁左右死亡。

在周围血的粒细胞和其他细胞中可以见到巨大的溶酶体或大胞浆颗粒（图 19-1）：

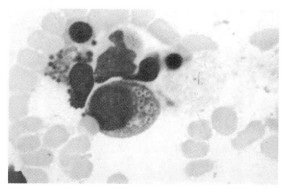

图 19-1（见书后彩图）　照片为显微镜下显示的 Chédiak-Higashi 综合征患者周围血中空泡化的淋巴细胞

若是在黑色素细胞内，可以形成巨大的黑素小体。Chédiak-Higashi 综合征的患者，因为其中性粒细胞和巨噬细胞的胞内运输出现问题，会导致这些细胞杀灭吞噬溶酶体中微生物的能力受损；溶酶体在与吞噬体相互融合的过程中，它的脱颗粒过程受阻，会影响对细菌的消化功能，而本病的细胞毒性 T 细胞分泌溶菌素颗粒的过程也会受到影响，所以 Chédiak-Higashi 病患者的先天性免疫功能和获得性免疫功能均受损，从而出现这两方面的免疫缺陷。因细胞内分子的调控障碍，T 细胞激活后的抑制过程也受到影响，此时，一旦受到某种因素的激发（如 EB 病毒感染），T 细胞被激活以后，有可能导致巨噬细胞-淋巴细胞增殖和炎性细胞因子释放的失控（噬血综合征），临床上出现肝脾大、全血细胞减少和骨髓中巨噬细胞的嗜血现象（图 19-2）。

据报道，溶酶体转运调节因子的基因（*CHS1/LYST*）发生纯合或复合杂合突变

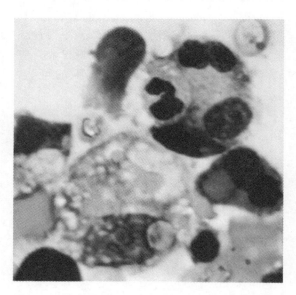

图 19-2（见书后彩图） 照片为显微镜下显示的嗜血综合征（HLH）患者骨髓中的巨噬细胞吞噬了细胞碎片的表现。［Reproduced from Mehta A，Hoffbrand，V，*Haematology at a Glance*（2nd edn.）. Oxford "Blackwell Publishing Ltd，2005：p. 88，with permission.］

也与本病的发生有关，该基因编码的是一种胞质蛋白，与膜的融合功能有关，突变以后会使它与细胞骨架中微管的相互交联遭到破坏，这样一来就会影响到细胞内蛋白质向溶酶体和胞内体的定向转运。膜的融合或分离失控，诱发了巨大分泌性溶酶体和其他细胞器的形成，进而影响到了细胞内其他物质的转运。抗原的递呈过程需要有正常的囊泡运输和主要组织相容性复合体-Ⅱ（MHC-Ⅱ），Chédiak-Higashi 综合征导致抗原递呈细胞的装载腔扩大，也延迟了抗原的处理和递呈过程。主要组织相容性复合体-Ⅱ分子向胞质膜的转运过程出现障碍，这样看来就会影响到抗原的递呈。

Griscelli 综合征

这种综合征有 3 种变异型：一种是白化病单纯型（Ⅲ型），另外两种分别还伴有免疫缺陷（Ⅱ型）或神经系统缺陷（Ⅰ型）。Griscelli 综合征 Ⅱ 型伴有免疫缺陷，是由 Rab27a 突变所致，这是一种可溶性的 GTP 酶，它调控着黑素小体向外周黑素细胞的运动，并调控着细胞毒性 T 淋巴细胞中溶菌颗粒的外分泌过程，这样一来，如果 Rab27a 缺乏以后将会引起色素的分布异常和 T 淋巴细胞的功能异常。Griscelli 综合征 Ⅰ 型会伴有神经系统的症状，该类型是由动力蛋白（肌球蛋白 Va）的突变所致，这种蛋白质与 Rab27a 相互协作，沿着肌动蛋白纤维，共同参与黑素小体的转运，但不参与 T 细胞溶菌颗粒的外分泌过程。Griscelli 综合征 Ⅲ 型患者只有色素分布的异常，而不伴有其他的问题，这种类型的 Griscelli 综合征是由黑素亲和素的突变所致，这种蛋白质只存在于色素细胞中，与 Rab 和肌球蛋白 Va 相互协作，形成复合体，与囊泡转运及膜运输有关，包括黑色素细胞中黑素小体的转运。Elejalde 综合征是一种罕见的变异型，该病主要影响的是周围神经，不伴有淋巴细胞或免疫功能的缺陷。

溶酶体生成障碍性疾病的治疗

这类疾病通常比较严重，常常会影响多个系统，从表面上来看，患者经过几年的稳定期之后，病情会突然快速恶化，呈现为急性病的特点，从而给诊断带来困难。下面简要介绍一下，对这类复杂的患者应该考虑到的处理原则。

- 眼部皮肤白化病：本病患者在临床表现上的变异可能会比较大，但在适当的情况下，对光线造成视网膜损害以后出现的视力下降，应采取措施给予帮助，特别是对那些上学的孩子。还应该进行皮肤保护，预防高强度紫外线和可视光诱发的皮肤损伤和皮肤癌。

- 出血表现的处理：可能会需要输注血小板，也可能要用到去氨加压素（DDABP：1-脱氨-8-D-精氨酸加压素），这种药物需要经胃肠外给予，来短期内改善血小板的功能，特别是在某些外科小手术的时候，比如在拔牙和生产的过程中，预防严重的出血。考虑到血小板功能有缺陷，要避免服用像阿司匹林这类的非甾体类药物。

- 患有 Chédiak-Higashi 综合征的孩子和成人容易出现严重的细菌感染，比如金黄色葡萄球菌、链球菌或革兰阴性菌，也容易出现念珠菌或曲霉菌等真菌的感染。针对常见的病毒和细菌感染，比如流感病毒、嗜血流感杆菌和肺炎双球菌，应该进行免疫接种。推荐积极而恰当地使用抗微生物制剂（如果有指征，也包括胃肠外给予抗真菌药物和抗病毒药物），来降低感染造成的不良后果。

- Hermansky-Pudlak 综合征出现肉芽肿性结肠炎可能会引起肠穿孔或者严重的肠出血，这种疾病对抗炎药物治疗的反应还比较好，包括皮质激素类药物。肺部纤维化（出现这种情况，有一部分原因是因为 2 型肺泡上皮细胞释放表面活性剂的功能受损）的病情进展迅速，可能需要在家进行氧疗，也有几个关于肺移植治疗成功的案例报告。创造一个无烟的环境，针对肺炎球菌进行的免疫接种，积极治疗呼吸道感染等这些措施，对于保护肺功能和延长无症状生存期是有益的。然而，预防性应用抗微生物药物的作用并不确切。

- Chédiak-Higashi 综合征和 Griscelli 综合征 2 型的患者有可能会出现嗜血综合征，这是一种暴发性疾病，与自然杀伤细胞和细胞毒性 T 细胞的功能受损有关，激活的淋巴细胞和组织细胞大量增殖，失去控制，伴随着炎性细胞因子的释放，引起发热、肝脾大和全血细胞减少，发病后不能被早期识别，就有可能对生命造成威胁。该病由病毒感染诱发，尤其是 EB 病毒。治疗的首要目标是控制住快速进展的炎症反应过程，可以用免疫抑制剂、免疫调节剂和抑制细胞生长的药物。曾报告一例 Chédiak-Higashi 综合征患者，在联合应用糖皮质激素、环孢素和依托泊芬失败后，改为利妥昔单抗和环孢素治疗后获得了成功。在病情的快速进展被控制以后，进行造血干细胞移植，用正常功能的效应细胞替代免疫系统中有缺陷的细胞，如果能够度过危险期，就能够降低复发的风险。

结论

溶酶体及其相关细胞器生成障碍性疾病是一个高度专业化的医学实践领域，作为一个新兴的研究领域，需要加强与各中心之间的沟通和协作，听从各方建议，包括遗传咨询机构，以及所有那些能够为疾病的诊断、治疗提供各种各样医疗服务的血液病中心、移植中心，还有相关的综合监护病房（译者注：high-dependency units，HDU；在这种病房里，患者可以得到比普通病房更广泛的照顾，但还达不到进入重症监护室的严重程度，尤其适用于重大手术之后或存在单个器官衰竭的患者），这些都是不可或缺的。在遇到困难的时候，应积极寻求那些来自最好的国际中心的专家建议，比如美国马里兰州国立卫生研究院医学遗传学分会，人类生化遗传学研究室（Section on Human Biochemical Genetics，Medical Genetics Branch at the National Institutes of Health，Maryland，USA.）的 William Gahl 博士和他的同事们。

口吃

　　关于溶酶体功能障碍，近来又报道了一个非常有趣的现象：甘露糖-6-磷酸是溶酶体的识别标志物，在它的生物合成过程中涉及 3 个催化酶，这 3 个酶蛋白分子的编码基因出现突变以后，与患者出现的非综合征性口吃相关[24]。在一个有血缘关系的巴基斯坦大家族中发现，N-乙酰葡糖胺-1-磷酸转移酶的基因（GNPTAB）出现 Glu1200Lys 的错义突变与患者出现的口吃相关。在这个家族中的绝大多数患者携带有 GNPTAB 基因的纯合或杂合突变。但是，其中也有些人虽然携带有这种基因的一个，甚至两个突变，却没有发病，这提示有不完全的外显率。这个家族中还有 3 个患者没有发现 GNPTAB 基因的突变，这说明 GNPTAB 基因的突变不是区分发病与否的绝对标准。在其他无血缘关系的口吃患者中，还发现了 GNPTAB 基因的另外 3 种突变形式，而在对照组中没有发现这些类型的突变。在亚洲和欧洲血统的口吃患者中发现了编码 N-乙酰葡糖胺-1-磷酸转移酶

（GNPT）β 亚单位基因（GNPTG）的 3 种突变，而在对照组中没有发现这 3 种突变。N-乙酰葡糖胺-1-磷酸二酯 α-N-乙酰葡糖胺糖苷酶（NAGPA）是甘露糖-6-磷酸识别标志物的暴露酶（译者按：这种酶的作用是从溶酶体酸性水解酶的甘露糖-6-磷酸识别标志物上移除一个表面的 N-乙酰葡糖胺，从而使带有甘露糖-6-磷酸的酸性水解酶能被溶酶体所识别），也从 6 个无血缘关系的口吃患者中发现了这种暴露酶的 3 种形式的突变，这 6 个患者中有 1 个发生的是纯合突变，5 个为杂合突变，这 3 种形式的 NAGPA 基因突变都可以使细胞内的 NAGPA 活性降低[25]。这样看来，溶酶体识别标志物生物合成途径上的缺陷，可能会导致非综合征性口吃或引起黏脂贮积病 Ⅱ/Ⅲ 型。

延伸阅读

Farber 病：酸性神经酰胺酶缺乏

1　Bär J, Linke T, Ferlinz K, et al. Molecular analysis of acid ceramidase deficiency in patients with Farber disease. Hum Mutat 2001; 17: 199–209.

2　Bedia C, Camacho L, Abad JL, et al. A simple fluorogenic method for determination of acid ceramidase activity and diagnosis of Farber disease. J Lipid Res 2010; 51: 3542–3547.

3　Burek C, Roth J, Koch HG, et al. The role of ceramide in receptor- and stress-induced apoptosis studied in acidic ceramidase-deficient Farber disease cells. Oncogene 2001; 20(45): 6493–6502.

4　Ehlert K, Frosch M, Fehse N, et al. Farber disease: clinical presentation, pathogenesis and a new approach to treatment. Pediatr Rheumatol 2007; 5: 15.

5　Levade T, Enders H, Schliephacke M, Harzer K. A family with combined Farber and Sandhoff, isolated Sandhoff and isolated fetal Farber disease: postnatal exclusion and prenatal diagnosis of Farber disease using lipid loading tests on intact cultured cells. Eur J Pediatr 1995; 154(8): 643–648.

6　Levade T, Sandhoff K, Schulze H, Medin JA. Acid ceramidase deficiency: Farber lipogranulomatosis The online metabolic and molecular bases of inherited disease; 0. http://www.ommbid.com

7　Matsuda J, Kido M, Tadano-Aritomi K, et al. Mutation in saposin D domain of sphingolipid activator protein gene causes urinary system defects and cerebellar Purkinje cell degeneration with accumulation of hydroxy fatty acid-containing ceramide in mouse. Hum Mol Genet 2004; 13(21): 2709–2723.

8　Neschadim A, Lopez-Perez O, Alayoubi A, et al. Autologous

transplantation of lentivector/acid ceramidase-transduced hematopoietic cells in nonhuman primates. *Hum Gene Ther* 2011; **22**(6): 679–687.

溶酶体酸性脂肪酶缺乏

9　Lugowska A, Tylki-Szymanska A. Lysosomal acid lipase deficiency: Wolman disease and cholesteryl ester storage disease. *CML – Lysosomal Storage Diseases* 2012; **10**: 1–8.

10　Muntoni S, Wiebusch H, Jansen-Rust M, *et al.* Prevalence of cholesteryl ester storage disease. *Arterioscler Thromb Vasc Biol* 2007; **27**: 1866–1868.

11　Valles-Ayoub Y, Esfandiarifard S, No D, *et al.* Wolman disease (LIPA p.G87V) genotype frequency in people of Iranian-Jewish ancestry. *Genet Test Mol Biomarkers* 2011; **15**(6): 395–398.

平衡型核苷载体 3 缺乏

12　Hsu C-L, Lin W, Seshasayee D, *et al.* Equilibrative nucleoside transporter 3 deficiency perturbs lysosome function and macrophage homeostasis. *Science* 2012; **335**(6064): 89–92.

13　Kang N, *et al.* Human equilibrative nucleoside transporter-3 (hENT3) spectrum disorder mutations impair nucleoside transport, protein localization, and stability. *J Biol Chem* 2010; **285**: 28343–28352.

14　Morgan NV, *et al.* Mutations in SLC29A3, encoding an equilibrative nucleoside transporter ENT3, cause a familial histiocytosis syndrome (Faisalabad histiocytosis) and familial Rosai-Dorfman disease. *PLoS Genet* 2010; **6**: e1000833.

溶酶体蛋白酶缺陷，组织蛋白酶病

15　Brix K. Lysosomal proteases: revival of the sleeping beauty. In: Saftig P (ed.), *Lysosomes*. Landes Bioscience/Springer Science + Business Media, USA.

16　Repnik U, Stoka V, Turk V, Turk B. Lysosomes and lysosomal cathepsins in cell death. *Biochimica Biophysica Acta* 2012; **1824**: 22–33.

溶酶体相关细胞器生成障碍性疾病

17　Bonifacino JS. Insights into the biogenesis of lysosome-related organelles from the study of the Hermansky–Pudlak syndrome. *Ann NY Acad Sci* 2004; **1038**:103–14.

18　Cullinane AR, Curry JA, Carmona-Rivera C, *et al.* A BLOC-1 mutation screen reveals that PLDN is mutated in Hermansky–Pudlak syndrome type 9. *Am J Hum Genet* 2011; **88**: 778–787.

19　Dell'Angellico EC. AP-3-dependent trafficking and disease: the first decade. *Curr Opin Cell Biol* 2009; **21**: 552–559.

20　Huizing M, Helip-Wooley A, Westbroek W, et al. Disorders of lysosome-related organelle biogenesis: clinical and molecular genetics. *Annu Rev Genom Hum Genet* 2008; **9**: 359–386.

21　Kaplan J, De Domenico I, Ward DM. Chediak–Higashi syndrome. *Curr Opin Hematol* 2008; **15**: 22–29.

22　Stinchcombe J, *et al.* Linking albinism and immunity: the secrets of secretory lysosomes. *Science* 2004; **305**: 55–59.

23　Van Gele M, Dynoodt P, Lambert J. Griscelli syndrome: a model system to study vesicular trafficking. *Pigment Cell Melan Res* 2009; **22**: 268–282.

口吃

24　Kang C, Riazuddin S, Mundorff J, et al. Mutations in the lysosomal enzyme-targeting pathway and persistent stuttering. *N Engl J Med* 2010; **362**(8): 677–685.

25　Lee WS, Kang C, Drayna D, Kornfeld S. Analysis of mannose 6-phosphate uncovering enzyme mutations associated with persistent stuttering. *J Biol Chem* 2011; **286**(46): 39786–39793.

第三部分

有关治疗和患者的问题

PART 3　Therapy and Patient Issues

第二十章

当前的治疗方法
Current Treatments

Timothy M. Cox 著

任守臣 译 焉传祝 王拥军 审校

前言

疾病的负担

溶酶体病严重影响着各年龄段人们的生活质量、幸福指数乃至生命。这类疾病的总人口发病率达 1/7500～1/5000 出生活婴,且病程通常会持续多年,这种情况给个人和社会带来巨大的负担。溶酶体和其他细胞器之间不断地进行着功能方面的互动,且溶酶体在无数相互影响的功能活动中都是处于中心的地位,对维持人体的健康起着至关重要的作用。如此一来,溶酶体病可以对全身各系统产生非常广泛的影响,例如对骨骼系统、全身各重要脏器,还有造血系统和免疫系统都有可能造成影响,大多还会引起脑部的损害。截至目前,只有很少几种溶酶体病有有效的治疗方法,但对于大部分患者和家属来讲,这仅有的几种治疗方法也给他们带来了实实在在的希望,这同时也是在强调临床综合治疗和护理的重要性,特别是对那些得不到特效治疗的疾病患者。并且,除了戈谢病之外,真正取得明显治疗效果的溶酶体病也非常少见,即使对戈谢病来讲,在很多情况下治疗效果也不是都能尽如人意,比如对这种病已经造成的骨

骼损害和神经系统损害等。熟知早期诊断的严格指征,并能及时采取有效的治疗措施,这些对于溶酶体病来讲意义非常重大,只有提高对溶酶体病这类罕见病的警觉意识,才能更好地为他们做好服务,但在这方面仍显得任重而道远。

溶酶体病治疗总则

支持疗法和姑息疗法

"有时去治愈,常常去缓解,但总是去安慰"。尽管目前对溶酶体的细胞分子生物学的研究已有了长足的进步,并且在生物医药方面的投入也是巨大的,但是对大部分的溶酶体病患者来讲,现在仍然没有特效的,或者说治愈的方法。这类疾病,特别是那些会累及神经系统的类型,仍表现为"冷酷无情、无可救药"。尽管乐观主义者会说"前景是美好的",但"现在尚不能满足医疗需求"这种说辞,仍让人感觉心灰意冷。

文中所说的"社会负担"和"患者及其近亲所感受的心理压力"仍是难以承受的:这类疾病除了诊断上的困难,还缺乏有效的治疗措施。医疗服务相关部门的从业者,应该设法去解决这类问题,尽可能地为他们提

供恰当的和持续的医疗服务。

临床综合医疗

目前大多数的溶酶体病没有特效的治疗方法，这是一个残酷的现实，但是那些具有丰富治疗和护理经验的人，以及所有医疗行业的从业者们，为那些失去自理能力的患者提供了丰富的医疗资源，来帮助他们缓解症状，为他们的生活提供支持。众人拾柴火焰高，各行各业的人组成一个个工作小组，会获得更高的工作效率，我们特别是要与各种负责转运的临床医护组织，建立起有效的联系，以备不时之需，无论这些组织是位于家庭、救济院、社区医院，还是那些不幸情况下进入的收容机构。

遗传咨询

在面对所有这类疾病的时候，要考虑到患者的一级亲属，也会有患病的遗传基础。为了能在疾病的早期即可以开始合理的治疗，应该对患者的兄弟姐妹进行评估，可以通过检测周围血白细胞或培养的成纤维细胞中的溶酶体酶活性，在确定了家族中的致病性基因突变之后，也可以通过分子遗传学检测来进行证实。

常规处理

失去自理能力的患者，经常会面临一些共同的问题，如便秘、关节畸形、咳嗽、压疮、尿路感染，还有其他一些问题。对此要给予足够的重视，采取一些简单的措施，尽早发现，并及时处理他们的这些问题。比如通过扁桃体和腺样体摘除术，治疗咽鼓管功能障碍和（或）上气道梗阻，而对于有睡眠呼吸暂停的患者，有时候甚至需要进行气管切开，因为通气功能障碍会导致肺动脉压的升高和右心衰竭，这类患者在气管切开之后，能够预防肺动脉高压和右心衰竭。除了通气功能支持之外，对于严重失能

的患者，现在还有许多设计精巧的运动辅助器械，这些都能大大改善患者的生活品质，直接减少护理费用负担，也活跃了患者的生活氛围。

情绪和睡眠障碍以及癫痫发作的控制

合理使用镇静药物、褪黑素、情绪稳定剂和抗癫痫药物，如卡马西平等，对于治疗患者的睡眠障碍有一定的帮助，但药物干预常常效果不太理想。若有个安全而舒适的居住场所，周围环境尽可能保持稳定，长期固定而又富有经验的护理人员，还有熟悉的日常用品、让人愉悦的视觉刺激和随处可得的美妙音乐，再加上经常的亲属访视，这些都有利于对病情的控制。

这类疾病经常会出现各种各样的癫痫发作，长期控制癫痫，需要遵循药物使用规范，选择合适的剂量，监测药物效果，建议定期约见，并酌情到儿科或成人神经病学专家处随访。现在又有了几种新型的抗癫痫药物，这使治疗的手段又有了提高，联合用药常常能使癫痫发作得以有效的控制。

对特定疾病的外科干预和其他处理措施（详见各论章节）

疾病所特有的症状和体征（如骨痛、韧带损伤、鼻窦炎、中耳疾病、角膜混浊、视神经受压、腹疝、脑积水、脊神经和其他周围神经卡压-包括腕管综合征，还有呼吸衰竭、肾衰竭、门脉高压性肝疾病、卒中、胆结石及其合并症、骨髓造血功能障碍和心肌病等）都需要得到合理的处置。具体的干预措施会涉及标准的外科处理，比如关节置换术，或为缓解颅压增高而进行的脑室分流术，对于缓解临床症状，都可能会非常有效。当为那些严重失能的患者进行手术时，一定要遵循知情同意的伦理原则，并要注意

维护他们的生活品质。

患有某种特定溶酶体病的患者，在手术或麻醉方面通常会有特定的要求，为避免出现灾难性的后果，任何处理措施都要在事先考虑周详。篇幅所限，这里只能大概的表述某些在手术中需要注意到的问题，比如对契-东综合征（Chédiak-Higashi）和赫曼斯基-普德拉克综合征（Hermansky-Pudlak）、戈谢病还有尼曼匹克 A/B 型的患者来讲，如果手术时忽略了他们的出血倾向方面的问题，可能会导致灾难性的事故。同样，很多黏多糖贮积病的患者，会有明显的麻醉方面的风险，因为麻醉可能会导致他们发生心肌病，还可能会引起喉部、扁桃体和上下呼吸道软组织水肿，并使寰枢关节的易损性增加，这些都可能会导致围术期的灾难性后果。这类患者进行择期手术之前，都应该先咨询那些对本病有全面了解的专家。

神经病学方面的支持

出现神经功能受损的患者，需要给他们以相应的支持，比如出现了球部麻痹和吞咽功能障碍，需要考虑给予肠内（喂养性胃造瘘术）或胃肠外营养支持，和液体补充治疗（通过留置静脉通路）。神经系统变性的患者可以出现行为异常，包括攻击行为、多动、失眠等，而婴幼儿发病后其认知功能衰退的速度比儿童期更快。通常来讲，行为异常和认知功能障碍是圣菲立波病（MPSⅢ A～D）最主要的临床特征，也可以伴有癫痫发作。晚发型异染性脑白质营养不良、克拉伯病和 GM2 神经节苷脂贮积病（邰-萨病和桑德霍夫病）的患者常常表现为兴奋型的精神心理障碍，包括额叶痴呆，伴有记忆力、洞察力和自控力等方面的功能丧失，这些心理行为异常的表现，可能会让人特别难以应付，尤其是会让看护人还有身边的人感觉难以忍受。

溶酶体病的特效疗法

细胞补充疗法

细胞补充疗法是用造血干细胞（HSCs）来补充受者组织中的骨髓细胞或骨髓源性细胞的功能缺陷。在这类疾病中，还开展了其他移植技术，比如为法布里（Fabry disease）患者进行的肾移植，为达农病（Danon disease）患者进行心脏移植等等。

用这种方法对许多代谢性疾病的治疗，是随着移植技术经验的积累而逐渐开展起来的，特别是骨髓移植技术。通过这种方法把造血干细胞植入免疫抑制状态的受者体内，就有可能为患者补充长期的有活性的酶，但问题是常常缺乏合适的供体，并且在移植过程出现并发症的概率很高，也有比较高的死亡风险，这些都激励着人们寻找更好的替代方案。欧洲骨髓移植小组报告了一组病例，总结了 60 多个接受造血干细胞移植的溶酶体病患者，其中主要为骨髓移植，报告中移植相关的死亡风险为 10%（HLA 抗原一致）到 20%～25%（HLA 抗原不匹配）[1]。

在早期，采用骨髓作为造血干细胞来源，获得成功之后，现在的处理流程通常是首先给供体用刺激造血的集落刺激因子，比如 G-CSF，来刺激其骨髓中的干细胞释放，然后再采集富含 HSCs 的外周血。近来，通过收集无血缘关系而 HLA-匹配的供体婴儿的脐带血，储存下来，这已经可以作为有效的干细胞来源，偶而也可以有来自 HLA 匹配的年轻同胞所储存下来的脐带血。Staba 等[2]曾提议，来自无血亲关系供体的脐带血干细胞，可用于治疗小于 2 岁的严重 MPS Ⅰ型患者。曾观察到，在干细胞治疗后有高达 85% 的无事件生存率。还有报道，干细胞治疗后，患者的生长发育情况得到改善，并且认知功能也有好转，但经过上述治疗，骨骼损害的情况未得到好转。有几个因素会影响到脐血干细胞移植治疗的效果，其中包括供体的状态，尤其是，若供体为杂合子的携带者，他的嵌合程度会对治疗效果产生影响。有些合并症也会影响预后，比如发生在移植后的移植物抗宿主病。

造血干细胞移植补充了溶酶体的降解和回收功能，也补充了受者所缺乏的溶酶体功能蛋白，这些溶酶体蛋白可以由供体细胞来分泌，在一定程度上恢复了受者组织的功能。造血干细胞移植可以治愈戈谢病全身各组织器官的功能缺陷，对 MPS 综合征的某些神经系统外表现也是有益的，但对其神经系统损害却效果不佳。造血干细胞移植对溶酶体病所致的血液系统和免疫系统方面的缺陷也有价值，特别是对契-东综合征、赫曼斯基-普德拉克综合征和 Griscelli 综合征。在瑞典北部地区的几个患者，患的是戈谢病 Norrbottnian 变异型，接受了骨髓移植，但与没有接受这种治疗的患者相比，其神经系统症状没有任何的改善（或说充其量是有争议的）。随着成功的酶学治疗技术的出现，造血干细胞移植治疗戈谢病，已被文中提到的大多数现代医疗卫生保健体系所废止。

黏多糖贮积病的造血干细胞移植治疗

黏多糖贮积病Ⅰ型

用造血干细胞移植（HSCT）治疗 MPSⅠ型，已经有很长时间了，且已明确证明，对 MPSⅠ型患者的全身症状是有效的（但对其骨骼受累和生长发育迟缓方面的疗效不明显）[3]，这种治疗方法还可以阻止神经系统症状的继续进展，改善浸润性心脏病或肝病的预后，从而延长患儿的预期寿命，虽说 HSCT 也可以改善 MPSⅠ型患者的枢椎齿状突发育不良，并且使其生长迟缓和身材矮小也可以得到部分的缓解，但是，即使在婴儿早期就开始进行 HSCT，也不能预防发生那些最主要的骨骼畸形。经过 HSCT 以后，

很多患者眼部的问题得到了改善，但是出现肺部并发症的情况还是比较常见，这些并发症和前期存在的危险因素有关。在移植治疗之前，给予酶替代治疗可以减轻移植所带来的问题，并降低呼吸系统合并症发生的风险。总体来讲，在许多治疗中心，经造血干细胞移植治疗的 MPSⅠ型患者，其长期存活率已经超过了 70%。

黏多糖贮积病Ⅱ型

虽说用脐血或骨髓源性的造血干细胞移植治疗 Hunter 综合征（MPSⅡ型）可以提供足够的酶活性，对疾病的进程也产生了有益的影响，但目前还没有系统的对照研究能给出令人信服的证据，因此 HSCT 在治疗其他黏多糖贮积病方面的地位也是有争议的。因为缺乏有力的研究结果支持[4]，又受到患者保护组织的干预，在 20 世纪 80 年代的英国，HSCT 治疗儿童 Hunter 综合征方面的应用，大部分被暂停了。既往的报告中，只有很少几例 MPSⅡ型的婴儿，在接受了造血干细胞移植后，预后有所改善。但是，由于还存在严重的神经系统问题，导致认知功能损害和预后不良，且移植失败率比较高，还有其他一些后遗症等等的原因，HSCT 在治疗这种类型 MPS 方面没有受到广泛的推崇。

黏多糖贮积病Ⅵ型

造血干细胞移植既往曾被用于治疗 MPSⅥ型（Maroteaux-Lamy 综合征），但因为酶治疗技术在治疗这种类型 MPS 方面更为成功，现在 HSCT 已不再被推崇了。Herskhovitz 等[5] 曾报道了 4 例 MPSⅥ型患者，在接受 HSCT 后，其长期的随访结果显示：患者的面部畸形和部分心脏问题得到了改善，但骨骼病变未得到控制，仍在持续地进展。这种方法对 MPSⅥ型患者的神经系统病变所导致的认知功能损害，治疗效果也不理想。相比而言，酶替代治疗对于这种类型 MPS 的全身各系统表现都是安全和有效的，

并且耐受性也比较好，如此一来，显得 HSCT 对 MPS Ⅵ型患者的临床应用价值就不大了[6]。

造血干细胞移植治疗神经系统病变

用造血干细胞移植的方法来治疗溶酶体病的神经系统病变至今已有 30 多年的历史了。HSCT 用供体提供的健康细胞来替代小胶质细胞和其他非神经元细胞，设想这样就会补充神经系统内的细胞或酶活性的不足，从而改善神经系统的溶酶体功能缺陷。这种治疗方法一直受到强烈的推崇，特别是用于诸如球形细胞脑白质营养不良（Krabbe 病），还有异染性脑白质营养不良的治疗[7]。有明显证据表明，在球形细胞脑白质营养不良的病变组织中心部位可见到巨噬细胞样的细胞和小胶质细胞浸润，但是这两种疾病的外周神经病变（对 Krabbe 病来讲应该是神经根病变）才是导致患者残疾的重要原因。有报告说几个 α-甘露糖苷贮积病的患者，在骨髓移植后，听力得到改善，神经心理测试也提示有持续的神经发育和智力的进步，说明这类患者在 HSCT 治疗后能从中获益。当前，这种非常罕见的病例，在临床上主要作为酶补充治疗的研究对象，而关于 HSCT 治疗经验方面的报告，可能仅来自散发的病例。最近，有一对同胞兄妹在不同的年龄段接受了 HSCT，随访研究发现，在生后 6 个月症状出现之前进行的移植治疗，其获益远大于 13 岁后再进行的移植治疗[8]。

"骨髓移植可以使患 Krabbe 病的儿童（少数为成人）从中获益"，在这个报道出来之后，最近大家都在尝试着用 HSCT（大部分为脐血来源）治疗新生儿期的 Krabbe 病患儿。这批研究中的第一个研究结果已经出来了，比预想的要好，这个报告的研究对象是那些家族中既往有确诊的患者，但其本人尚未经过治疗的患克拉伯病的婴儿。尽管这种治疗方法带有一定的英雄主义性质，但患儿的认知和运动功能还是在不断地恶化[9]。

HSCT 治疗异染性脑白质营养不良的研究结果更加令人失望，目前多数研究中心都避免采用 HSCT 来治疗晚发婴儿变异型的异染性脑白质营养不良症。很显然，当采用 HSCT 治疗时，患者的病情严重程度和进展阶段是决定预后的关键因素。

造血干细胞治疗溶酶体生成障碍性疾病（见第十九章）

行造血干细胞移植治疗以后，赫曼斯基-普德拉克综合征和契-东综合征患者的继发性血小板聚集功能障碍得到纠正。在移植成功以后，供体为受者提供了有正常功能的巨噬细胞、淋巴细胞和巨核细胞，这样就彻底消除了噬血综合征患者在 EBV 感染后出现病情恶化的风险。

酶活性增强疗法

酶替代治疗

酶替代治疗的目的是为了增强溶酶体中酶的活性，包括提高特定病变组织中酶的活性，还包括基因疗法和药物分子伴侣，药物分子伴侣是通过促进酶在细胞内的转运，使其到达溶酶体内发挥酶活性的特定位点，防止酶被过早破坏，从而增强溶酶体中不稳定的酶的活性。

很早就已经意识到，出现在细胞表面的小分子物质，是很容易进入溶酶体内的。这样的话，某些类型的酶缺陷病，特别是那些可溶性的酸性水解酶的缺陷，在给予补充治疗以后，应该是很容易就可以进入溶酶体内的。现在这个推测得到了证实：在某些溶酶体病，比如因不同基因突变所引起的黏多糖贮积病（现在称为 MPS Ⅰ型和Ⅱ型），把来自这两种不同疾病患者的成纤维细胞共同培养，它们的成纤维细胞可以分泌出某些因子，使彼此的生化缺陷都可以得到修复。甘露糖-6-磷酸是溶酶体的识别信号，带有甘露糖-6-磷酸的蛋白就可以根据这一特征，而被定向地转运至溶酶体内。这样一来，带有甘露糖-6-磷酸这种识别信号的蛋白，就有可能会弥补那些遗传性的溶酶体酶功能缺陷。后来又发现包涵体病是因患者的溶酶体内充满了各种各样的细胞碎片，比如Ⅰ型细胞病（黏脂贮积病Ⅱ型和Ⅲ型），从而揭开了甘露糖-6-磷酸修饰溶酶体糖蛋白的机制。

相关机构正准备批复把酶增强疗法用于治疗下面几种溶酶体病，包括戈谢病、法布里病、庞贝病，以及Ⅰ型、Ⅱ型和Ⅲ型黏多糖贮积病。而用于尼曼匹克病B型、α-甘露糖苷贮积病和Ⅳ型黏多糖贮积病的酶增强疗法，现在正处于晚期临床研究，前景也值得期待。还有研究是采用酶替代治疗处理溶酶体病引起的神经系统损害，比如异染性脑白质营养不良，此外还有正在研究的黏多糖贮积病ⅢB型（圣菲利波病B型）和准备进行研究的Krabbe病。第一个用于治疗溶酶体病的酶制剂（也是最成功的一个）是伊米苷酶（重组葡糖脑苷脂酶注射剂™，为部分脱糖基化的人类β-葡糖脑苷脂酶），这种酶制剂是在表达于巨噬细胞表面的甘露糖结合凝集素的介导下，被戈谢病患者的病理组织所摄取。按设想，人组织来源的β-葡糖脑苷脂酶的糖基化异构体经过重构，就暴露出了它末端的甘露糖残基，又历经数年多次失败的试验性研究后，这种治疗方法的效果最终被证明是确定无疑的，能够在体内达到治疗目的，对戈谢病的治疗可以起到高效的酶增强作用，从而通过了审批[10]。经戈谢病患者的试用，现已证实，改良的酶蛋白分子（来自人类的胎盘组织或为基因工程重组蛋白）进入患者的内脏器官或骨髓中以后，可以优先被病理组织中的巨噬细胞所摄取[11]。

表20-1中列出了治疗溶酶体病的酶制剂，这些酶制剂均是以甘露糖和甘露糖-6-磷酸受体为导向，在用于治疗溶酶体病方面，均已经获得官方批准或者处于临床后期的试验阶段。

表20-1　获批用于治疗溶酶体病的酶制剂

获批用于溶酶体病的酶治疗方法
- 戈谢病1和3型（伊米苷酶、velaglucerase alfa、taliglucerase alfa）*
- 法布里病Anderson型（α-半乳糖苷酶和β-半乳糖苷酶）
- 黏多糖贮积病Ⅰ型（拉罗尼酶）
- 黏多糖贮积病Ⅱ型（艾度硫酸脂酶）
- 黏多糖贮积病Ⅵ型（加硫酶）
- 糖原贮积病ⅡA型/庞贝病（酸性α-葡糖苷酶）

酶治疗处于临床开发阶段的疾病
- 尼曼匹克病B型
- 圣菲利波病A和B型（黏多糖贮积病3A和3B）
- 莫奎欧病A和B型（黏多糖贮积病4A和4B）
- 异染性脑白质营养不良
- α-甘露糖苷贮积病

* 只有注射用伊米苷酶获批专用于戈谢病3型

各种溶酶体病的酶治疗方法

戈谢病（见第六章）

经分子重构以后的人胎盘组织来源的β-葡糖脑苷脂酶（阿糖苷酶，Ceredase™，Genzyme公司，Cambridge，MA，USA），被认为是安全、有效的，在1991获批上市，但现在已经被淘汰了。重组人β-葡糖脑苷脂酶，是在中国仓鼠卵巢细胞中表达的蛋白分子，经过修饰，加上甘露糖末端，称为伊米苷酶（Cerezyme™，Genzyme公司），在1995年获批上市。伊米苷酶可以从多个方面来逆转或改善1型戈谢病患者的临床症状，它的出现也革新了一系列关于戈谢病的标准治疗方案。2002年，来自国际戈谢病登记机构的一份报告显示，有1028例患者的血红蛋白浓度、血小板计数、肝脾肿大和骨痛、骨折等一系列指标得到改善。

2010年美国和欧洲批准上市了一种重组人组织源性的β-葡糖脑苷脂酶-Velaglucerase（VPRIV™，希雷人类遗传病基因治疗公司），这种溶酶体酶替代剂是在培养的人纤维肉瘤细胞内经激活了内源性的GBA1基因以后表达的，生成过程需要有糖蛋白分解抑制因子 kifunensine（几夫碱，译者注：一种能抑制甘露糖苷酶的生物碱）的存在，才可以合成高度甘露糖基化的产物。2012 年 5 月，Taliglucerase alfa（Elelyso）被美国食品药品监督管理局批准上市，用于治疗成人的 1 型戈谢病，这种酶制剂也是甘露糖基化的产物，是人源性的 β-葡糖脑苷脂酶经基因工程技术，转由胡萝卜细胞生成的。Elelyso 由辉瑞公司生产和销售，注册在 Protalix 生物医药有限公司名下（Carmiel-Israel），临床应用中最常见的副作用是输液反应和过敏反应。

总体来讲，对初治的患者，与输液相关的反应都比较轻，大多发生在治疗开始的最初几个月，以后发生反应的频率会趋于减少。2004 年由专家组发表了戈谢病的治疗目标和治疗监测指南，在治疗这种疾病时，可根据这个指南制订个性化的最佳治疗方案。这个指南虽可运用于临床实践，也不一定能预测到所有的病情变化，对于特定的患者，在治疗随访过程中，不应该作为一种固定的预期治疗目标。

法布里病

α-半乳糖苷酶 A 从 2001 年开始用于治疗法布里病（见第七章），此外，还有两种竞品酶制剂——半乳糖苷酶-α（Replagal™）和半乳糖苷-β（Fabrazyme™）也在欧洲获批上市，而在美国，截至书写本文时，仅有半乳糖苷酶-β 获得授权。在临床试验中显示，酶治疗方法主要对疾病早期半合子突变的男性有效，可以改善患者的心肌肥厚、肾损害、疼痛，从而提高了患者的生活质量。虽说从许可应用的最大剂量方面来讲，半乳糖苷酶-α（每月 0.2 mg/kg）要远小于半乳糖苷酶-β（每月 1 mg/kg），然而，对于这两种酶制剂之间治疗效果的比较，目前还没有确切的结论。男性法布里病患者常会产生与输液反应有关的抗体，还可能会产生更大的针对半乳糖苷酶-β 的抗原反应，也经常发现这两种酶制剂之间具有交叉免疫反应。

黏多糖贮积病（见第十二章）

MPSⅠ型（赫勒–谢病）

在拉罗尼酶（Aldurazyme™）获批上市后，用于治疗 Ⅰ 型 MPS 的全身表现，可以改善患者的肝脏大小、生长曲线、关节活动度、呼吸功能和衰竭状态患者的睡眠呼吸暂停，酶开始治疗的时机可能会对预后有影响。

MPSⅡ型（亨特氏病）

早期由 Transkaryotic 治疗有限公司开发的产品，包括硫酸乙酰肝素和酶制剂-艾度硫酸酯酶（艾杜硫酶™），可分解亨特氏病患者病理组织中的硫酸化糖胺聚糖，增强受损组织的功能，现已由希雷人类遗传病基因治疗公司申报获批上市，用于治疗 Ⅱ 型 MPS。艾度硫酸酯酶包含 8 个天冬酰胺联结的糖基化位点，这些位点与复合寡糖链相连，寡糖链末端带有甘露糖-6-磷酸残基，从而使酶分子可以与细胞表面的同源受体特异性结合，随后通过入胞作用把酶分子转运至溶酶体内。与其他硫酸酯酶一样，艾度硫酸酯酶的激活也需要翻译后的修饰作用，通过甲酰甘氨酸的甲基化作用，暴露出活性位点的半胱氨酸。艾杜硫酸酯酶在美国和欧盟获批上市，被销往世界各个国家。对于艾度硫酸酯酶的研究，主要是来自那些亨特病导致的衰弱状态患者的信息，对于 5 岁以内，伴呼吸困难或神经系统严重受累的患者，收集到的酶治疗效果的研究数据是有限的。实际来讲，因为蛋白质是不能透过血脑屏障的，所以也不能期望酶可以改善患者的认知功能和疾病导致的脑损害相关的表现。

MPSⅣA型（莫奎欧病）

用 N-乙酰氨基半乳糖-6-磷酸酯酶（BioMarin 制药）来治疗莫奎欧病 A 型，是期望它可以清除溶酶体内的硫酸角质素，控制病情的进展，也可以改善疾病的其他临床表现。这种酶制剂的糖链上有甘露糖-6-磷酸残基，从而可以通过甘露糖-6-磷酸的受体被摄入细胞内并转运至溶酶体中。目前正在进行一项随机双盲安慰剂对照的Ⅲ期临床试验，来评估 N-乙酰氨基半乳糖-6-磷酸酯酶每周 2 mg/kg 和每两周 2 mg/kg 的疗效和安全性，试验的主要结果要根据 6 分钟步行试验的数据，还要通过 3 分钟爬楼梯试验来考量基础耐力，并要观察尿中硫酸角质素基础排泄率的变化。

MPS Ⅵ 型 （马-拉病）

由马琳制药有限公司开发的加硫酶（naglazyme™），是 N-乙酰半乳糖胺-4-硫酸酯酶（N-芳基硫酸酯酶 B）的重组体，分别于 2005 年和 2006 年在美国和欧盟获批上市（后来在其他许多国家亦获得批准），现已证实这种酶制剂可以改善 MPS Ⅵ 型患者的步行和爬楼梯能力[3]。

庞贝病 （酸性麦芽糖酶缺乏；糖原贮积病 Ⅱ 型，见第十三章）

带有甘露糖-6-磷酸残基的重组人酸性 α-葡糖苷酶用于治疗其他溶酶体病时的剂量为 0.1～2 mg/kg，但在用于治疗庞贝病时，剂量已超过了一个更大的数量级，高达 20～40 mg/kg，并且由于许多患儿缺乏内源性的酸性 α-葡糖苷酶，体内也就没有重组人酸性 α-葡萄糖苷酶的共同抗原（CRIMVE），在大量的外源性酶分子进入人体以后，将促进免疫反应过程的发生，这些都使得治疗变得更加复杂。现在也逐渐发现，那些体内不表达内源性 α-葡糖苷酶抗原（CRIMVE）的婴儿，对治疗的反应很差或完全没有效果，他们产生的高滴度的 IgG 抗体在体外可以抑制酶的活性。某些情况下还会针对 α-葡糖苷酶产生 IgE 抗体，这是一种高风险的严重过敏反应，甚至会导致过敏性休克。酶制剂注射过程中要进行严密监测，这是一种硬性规定。对于有严重过敏或那些抵抗力非常弱的患儿，要求更加积极的免疫干预治疗，包括使用利妥昔单抗或者奥马珠单抗，来克服这种救命的治疗方法中遇到的障碍[12]。在第十三章中已经写了，无论如何，对于那些不产生高滴度抗体的婴儿早期的庞贝病患者来讲，孤儿药™（α-葡糖苷酶）可以延长生命，在一个临床对照试验中显示，成人也可以从中获益，能够预防发生呼吸衰竭，改善骨骼肌的力量。还有报道，对于病情严重的婴儿患者，在挽救生命的治疗之后，其长期预后也有改善。

α-甘露糖苷病 （见第十四章）

在人的甘露糖苷酶被克隆和表达之后，经过几年的临床前期的动物实验，重组人 α-甘露糖苷酶（Lamazym™）的 Ⅰ 期和 Ⅱ 期临床试验中招募患者的阶段已经宣告结束了，这是一个单中心的、随机开放的研究，目的是考察多种剂量的重组人 α-甘露糖苷酶（Lamazym™）的有效性和长期安全性。这种酶制剂的生产商是 Zymenex 公司，大家对这种治疗严重致残的罕见病药物的临床试验结果翘首以待。

尼曼匹克病 B 型 （见第十章）

Genzyme 公司有两个用于治疗酸性鞘磷脂酶缺乏性尼曼匹克病（A 型和 B 型）的药物，现已获批进行临床试验。前期曾用基因改造过的小鼠进行了人类重组酶的剂量相关毒性测试，部分原因是由于这个前期临床试验延误了大家期待已久的临床试验的开展。纽约西奈山医院的舒赫曼和德斯尼克医生在临床上试用酶替代治疗神经鞘磷脂贮积病的过程受阻。笔者认为，这可能是由于神经酰胺的作用，神经酰胺是在神经鞘磷脂酶的作用下，直接由神经鞘磷脂生成的，是被公认的细胞死亡信号，细胞内神经酰胺浓度的升高具有细胞毒性，很可能基于这种原因，酶治疗的临床开发受阻。

底物抑制疗法（或称为底物清除疗法）

作用方式

这种治疗方法的原理是通过减少溶酶体酶生理学上的靶分子，来弥补溶酶体酶活性的不足。物质的分解代谢过程中，首先要高度特异性地识别某种调节底物生成过程的最初几个步骤的化合物，在某种疾病情况下，分解代谢出现障碍，用抑制剂来减少底物的生成速率，这样一来，就可以使残余的分解酶系统来消化沉积的底物。在药物开发方面，影响鞘磷脂生物合成的抑制剂已经受到了极大的关注，如果在其他分子途径方面还能发现合适的化合物，这种方法的应用前景将会更广阔。

神经鞘磷脂病：总则

抑制作用直接针对的是二磷酸脲苷葡萄糖：N-酰基鞘氨醇葡糖基转移酶，这是β-葡糖神经酰胺及其衍生物合成的关键酶。β-葡糖神经酰胺是多种糖酯类化合物的前体，在酶的作用下通过添加单糖亚基的组合反应，可以生成数百种糖酯类化合物。根据溶酶体在分解代谢或回收利用等方面出现的遗传性生化缺陷的性质，这一复杂的鞘磷脂病家族分为戈谢病、法布里病和GM1、GM2神经节苷脂贮积病。诺尔曼·雷丁曾预测二磷酸脲苷葡萄糖：N-酰基鞘氨醇葡糖基转移酶（二磷酸脲苷-葡糖神经酰胺转移酶）是可以作为治疗戈谢病的直接靶点。

美格鲁特是一种糖的类似物，已被批准用于治疗戈谢病和尼曼匹克病C型（后者是在欧盟获批的）。这种亚胺糖类化合物可以抑制糖苷酶，包括α-糖苷酶和N-脂酰鞘氨醇葡糖基转移酶，并且在培养的细胞里微摩尔量级的美格鲁特即可发挥抑制作用，从而减少了β-葡糖神经酰胺（葡糖脑苷脂）的

生物合成。美格鲁特能发挥抑制作用，很可能是因为它的单糖结构与一种糖核苷酸的底物像似。

Genzyme公司开发的酒石酸盐美格鲁特（Genzyme-112638）用于治疗戈谢病，目前正在进行晚期临床试验，很可能也会申请用于治疗同源的神经鞘糖脂贮积病。它也是一种口服的、有特效的抑制剂（KI 25 nM），它抑制的分子靶点是N-酰基鞘氨醇葡糖基转移酶。

特定疾病上的应用

戈谢病

美格鲁特

令人鼓舞的临床前期试验结果出来之后，美格鲁特（Zavesca®）治疗轻-中度1型戈谢病的临床试验就开始了，剂量为每次100 mg，每日3次，结果显示这种药物可以减小内脏肿大的程度、改善血液方面的指标并减少沉积的巨噬细胞数量，还可以改善壳三糖酶等血浆标志物。

美格鲁特作为一种小的亚胺糖类分子，可以透过血脑屏障，已经在慢性神经型（3型）戈谢病孩子的脑脊液中发现了它的存在。不幸的是，这个试验未能达到临床目的，这种药物不推荐用于治疗戈谢病的神经系统表现。

美格鲁特酒石酸盐

在口服美格鲁特酒石酸盐后，健康志愿者血浆中的葡糖脑苷脂量会减少。在1型戈谢病（非神经型）患者进行的开放式Ⅱ期临床试验中也观察到，患者的肝和脾体积都有所回缩，血液学指标也有良好的反应。看起来美格鲁特酒石酸盐是有效的，也是迄今为止相对安全的药物。在治疗戈谢病的药物里面，美格鲁特还有一个便利之处——这种药物通过口服即可以发挥治疗作用。从药物的作用模式也可以明显看出来，美格鲁特也很有可能会用于治疗法布里病，但对于鞘糖脂

类贮积病引起的脑部损害，这种药物很可能是没有治疗作用的。有几个正在进行的多中心的Ⅲ期临床试验都让人充满期待，其中包括那些病情处于稳定阶段的成人1型戈谢病患者，已从原来的酶替代治疗转为美格鲁特治疗的临床试验。

尼曼匹克病 C 型

美格鲁特（Zavesca™）用于治疗尼曼匹克病 C 型，已获得欧洲药品管理局（EMA）的批复。尼曼匹克病 C 型是另一种会影响中枢神经系统的溶酶体病，这种疾病的发病是因为胆固醇转运至溶酶体的过程受阻，导致鞘糖脂，可能还有鞘磷脂在神经元内沉积，并且伴有细胞内钙稳态的失衡。虽然截止到书写本文时美格鲁特尚未获得美国食品药品监督管理局（FDA）的批准，但是这种药物仍然受到那些没有更好替代治疗方案的尼曼匹克病 C 型患者的追捧。

药物分子伴侣疗法（参见第二十二章）

作用方式

分子伴侣的作用是结合到新生的酶分子上，通过稳定突变的酶分子结构来增强酶的活性，并且促进细胞内的酶转运到溶酶体内的相应位点来发挥作用，这样也可以防止酶被过早地分解破坏。可能在偏中性 pH 值环境下，分子伴侣会有更好的亲和力，它们结合到酶发挥作用的活性位点上，而溶酶体内偏酸性的 pH 值环境又抑制分子伴侣与酶的活性位点相分离。分子伴侣治疗需要靶向的突变酶分子仍然保留着有功能的活性位点。

总则

这种治疗方式，首先需要分子伴侣具有良好的穿透能力，可以进入到受疾病影响的大部分靶组织和靶细胞里。另外，也只能是疾病相关的突变蛋白选择性的对它有反应，这需要在体外进行突变蛋白的特异性试验，来证实分子伴侣的效果。如果有一种小分子可以阻止蛋白的错误折叠和异常转运，提高酶蛋白分子向溶酶体内的靶向转运，并且这种渗透力强的小分子可以与突变的酶蛋白进行特异性结合，抑制突变酶蛋白分子的分解破坏，那么把它开发为有治疗用途的药物分子伴侣才是有价值的。一旦处于溶酶体的低 pH 环境里，酶-抑制剂复合体将变得不稳定，这样酶分子更趋向于与溶酶体内的天然底物相结合，这个过程中药物分子伴侣需要与靶向酶分子结合，才能临时变得稳定，然后它们再分离开。因此，选择一个恰当的给药时机是至关重要的，这种给药时机要保证药物分子伴侣和靶向酶分子的结合与分离，也就是"开"和"关"，节奏与分子伴侣的药代动力学和突变酶蛋白的生物合成速率在步伐上保持一致。虽说分子伴侣仅是与特定的酶分子相结合，对于具有相同基因突变的患者来讲，每个突变酶蛋白-分子伴侣结合体也是独一无二的，但是患者溶酶体内的酶分子含量、稳定性和酶活性都被增强了。

具体疾病中的应用

Amicus Therapeutics 制药公司正在研发可口服的小分子药物，作为药物分子伴侣，来治疗包括溶酶体病在内的相关疾病。为了评估分子伴侣联合酶替代治疗法布里病、庞贝病以及分子伴侣治疗帕金森病的效果，这家制药公司已经进行了临床前期试验。试验中应用分子伴侣的目的是为了提高 β-葡糖脑苷脂酶的活性，帕金森病患者脑中 α-突触核蛋白的沉积与 β-葡糖脑苷脂酶的突变有关，这一现象首先是在戈谢病患者体内发现的。

法布里病

Amigal™（一种亚胺糖，1-脱氧野尻霉素，也就是美格鲁特 HC12）是由 Amicus 制药公司研发的第一种小分子伴侣药物，目前正在进行Ⅲ期临床试验，用于治疗 β-葡糖脑苷脂酶 A 突变引起的法布里病，被认为是一种很有治疗潜力的药物分子伴侣。酶替代与分子伴侣在治疗法布里病方面的一项临床对比试验也正在进行。

戈谢病

在 2006 年 Amicus 制药公司开始了 AT2101 Plicera™（isofagomine-"afegostat tartrate"）的Ⅰ期临床试验，所有受试者白细胞中的葡糖脑苷脂酶活性都有所提高，但是在完成试验流程的 18 名患者中，仅有 1 名患者的临床指标得到了改善。Afegostat tartrate 耐受性良好，试验中没有发生严重的不良反应事件，但是，至书写本文时，试验已经中止了，原因是总体疗效不佳。

庞贝病

2008 年，Amicus 制药公司在健康志愿者身上完成了 AT2220（脱氧野尻霉素 HC1）的Ⅰ期临床试验，之后在成年庞贝病患者身上进行了Ⅱ期临床观察。这个临床试验初期治疗采用了高剂量的 AT2220，有 2 名患者出现了肌无力并退出了试验。这两个不良反应事件分别是严重反应事件和可能与药物相关的事件，并且在 2009 年，Amicus 制药公司收到了 FDA（美国食品药品监督管理局）的临床试验禁令，暂停了试验招募登记。

对庞贝病小鼠模型进行的临床前期试验的初步结果显示，脱氧野尻霉素 HC1 能够持续降低组织中的糖原含量，包括心肌、横膈和其他骨骼肌。受这个临床前期试验结果的鼓舞，Amicus 公司想进一步评估联合使用 AT2220 亚胺糖和酶替代一起治疗的效果。Amicus 公司有计划报告这些研究的更多数据，但是截至书写本文时，还没有关于脱氧野尻霉素 HC1 作为分子伴侣治疗人类庞贝病的更多临床研究成果。

β-半乳糖苷酶缺乏（莫奎欧病 B 型；GM1 神经节苷脂贮积病）

莫奎欧病 B 型是由于编码溶酶体酸性 β-半乳糖苷酶的基因出现遗传性缺陷所引起的。N-辛基-4-环氧-β-井冈霉烯胺对新发突变的 β-半乳糖苷酶具有药物分子伴侣的活性，大概有超过 20％的疾病相关的突变酶蛋白对这种亚胺糖类药物有反应，如此一来，人们对这种很有前景的治疗 GM1 神经节苷脂贮积病药物的临床试验结果充满期待。对于治疗 β-半乳糖苷酶缺乏来讲，N-辛基-4-环氧-β-井冈霉烯胺是一种很值得期待的分子伴侣，也可能对某些类型的酸性 β-葡糖脑苷脂酶突变引起的戈谢病患者有效。

底物减少疗法（底物清除疗法）

作用模式

还有一种策略是用药物溶解沉积在溶酶体内的毒素。比如用半胱氨酸来分解胱氨酸病患者体内沉积的胱氨酸沉积物，使之形成可溶性的硫醇类混合物，这是底物清除疗法的一个很好的例子。半胱氨酸也可以分解硫代硫酸酯之间的联结，硫代硫酸酯分解障碍见于棕榈酰蛋白硫酯酶缺乏引起的 CLN1，这样从原理上来讲，半胱氨酸可以用于治疗 CLN1。这一类药物中还有环糊精，环糊精现在被开发用于治疗尼曼匹克病 C 型患者。环糊精可以与胆固醇结合形成螯合物，已经显示环糊精可以减少细胞中溶酶体内胆固醇的病理性沉积。环糊精还可以和其他的小分子结合成螯合物，比如类固醇激素和阳性离子，这样看来，环糊精在治疗尼曼匹克病 C 型和其他溶酶体病方面，发挥作用的模式应该有好几种。

胱氨酸病（见第十七章）

胱氨酸病是一种严重危及生命的疾病，

人群总的发病率约 1/10 万，本病是由于一种称为 cystinosin 的溶酶体蛋白遗传性缺陷所导致的，该蛋白质是一种跨膜的胱氨酸转运载体，有缺陷的载体蛋白导致细胞内游离的胱氨酸超载，在体内大多数组织的细胞内形成结晶，疾病早期主要影响肾小管和角膜。受肾病型胱氨酸病影响的婴儿会出现生长发育迟缓和肾小管疾病，称为范可尼综合征，晚期引起肾衰竭。肾病主要引起磷酸盐和其他矿物质的丢失，导致脱水、酸中毒和低磷性佝偻病。通常角膜上结晶体的沉积在 1 岁时即很明显，出现畏光甚至视力损害。胱氨酸病引起的全身性表现包括儿童出现的终末期肾衰竭，长期的合并症还有甲状腺功能衰竭、男性的性功能减退，小脑症状和锥体束征，还可以伴有认知功能损害和假性球麻痹，脑病以及卒中样事件，脑部可以出现相应的神经影像学改变，也有报道出现了良性的颅高压，幸存的年长儿可以出现心肌病和肺部病变。

胱氨酸病的治疗

迄今为止，对胱氨酸病的治疗仅限于纠正范可尼综合征引起的代谢性酸中毒，维持电解质的平衡和补充尿中丢失的营养素，早发的慢性肾衰竭是难以避免的。现在有了磷酸半胱胺，还有了局部或全身用（口服）的半胱胺制剂，再加上现代肾移植技术的进步，已经使这种疾病或其他致残性的疾病、致命性的溶酶体疾病等诸如此类疾病的患者，在预后和生活质量方面有了极大地改善。

胱氨酸病如果不经治疗的话，还会出现让人疼痛难忍的角膜溃疡以及虹膜周边的新生血管形成。

常规治疗主要是避免出现脱水和电解质丢失，特别是在发热性疾病合并呕吐、腹泻等症状时，这一点显得尤其重要。可以通过规律口服钾和碳酸氢盐来补充它们在尿中的丢失，定期监测和补充有活性的维生素 D 制剂以及磷酸盐来避免出现骨发育不良。监测甲状腺功能，及时补充甲状腺激素来治疗甲状腺功能减退。长期的研究表明，合理应用血管紧张素转化酶抑制药可以改善肾病型胱氨酸病的预后。吲哚美辛可以降低肾小球滤过率，提高肾小管对内源性抗利尿激素的敏感性，从而改善肾病型胱氨酸病的脱水情况和肾功能。在服用吲哚美辛期间，必须严密随访，因为这种非甾体类的抗炎药物可以引起肾小球损伤，长期服用还可以诱发消化道溃疡（这一点可以通过同时给予质子泵抑制剂和根除幽门螺杆菌的感染来减少发病）。如果服用吲哚美辛，要规律监测肾小球功能，出现任何提示消化道溃疡的症状都应该进行仔细的深入检查。由于肉碱在尿中大量的丢失，使血浆和组织中肉碱的含量下降，临床上虽然没有明确证据显示服用肉碱有效，为了改善氧化磷酸化代谢和肌肉功能也可以尝试应用。因为肾病型胱氨酸病的患儿均会出现身材矮小，应该考虑提前应用重组人生长激素来促进身高的生长。在肾衰竭发生之前应用生长激素是安全有效的，并且不会加速肾功能的恶化，但是对于已经采用肾透析治疗的年轻患儿来讲，应用这种药物的作用就不太明显了。

肾移植可以明显地延长胱氨酸病患儿的生存周期，并且提高生存质量：因为供体肾组织不会因为细胞内胱氨酸结晶体的沉积而出现反复损害。但是肾移植对于胱氨酸病引起的其他器官损害而导致的全身症状是没有作用的，这就要求肾移植之后仍需要继续服用半胱胺或磷酸半胱胺（见后文）进行特效治疗。

特效治疗

半胱胺和它的前体物-磷酸半胱胺均是氨基硫醇类化合物，可以进入溶酶体内，通过硫醇二硫化物交互反应，把胱氨酸转化为可溶性的半胱氨酸单体，形成具有可扩散性质的半胱氨酸-半胱胺化合物。对于胱氨酸病患者来讲，半胱胺可以减少胱氨酸在细胞（如白细胞、肌肉细胞和肝细胞）内的沉积，早期应用能够延迟肾衰竭的发生。

市面上的半胱胺可以是它的盐酸盐、酒石酸氢盐，也可以是磷酸半胱胺钠盐。有些研究者和患者推荐用半胱胺酒石酸氢盐和磷酸半胱胺盐，认为两者与半胱胺盐酸盐相比有更好的生物利用度，但是也没有确切证据显示两者更能使患者受益，至少在健康受试者身上没有显示出优势来。

局部治疗

市面上有售非专利品的半胱胺滴眼液（半胱胺含量 0.11%～0.5%），局部用药可以防治由于角膜结晶体沉积导致的眼部病变（胱氨酸角膜病）。在英国这种制剂是由指定的厂家进行生产，另外，这种药物也可以根据生产厂家的信誉，由任意的其他地方进口。

全身治疗

半胱胺（半胱胺酒石酸氢盐 Cystagon™，Orphan 药物欧洲有限责任公司）在 1997 年已获批上市，初始剂量应该从预估维持量的 1/4 到 1/6 开始，在 4～6 周内逐渐增加到维持剂量，以避免出现药物不耐受的情况。磷酸半胱胺是一种前体药物，在相同剂量情况下，这种药物可以为服用者提供 1/3 摩尔量的半胱胺和磷酸。在英国这种药物也是由指定的厂家生产，根据生产药厂的信誉，也可以由任意的其他地方进口。半胱胺酒石酸氢盐（缓释剂，Cystagon™）由 Raptor 制药公司生产。

随访监测

根据临床表现和生化检测结果（白细胞胱氨酸分析大于 2nmol 半胱氨酸/mg 蛋白），肾病型胱氨酸病一旦被确诊，应该尽早开始应用半胱胺治疗，治疗的目标是要保持白细胞内胱氨酸浓度小于 1nmol 半胱氨酸/mg 蛋白，并且在给药后 5～6 个小时检

测白细胞内的胱氨酸浓度，根据测定结果来调整给药剂量。开始给药时建议每月检测一次，当剂量稳定以后，每 3～4 个月检测一次，如果白细胞内的胱氨酸浓度大于 1nmol 半胱氨酸/mg 蛋白，且患者可以耐受，应该继续增加剂量。

半胱胺和磷酸半胱胺都是带有恶臭味的巯基化合物，患者可以因这种刺激性的臭味而引起胃肠反应，胱氨酸病患者的服药依从性是个很重要的话题。

现在胱氨酸病患者经过正规的治疗，预期寿命可以得到延长，生活质量也可以得到改善，那么就要考虑到另外一个重要的问题：因为半胱胺及其同类药物都具有致畸性，这就要避免在孕期和哺乳期的妇女中应用。

治疗效果

有 3 个主要的临床试验结果，其中包括 246 名服用半胱胺治疗的胱氨酸病患者，从中可以一窥半胱胺的治疗效果。未经治疗的胱氨酸病患儿会出现体格发育不良，而半胱胺可以维持体格生长，但仍达不到正常同龄儿的生长速率。经过半胱胺治疗的患儿，他们的肾小管功能均没有受到影响。吞咽困难的严重程度与胱氨酸病导致的肌肉损害程度相关，在给予半胱胺进行特效治疗期间，情况均有所减轻。一个单中心的，超过 20 年的长期随访研究证实，早期确诊，及时给予半胱胺治疗，的确可以延长患者的寿命，减轻肾和其他器官的损害程度。

神经元蜡样脂褐质沉积病，婴儿变异型（CLN1 病）（见第十八章）

用半胱胺治疗另外一种溶酶体疾病——急性婴儿型神经元蜡样脂褐质沉积病（CLN1）的临床试验也正在进行中，这种疾病是由于溶酶体内的棕榈酰蛋白硫酯酶（PPT1）缺乏所引起的，PPT1 缺乏以后导致棕榈酰蛋白分子与硫酯的联结不能被裂解开，从而使其分

解受阻，溶酶体中含酯蛋白沉积（蜡样质的化学组分），导致神经元变性。

磷酸半胱胺这种药物是一种溶酶体养护剂，可以介导 CLN1 患者的淋巴母细胞中溶酶体内蜡样质沉积物的清除，并可以减少细胞凋亡。磷酸半胱胺及其他与之类似的药物可能对 CLN1 有治疗作用，但效果还有待于进一步的评价，截至目前，还没有令人信服的临床证据表明患者可以从中获益。

环糊精和尼曼匹克病 C 型

环糊精为一种环状的低聚糖，是具有亲水和亲脂的两性分子，很早以前就被开发出来作为药物载体了。它可以与类固醇相结合，从而调控细胞内的胆固醇含量。偶然发现单用环糊精可以延长尼曼匹克病 C 型小鼠的生存期，由此认为它可能也会适用于治疗尼曼匹克病 C 型患者。经动物模型进行了临床前期试验之后，环糊精用于治疗尼曼匹克病 C 型，很快获得美国 FDA 的批准，目前正在进行患者的临床试验。2009 年，FDA 批准了注射用羟丙基-β-环糊精作为试验用新药，在一对 6 岁的同卵双胎 NPC 患儿身上进行了试用。随后，环糊精和羟丙基-β-环糊精被授予"孤儿药"的身份（译者注："孤儿药"在药物的审批上市和上市后的保护方面均能给予特殊的照顾），该制剂被指定用于治疗尼曼匹克病 C 型，另外认为通过直接注入大脑，可以阻止本病导致的神经系统变性，因而该药还被批准可用于鞘内注射。对这对双胞胎和其他患者进行的临床试验结果大家都翘首以待。

结论

从 20 世纪 60 年代晚期一直到 80 年代，这段时期的研究结果奠定了酶替代治疗溶酶体病的基础。从现实情况来看，Genzyme 公司生产的 β-葡糖脑苷脂酶靶向导入巨噬细胞用于治疗戈谢病，在治疗学上也获得了巨大的成功，同时也刺激了国内各大生物制药公司，纷纷在治疗其他溶酶体病的药物方面进行投资，并且激起了这些商业公司之间的竞争。尽管他们信誓旦旦，豪言壮语，也对临床试验和相关医疗服务项目进行了大量的投资，对于那些不能由甘露糖受体介导的酶缺陷病来讲，目前许可上市的酶治疗方法都不能从根本上改变患者的预后。但毫无疑问，这种积极性，已经极大地改变了孤儿药开发的商业前景，对于这一行业的繁荣，还有税收来讲，都起到了促进作用。

对现实情况无需气馁，前景仍然充满希望，举例来讲，在治疗戈谢病方面，已经有了 3 个颇具竞争实力的酶治疗方法，而在治疗法布里病方面也已经有了 2 个。最近甚至对那些非常罕见的疾病，如尼曼匹克病 B 型、莫奎欧病和 α-甘露糖贮积病，也有了几个酶治疗的方法，这一切都是非常令人振奋的。另外，还有一些其他作用模式的药物，现在也已经获批上市（如美格鲁特用于治疗尼曼匹克病 C 型和戈谢病，半胱胺制剂用于治疗胱氨酸病等）。还有一些药物已获得许可，正在进行最后阶段的临床试验（如 eliglustat 及其同类药物用于治疗戈谢病和其他几种神经鞘糖脂贮积病，包括那些对大脑有影响的疾病）。而且，任何新兴的治疗方法只有在获得成功以后，才能增强信心、吸引投资，以进一步开发今后的临床用药，如选择性底物抑制剂、药物分子伴侣还有其他创新型项目，包括基因治疗的临床应用开发在内，都要走一条这样的发展道路。

参考文献

1　Hoogerbrugge P, Brouwer O, Bordigoni P, *et al.* Allogeneic bone marrow transplantation for lysosomal storage diseases. The European Group for Bone Marrow Transplantation. Lancet 1995; 345: 1398–1403.

2　Staba S, Escolar M, Poe M, *et al.* Cord-blood transplants from unrelated donors in patients with Hurler's syndrome. *N Engl J Med* 2004; 350: 1960–1969.

3　Giugliani R, Federhen A, Rojas MV, *et al.* Mucopolysaccharidosis I, II, and VI: Brief review and guidelines for treatment. *Genet Mol Biol* 2010; **33**: 589–604.

4　Wraith JE. Limitations of enzyme replacement therapy: current and future. *J Inherit Metab Dis* 2006; **29**: 442–447.

5　Herskhovitz E, Young E, Rainer J, *et al*. Bone marrow transplantation for Maroteaux-Lamy syndrome (MPS VI): long-term follow-up. *J Inherit Metab Dis* 1999; **22**: 50–62.

6　Giugliani R, Harmatz P, Wraith JE. Management guidelines for mucopolysaccharidosis VI. *Pediatrics* 2007; **120**: 405–418.

7　Krivit W, Peters C, Shapiro EG. Bone marrow transplantation as effective treatment of central nervous system disease in globoid cell leukodystrophy, metachromatic leukodystrophy, adrenoleukodystrophy, mannosidosis, fucosidosis, aspartylglucosaminuria, Hurler, Maroteaux-Lamy, and Sly syndromes, and Gaucher disease type III. *Curr Opin Neurol* 1999; **12**: 167–176.

8　Broomfield AA, Chakrapani A, Wraith JE. The effects of early and late bone marrow transplantation in siblings with alpha-mannosidosis. Is early haematopoietic cell transplantation the preferred treatment option? *J Inherit Metab Dis* 2010 Feb 18. (E-pub in advance)

9　Escolar ML, Poe MD, Provenzale JM, *et al*. Transplantation of umbilical-cord blood in babies with infantile Krabbe's disease. *N Engl J Med* 2005; **352**: 2069–2081.

10　Van Patten SM, Hughes H, Huff MR, *et al*. Effect of mannose chain length on targeting of glucocerebrosidase for enzyme replacement therapy of Gaucher disease. *Glycobiology* 2007; **17**: 467–478.

11　Mistry PK, Wraight EP, Cox TM. Delivery of proteins to macrophages: implications for treatment of Gaucher's disease. *Lancet* 1996; **348**: 1555–1559.

12　Rohrbach M, Klein A, Köhli-Wiesner A, *et al*. CRIM-negative infantile Pompe disease: 42-month treatment outcome. *J Inherit Metab Dis* 2010; **33**: 751–757.

13　van der Ploeg AT, Clemens PR, Corzo D, *et al*. A randomized study of alglucosidase alfa in late-onset Pompe's disease. *N Engl J Med* 2010; **362**: 1396–1406.

延伸阅读

14　Brady RO. Enzyme replacement for lysosomal diseases. *Annu Rev Med* 2006; **57**: 283–296.

15　Desnick RJ, Brady R, Barranger J, *et al*. Fabry disease, an under-recognized multisystemic disorder: expert recommendations for diagnosis, management, and enzyme replacement therapy. *Ann Intern Med* 2003; **138**: 338–346.

16　Desnick RJ, Schuchman EH. Enzyme replacement and enhancement therapies: lessons from lysosomal disorders. *Nat Rev Genet* 2002; **3**: 954–966.

17　Grewal S, Wynn R, Abdenur JE, *et al*. Safety and efficacy of enzyme replacement therapy in combination with hematopoietic stem cell transplantation in Hurler syndrome. *Genet Med* 2005; **7**: 143–146.

18　Güngör D, de Vries JM, Hop WC, *et al*. Survival and associated factors in 268 adults with Pompe disease prior to treatment with enzyme replacement therapy. *Orphanet J Rare Dis* 2011; **6**: 34.

19　Harmatz P, Giugliani R, Schwartz I, *et al*. Enzyme replacement therapy for mucopolysaccharidosis VI: a phase 3, randomized, double-blind, placebo-controlled, multinational study of recombinant human N-acetylgalactosamine 4-sulfatase (recombinant human arylsulfatase B or rhASB) and follow-on, open-label extension study. *J Pediatr* 2006; **148**: 533–539.

20　Kishnani PS, Corzo D, Nicolino M, *et al*. Recombinant human acid [alpha]-glucosidase: major clinical benefits in infantile-onset Pompe disease. *Neurology* 2007; **68**: 99–109.

21　Madra M, Sturley SL. Niemann-Pick type C pathogenesis and treatment: from statins to sugars. *Clin Lipidol* 2010; **5**: 387–395.

22　Meikle PJ, Hopwood JJ, Clague AE, Carey WF. Prevalence of lysosomal storage disorders. *JAMA* 1999; **281**: 249–254.

23　Nesterova G, Gahl WA. Cystinosis. In: Pagon RA, *et al*. (eds.), *GeneReviews* [Internet]. Seattle (WA): University of Washington, Seattle; 1993–2001 Mar 22 [updated 2011 Aug 11].

24　Neufeld EF. From serendipity to therapy. *Annu Rev Biochem* 2011; **80**: 1–15.

25　Saftig, P. *Lysosomes*. Springer-Verlag, New York Inc., 2005; 195 pp.

26　Schiffmann R, Ries M, Askari H, *et al*. Pathological findings in a patient with Fabry disease who died after 2.5 years of enzyme replacement. *Virchows Arch* 2006; **448**: 337–343.

27　Sly WS. Enzyme replacement therapy for lysosomal storage disorders: successful transition from concept to clinical practice. *Mol Med* 2004; **101**: 100–104.

28　von Figura K, Hasilik A. Lysosomal enzymes and their receptors. *Annu Rev Biochem* 1986; **55**: 167–193.

29　Wraith JE, Clarke LA, Beck M, *et al*. Enzyme replacement therapy for Mucopolysaccharidosis I: a randomized, double-blinded, placebo-controlled, multinational study of recombinant human alpha-L-iduronidase (laronidase). *J Pediatr* 2004; **144**: 581–588.

第二十一章

中枢神经系统方面：神经变性和血脑屏障

Central Nervous System Aspects，Neurodegeneration and the Blood-Brain Barrier

David J. Begley 和 Maurizio Scarpa　著

任守臣　译　焉传祝　王拥军　审校

引言

在已经认识的 50 余种溶酶体贮积病（lysosomal storage diseases，LSDs）中，绝大部分都会累及神经系统，导致神经系统变性。血脑屏障（blood-brain barrier，BBB）是由中枢神经系统内的血管床构成的，非常严密地调控着脑细胞外液体中的组分。对引起神经系统变性的溶酶体贮积病而言，血脑屏障是一种非常关键的组织，因为无论是底物清除、分子伴侣，还是酶替代治疗，首先都需要药物穿过血脑屏障，进入中枢神经系统内，才能发挥它们治疗神经系统变性的作用。实践中已经多次遇到这样的困难，在治疗一系列可导致神经系统变性的溶酶体贮积病的过程中，特别是那些发病早的类型，BBB 成为治疗的主要障碍。而血脑屏障的功能缺陷或其对神经系统内环境的调节能力障碍，可能也对中枢神经系统的病理改变和神经系统变性起到了一定的作用。

溶酶体贮积病有其独特的发病模式，这对研究神经系统变性病有很好的参考价值。虽说溶酶体内沉积的中间产物主要是由于某个基因的突变所导致的，但是却会引起细胞内整个代谢系统的紊乱，在疾病后期会进一步导致神经元细胞的凋亡或死亡。中枢神经系统的病理改变引起精神发育迟滞和进行性的神经变性，最终导致早死的发生，这些特征在成人的神经系统变性病，如阿尔茨海默病、帕金森病或亨廷顿病等疾病的发生发展过程中也同样存在，这些疾病发病的病理生理机制中也有溶酶体的参与，这早就有过描述。掌握了这些疾病的发生发展规律，对于了解溶酶体病患者的诊断、分期和随访都能起到一定的作用，尤其是了解了这类疾病的新进展，也可以为溶酶体贮积病的治疗和疾病控制提供新的思路。

代谢物在 CNS 内的沉积及神经病理改变

许多溶酶体贮积病都有一个共同的特点，那就是出现神经系统变性的症状和体征，并且会持续进展。神经系统变性发病可以很早，也可以很晚不出现症状，这主要与溶酶体贮积病的类型以及酶缺陷的性质有关。引起神经系统变性和神经病理改变的一系列事件非常复杂，不仅与最初沉积的中间产物有关，很多继发的沉积物，比如神经节苷脂沉积，也可能是中枢神经系统损害的主要原因。溶酶体贮积病患者的大脑中也可以见到异常的炎症反应，如激活的小胶质细胞，异常活化并分泌细胞因子等。

许多溶酶体贮积病患者的中枢神经系统内，除了可以见到沉积的最初中间代谢产物以外，在神经元、神经胶质细胞和其他中枢神经系统的细胞内还可以表现出氧化应激反应增强、钙稳态失衡、自噬反应异常以及脂类物质转运障碍等。一系列原发性和继发性的事件，对神经元细胞的形态和功能都产生了巨大的影响，改变了树突的轴浆运输过程，引起神经元胞体的肿胀，生成巨大的神经突和球形的神经轴突。巨大神经突是由增大的轴丘形成的，里面含有典型的沉积物，含量甚至超过了相连的神经元胞体。巨大神经突的形成可能与GM2神经节苷脂的过度表达有关，后者可能是一种促进神经细胞生长的神经生长因子或者是一种神经生长因子的受体。球形轴突是在轴索的远端出现的一种球形膨大，与巨大神经突内的沉积物性质不同，巨大神经突内所含的沉积物与溶酶体水解酶缺陷的性质相一致，因此从形态学上被认为是有疾病特异性的，而球形轴突内含有的沉积物，在超微结构上有一种截然不同的形态学特点（呈微管泡样、线粒体样和多泡型的小体），并且在很多类型溶酶体贮积病中都可以见到这种结构。虽然目前对于溶酶体贮积病的大脑皮层神经元锥体细胞上的这些异常树突生成的机制已经了解的比较清楚了，但还是不清楚这一事件对于功能方面具体有什么样的影响。现在已经知道这些异常树突会引起突触分布的不对称，这样一来，很可能这种不对称的信号输入会影响神经元的功能。已有证据表明，溶酶体贮积病会对细胞的自噬功能造成损害，这建立于一种假设：沉积的发生会影响溶酶体在自噬过程中应发挥的作用，导致多种泛素蛋白的沉积，进而出现线粒体的功能缺陷，最终引起细胞凋亡。

曾推测通过调控细胞的自噬过程可以起到治疗溶酶体贮积病的作用，这一点现在已经得到证实。溶酶体不仅仅是一个细胞内的"废物处理装置"，它和细胞内的其他区域有着广泛的联系，很多溶酶体贮积病均发现有线粒体功能的异常，这提示它们之间有着共同的发病机制。由于线粒体在ATP的生成和脂类的生物合成中起着至关重要的作用，当它的功能出现障碍以后会引起内质网应激反应的激活，这是一种线粒体凋亡信号，内质网应激反应出现以后，进一步将触发细胞的程序性死亡或导致细胞的病理性坏死。内质网中钙的耗竭或细胞质内钙水平的升高可以激活各种生化反应途径，比如，会引起内质网内细胞凋亡蛋白酶（半胱天冬酶）的激活，反过来，激活的细胞凋亡蛋白酶又引发了一种内质网应激，这种反应过程被称为"非折叠蛋白反应（UPR）"，最终激发了胞质凋亡途径。非折叠蛋白反应系统会降低内质网中蛋白质的生成，提高伴侣蛋白分子的合成，这种伴侣蛋白分子可以促进未折叠或错误折叠蛋白质的正常折叠过程。有证据显示，在溶酶体贮积病的发病过程中，无论是伴有还是不伴有神经系统变性，UPR均代表了一种常见的细胞凋亡媒介。

钙离子是真核细胞的最基本成分，在调节细胞内环境的稳态中起着非常重要的作用，通过钙离子可以调节可兴奋细胞对于信号转导的反应性，高浓度的钙离子对神经元细胞是有毒性的，因此，在静息状态下细胞质内的钙离子浓度被维持在一个较低的水平，这种状态是由特异性钙离子通道来维持的，其中包括钙离子泵、钙离子依赖性酶和钙离子结合蛋白等协同发挥作用，共同维持钙离子在细胞内稳定的低浓度。这些作用机制发生的位置是在细胞质、内质网和线粒体内，这3个部位调控着钙离子跨过细胞膜或进入细胞器内储存，神经元内的钙离子主要储存在内质网中，由胞质/内质网钙离子ATP酶（SERCA）从胞质泵入内质网中，通过两种通道，其中之一是兰尼碱受体（译者注：一种钙释放通道），由内质网把钙离子释放进入细胞质内。钙离子稳态失衡是LSDs最常见的一种病理生理特征，这种病理生理特征已经在多种LSDs中被提到，其中包括戈谢病。

与钙离子稳态一样，在中枢神经系统内的铁离子稳态也非常重要，而且，铁离子稳态失衡在神经系统变性病的发病机制中也起到一定的作用，包括帕金森病和阿尔茨海默病。铁离子引起神经变性的确切病理生理机制目前还不是很清楚。最近对GM1和GM2神经节苷脂贮积病的小鼠动物模型进行的研究发现，这两种疾病都表现出脑组织中铁离子进行性耗竭的特点，提示出现了铁离子稳态的失衡。对这一复杂反应过程的认识已经有了点眉目，同时对LSDs发病后的表型也有了更深的理解，如此一来，在治疗上除了现行的标准治疗方法，比如酶替代治疗等，还可能会有新的协同治疗措施，共同用于LSDs的治疗。

血脑屏障的正常功能

血脑屏障的存在为大脑创建了一个独特的液体环境，这个液体环境非常稳定，与其他躯体细胞所处的细胞外液相比，进行的调控也更加严密。为了维持稳定的静息电位和产生可靠的动作电位，也需要对脑细胞外液和脑脊液进行精准的调控。中枢神经系统完成复杂的神经信息整合过程，必须要有一个稳定的背景环境，这就要求中枢神经系统内各种神经递质的基础浓度受严密的调控，以减少突触部位的背景噪音。脑脊液中的总蛋白含量也是非常低的，仅有血浆蛋白浓度的0.5%，在胎儿时期脑脊液中的蛋白含量要高很多，这可以促进神经的生长、胶质细胞的增生和血管的生成。胎儿时期脑脊液中的蛋白质，一部分是由其他地方转运而来的，

其他的是在脑内自行合成的。在生命早期，一旦大脑发育成熟，为了保持大脑细胞结构的稳定性，脑脊液中的蛋白质水平就开始下降了，这对于形成完善的中枢神经系统功能是至关重要的。

血脑屏障的一项重要功能是它的神经保护作用，它保护着大脑免受血源性神经毒素的伤害，这些神经毒素可以是体内的代谢废物，也可以是来自外界环境的有毒物质（图21-1）。从本质上来讲，血脑屏障是由大脑的毛细血管内皮细胞构成的，它是血液和大脑之间进行物质交换的主要场所（在人类，血脑屏障的面积达到了20 m^2）。毛细血管的内皮细胞相互之间紧密连接，形成一道严密的防线，甚至可以阻止那些小离子自细胞间隙中穿过，在体内由此形成了一种至少达2000 $\Omega \cdot cm^2$ 的跨内皮细胞电阻。事实上，水中的溶质进行跨细胞的简单扩散也被这种紧密连接阻止了，这意味着所有的溶质进入或者离开大脑都必须通过跨细胞运输来穿过大脑的毛细血管内皮细胞。

也就是说，细胞膜之间的理化性质、内皮细胞表面的多糖-蛋白复合物和镶嵌在内皮细胞膜上的转运系统就决定了血脑屏障的渗透性。血脑屏障拥有一系列的可溶性载体（SLCs），这些可溶性载体可以把一些小分子量的必需营养素转入脑内，还有几个ATP结合域（ABC）转运体，主要是p-糖蛋白、乳癌相关蛋白（BCRP）和一些多药耐药蛋白（MRPs）。这些ATP结合域转运体是能量依赖性的，可以逆浓度梯度把溶质自脑内转出至外周血。

跨血脑屏障的治疗性转运

毛细血管内皮细胞之间的紧密连接形成了血脑屏障，这几乎会阻止任何溶质通过水通道进行的跨细胞弥散，无论溶质的分子量大小是多少，都不能自由穿过细胞间隙。表21-1总结了从治疗学上穿过血脑屏障的机制。

(a)

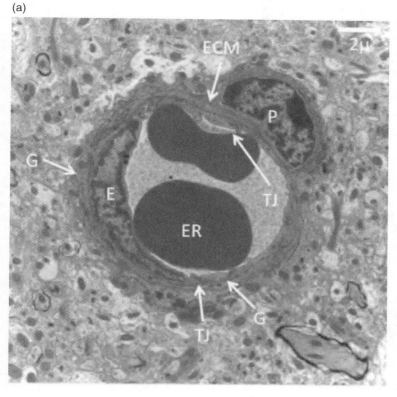

(b)

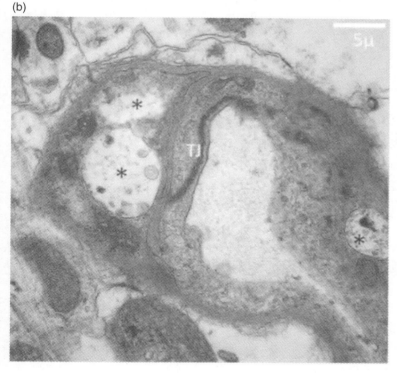

图 21-1 大鼠的血脑屏障

(a) 正常成年 C57B6 大鼠的脑部毛细血管，内含两个红细胞，为血脑屏障的部位，E，内皮细胞，并可见清晰的细胞核；TJ，紧密连接复合体；P，周细胞；ECM，围绕毛细血管的细胞外基质，与软组织基质在成分上有明显的不同。周细胞可以分泌硫酸乙酰肝素和硫酸皮肤素，从而重塑血管周围的细胞外基质。G，胶质细胞的终足。（Courtesy of Dr Anja Zensi.）

(b) 来自 MPS ⅢA 型大鼠模型的脑部毛细血管，该大鼠有明显的临床症状，8～10 个月龄，可以看到明显的病理变化。＊内皮细胞和周细胞内可见大包涵体，这可能是晚期胞内体/溶酶体，充满了本病主要的沉积物——硫酸乙酰肝素。毛细血管的管壁有部分出现塌陷，管腔变窄了。与野生型大鼠相比，细胞外基质的边界变成了波纹状。内皮细胞胞质浓缩，与正常大鼠相比，看起来扩散变得更加困难了。紧密连接复合体看起来是正常的，通过试验也可以证实，即使在疾病的晚期，也可以关闭细胞旁通路，并阻止蔗糖（分子量 342.3）的渗透。（Courtesy of Dr Larisa Mihoreanu.）

表 21-1 溶质通过血脑屏障的转运方式

分类	穿透性	溶质的理化性质	举例	注解
A	差	分子量小 离子在生理 pH 环境下的脂溶性低（logD7.4＜1.0） 极性分子（极性表面积＞80Å²）	阿替洛尔 舒马曲坦 金刚烷胺	许多用于治疗外周疾病的药物，对中枢神经系统渗透性差或作用小
B	好	分子量小 离子在生理性 pH 条件下脂溶性低（logD7.4＜1.0） 极性分子（极性表面积＞80Å²） 受转运/易化扩散影响	左旋多巴 加巴喷丁 巴氯芬 辛伐他汀的代谢产物	有中枢作用的药物，常常是偶然发现的
C	好	分子量小 脂溶性分子（logD7.4＜1.0） 极性分子（极性表面积＜80Å²）"	地西泮 培高利特 舍曲林	治疗中枢神经系统疾病的常用药物，具有良好的渗透性，受ATP 结合盒流出通道的影响不明显
D	差	中-低分子量 脂溶性（logD7.4＞1.0） 受 ATP 结合盒流出通道的制约，（N+O＞8，酸的 pKa＞4，分子量＞400，高芳烃密度，带分支分子并有可旋转的键，与氢键有高度结合力）	环孢素 洛哌丁胺 伊维菌素 长春新碱	大量的基本用药可以归于这一类，ATP 结合盒流出通道可以非常明显地降低这类药物的 CNS 渗透性，但如果药物的效力足够强，仍然可以有明显的 CNS 活性，如果 ATP 结合盒转运体的活性被抑制了或下降了，有些药物就可能产生明显的神经毒性，如伊佛霉素和长春新碱
E	差到中等	高分子量蛋白质 木马 基因载体	单克隆抗体 生长因子 酶替代治疗	需要由受体介导的转胞作用并有合适的结合域，才能在载体的介导下完成这类大分子药物的转运，像脂质体和纳米粒子都可以作为这类药物的载体

小分子量的物质，被划分为 A 到 D，分别可以和血脑屏障之间出现各种不同的交互作用。A 类分子带有明显的极性表面，又是非亲脂性的，一般来讲不会被大脑接受，因为没有这类分子的细胞旁路，另外，由于不符合吉布斯自由能的要求，这类分子也不能由亲水相溶入细胞膜的脂类成分中，其结果就是不能通过简单弥散穿过血脑屏障。这种排除法则也适用于大脑所需的许多有极性的代谢物，这样一来，一些重要的代谢物若要穿过血脑屏障，就需要那些镶嵌在内皮细胞膜上的底物特异性可溶性载体（SLCs）的协助了。这些 SLCs 载体可以是通过简单的易化扩散，也可以是通过交换，或者是通过离子梯度供能以后被激活，来转运特异性的底物。载体蛋白在内皮细胞的血液侧或者大脑侧的表达是不同的，这一点也非常重要，因为只有这样才能决定究竟是把特异性底物转入还是转出大脑。某些小分子的治疗药物和内源性的代谢物极其相似，也可以被这些载体所识别，并转到大脑中（B 类分子），多数情况下是偶然发现的这种药物转运方式，比如对左旋多巴的转运，而加巴喷丁仅是少有的几个被刻意设计出来用这种方式转运的小分子药物。在正常 pH 值环境下，那些有更好脂溶性的小分子（C 类分子），可以融入到细胞膜中，通过简单弥散的方式被动穿过血脑屏障。对那些被动弥散

的小分子来讲，脂溶性越强就越容易穿过血脑屏障。然而有一些脂溶性更强的小分子却是 ABC 转运体的底物，这些小分子能够主动地从脑血管内皮细胞中释放出来，极少量是通过弥散的方式渗入脑内的（D 类分子）。脂溶性分子的分子量较大（由 8 个以上的氮原子或氧原子构成，通常是酸性的，空间结构也更为复杂，或有分支，这些脂溶性分子多是 p-糖蛋白和乳癌相关蛋白的底物，在哺乳动物体内 p-糖蛋白和乳癌相关蛋白可能是最主要的 ABC 流出通道，另外还有一组 ABC 转运体是多药耐药蛋白（MRPs）。实际上，在 ABC 转运体的底物完全进入内皮细胞之前是要与细胞膜隔离开的。底物分子对细胞膜结构的影响程度和它们在细胞膜上留存的时间，与它们是否是 ABC 转运体的底物以及它们被转运体识别的概率有关。MRPs 对那些经过一次代谢或共轭后的产物有更强的亲和力，比如那些已经被硫酸化或葡糖醛酸化的产物。因为这些产物对细胞膜的穿透力下降了，只能由 MRPs 把它们泵出内皮细胞。当前采用的底物清除疗法（SRTs）和分子伴侣都趋于采用小分子量的底物和低的血脑屏障渗透力，就是出于对上述原理的考量。

大分子量的物质不能直接穿过内皮细胞的细胞膜，因为被血脑屏障的紧密连接所阻挡，也不能经由细胞旁路进出大脑，这类分子需要通过胞吞作用进入细胞（E 类分子），大分子进入脑组织必须要经过胞转程序，这是一种穿越内皮细胞的运输方式，然后在大脑侧再通过胞吐作用被释放出来。对于通过紧密相连的层层细胞是如何进行跨细胞转运的，目前所知甚少，对此最好的解释是受体介导的转胞作用（RMT）：在内皮细胞的血液一侧，一种蛋白质或大分子与细胞表面的受体相结合，进而启动了配体囊泡的内陷，这称为内吞作用。要进入大脑，这些囊泡必须要避开内皮细胞的溶酶体途径，并且还要与细胞腔对面的细胞膜相融合，然后在大脑

一侧释放出囊泡的内容物。通过电子显微镜的研究表明，许多这样的受体介导的内吞囊泡是网格蛋白包衣的变异体，很可能就是在这种包衣的作用下，把大分子通过细胞转运过去的，这样一来就可以避开溶酶体途径了。大多数内皮细胞显示出高度活跃的内吞活动，并且有大量各样各种的大分子启动了这种受体介导的内吞活动。脑血管内皮细胞与周围血管内皮细胞之间最主要的差别在于这种内吞活动的数量，在脑血管内皮细胞上发现的内吞活动数量要远远少于那些周围血管内皮细胞，并且那些能够激活转胞过程的受体种类在血脑屏障血管腔一侧表达的也要少，这样就只能有很少几种的大分子能够通过内吞作用和转胞作用进入到脑内。比如清蛋白激活蛋白（p60），这是一种受体，可以和血清中的白蛋白特异性地结合并将其转入细胞内，它们只表达在外周血管的内皮细胞，而在血脑屏障的内细胞上不表达这种蛋白受体。看起来在子宫内血脑屏障形成的过程中，一个最主要的特征就是血脑屏障上那些可以激发 RMT 的受体水平逐渐下调，在出生之前和围产期也存在这种情况。这样一来，脑血管内皮细胞将只允许那些大脑发挥正常功能所真正需要的分子，从外周通过内吞和转胞作用进入脑内。血脑屏障最终保留的 RMT，比如有转铁蛋白、载脂蛋白（Apo/LRP1-2）、胰岛素和糖基化终产物（RAGE）的受体。但现在对一些情况还是存在争议的，比如是把受体-配体的复合体整个的转入脑内？还是仅把重要的负载物（如铁和转铁蛋白的情况）转入脑内呢？很显然，在过了新生儿期之后，甘露糖-6-磷酸和甘露糖的受体在血脑屏障上是没有的，这样就导致酶替代治疗不能进入脑内发挥作用，即使用了很高的剂量，对治疗神经系统受累的症状也不能起效。如果想要酶穿过血脑屏障，就需要改变它的分子结构，在保留酶活性的前提下，使酶带有一个结合域，从而能够与血脑屏障上的受体相结合，激发 RMT

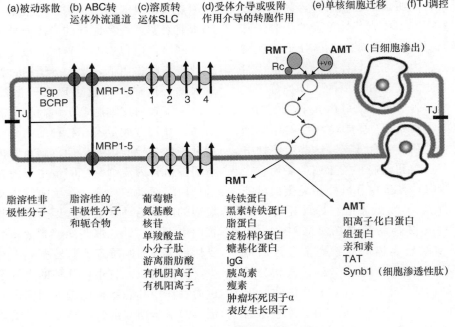

图 21-2 跨血脑屏障的转运途径

（**a**）为溶质通过细胞膜和内皮细胞的被动扩散。

（**b**）为主动外流载体（ABC 结合盒转运体），可以阻止某些被动渗透的溶质，当这些溶质自行渗透穿过细胞膜或从内皮细胞的胞质内弥散到 CNS 后，还把它们泵送到内皮细胞外。Pgp 和 BCRP 位于血脑屏障内皮细胞的血管腔一侧的细胞膜上，而 MRPs1～5 在管腔侧和对侧均有分布。

（**c**）溶质载体介导的内流通道（SLCs），可能是被动的或继发主动的，可以转运很多重要的极性分子，如葡萄糖、氨基酸、核苷等进入 CNS。溶质载体可以：①由底物浓度梯度决定，转运的方向是双向的；②和③单向的，可以进入或流出细胞；④与底物间的相互交换有关，在离子梯度的驱动下完成；运输方向也是可逆的，这取决于溶质的浓度梯度。

（**d**）为受体介导的转胞作用（RMT），需要受体的激活，可以运输各种生物大分子，如蛋白质和多肽等，穿过脑血管内皮细胞。吸附介导的转胞作用（AMT），是由带负电荷的大分子以非特异性的方式诱导下发生的转运过程，也可以起到穿过内皮细胞的转运作用。RMT 和 AMT 两种方式似乎都以囊泡系统为基础，把大分子包裹在囊泡内转运穿过内皮细胞。

（**e**）为转运白细胞穿过 BBB 的方式，是通过白细胞渗出的方式穿过内皮细胞，穿越的部位紧靠着紧密连接区。在连接相关蛋白（JAM）和细胞表面的 CD99 蛋白与白细胞的相互作用下，启动了白细胞的渗出过程。

（**f**）紧密连接（TJ）调控下的溶质转运，这个转运过程可以由细胞通过内源性启动，也可以在药物的诱导下发生，是因紧密连接的蛋白质分子发生重排而启动的，导致整个或局部的细胞旁路的水弥散通道开放。

〔Reproduced from Begley DJ. Structure and function of the blood-brain barrier. In：Toutitou E，Barry BW（eds.），Enhancement in Drug Delivery. Boca Raton：CRC Press，2007：p.585，with permission from Taylor & Francis.〕

（见第二十二章）。幸运的是，神经元和神经胶质细胞仍为溶酶体保留着甘露糖-6-磷酸依赖的摄入机制。

血脑屏障的发育

一般认为血脑屏障在出生时才发育完善，特别是在阻挡外来的蛋白质和大分子物质方面，实际情况却与此相反。小鼠的血脑屏障是在 E11 至 E17 期间建立起来的，这段时间正是血管生成的阶段，而紧密连接的结构蛋白在 E10（小鼠）和 E11（大鼠）时期就可以见到了，这时就可以形成一道屏障来阻断极性分子和大分子物质了，这也就是说，在大脑中紧密连接的形成是血管生成过程中最先发生的事件。大鼠的这些紧密连接结构在 E21 时期已经有明显的作用了，在血脑屏障中起到高度的电阻特性。哺乳动物的血脑屏障在出生时相对来讲发育得还不是很成熟，比如小鼠和大鼠，在生后还要继续发育成熟，然而血管空间分布的标志物（甘露醇）在全脑的分布，在大鼠生后 1 周或成年期是一样的。通过逆转录-PCR 技术在小鼠大脑中可以见到有 ABC 转运体 MDR2 的表达，MDR1a、MDR1b 和 MDR2 在 E18 期均呈现出强的表达信号。MDR1a（Pgp）在大鼠的血脑屏障上也有表达，在 P7 时期就可以通过免疫印迹法检测到，在 P28 期达到最强的信号。人类的血脑屏障也大概是这样，或者更早：在出生的时候就能发挥有效的屏障作用，从孕期第 14 周开始就有紧密连接蛋白中的闭合蛋白（occludin）和密封蛋白 5（claudin-5）的表达。对人类的死胎和围产期死亡婴儿进行的研究表明，这个时期的血脑屏障已经发育得很严密了，染料和台盼蓝已不能透过，如果在妊娠中期通过血管注入的话，产生的屏障作用和在成人期是一样的。

这样看来，那些说在出生时由于血脑屏障尚未发育成熟或存在渗漏，可以采用静脉给药的方式使酶替代治疗起效的说法就明显是错误的，最大的可能是由于新生儿时期的血脑屏障上，是残留的甘露糖-6-磷酸依赖的胞吞转运系统在发挥作用，其后这一系统的作用也会逐渐下调。已对啮齿类动物进行了这方面的研究，结果也的确是如上所述。

溶酶体贮积病对血脑屏障的破坏作用

有些溶酶体贮积病会破坏血脑屏障，使血中白蛋白渗入脑内，也可以在脑内发现大分子的示踪剂。对 Sandhoff 病、GM1 神经节苷脂贮积病和青少年型的 Batten 病小鼠模型进行的研究发现，大分子的示踪剂可以自血脑屏障渗透过去，而观察发现晚发 Tay-Sachs 病和黏多糖贮积病 Ⅲ A 型小鼠模型的血脑屏障结构是完整的，无论大分子还是小分子的示踪剂，即使在疾病晚期阶段都不能透过。由于血脑屏障在维持脑内环境的稳定和神经保护方面具有至关重要的作用，在许多溶酶体贮积病，它们的血脑屏障都是处于封闭状态的，只有那些神经系统受累比较早的疾病，它们血脑屏障发生渗漏的情况才非常明显，而那些病程进展比较缓慢的溶酶体贮积病，就很少或没有血脑屏障渗漏的现象。显然，如果血脑屏障的功能严重受损，本身就会引起中枢神经系统的病理损害，通过神经兴奋性凋亡或神经胶质增生，更进一步地导致神经系统变性的发展。当然还有证据表明，虽然某些溶酶体贮积病患者，其血脑屏障的紧密连接是完整的，但是其转运体的表达和转运功能已经发生了改变。

参考资料

Abbott NJ, Patabendige AA, Dolman DE, et al. Structure and function of the blood–brain barrier. Neurobiol Dis 2010; 37: 13–25.

Begley DJ, Pontikis CC, Scarpa M. Lysosomal storage diseases and the blood brain barrier. Curr Pharm Des 2008; 14: 1566–1580.

Begley DJ. ABC transporters and the blood–brain barrier. Curr Pharm Design 2004; 10: 1295–1312.

Begley DJ. Delivery of therapeutic agents to the central nervous system: the problems and the possibilities. Pharmacol Therapeut 2004; 104: 29–45.

Begley DJ. Stucture and function of the blood–brain barrier. In: Toutitou E, Barry BW (eds.), Enhancement in Drug Delivery. Boca Raton: CRC Press, 2007: pp. 575–559.

Bellettato CM, Scarpa M. Pathophysiology of neuropathic lysosomal storage disorders. J Inherit Met Dis 2010; 33: 347–362.

Cox TM, Cachon-Gonzalez MB. The cellular pathology of lysosomal diseases. J Pathol 2012; 226: 241–256.

d'Azzo A, Tessitore A, Sano R. Gangliosides as apoptotic signals in ER stress cell response. Cell Death Diff 2006; 13: 404–414.

Engelhardt B. Ontogeny of the blood–brain barrier. In: Dermietzel R, et al. (eds), Blood-Brain Barriers, Vol. 1. Weinheim: Wiley-VCH, 2006: pp. 11–39.

Farfel-Becker T, Vitner EB, Pressey SN, et al. Spatial and temporal correlation between neuron loss and neuroinflammation in a mouse model of neuronopathic Gaucher disease. *Hum Mol Genet* 2011; **20**: 1375–1386.

Harris H, Rubinsztein DC. Control of autophagy as a therapy for neurodegenerative disease. *Nat Rev Neurol* 2011; **8**(2): 108–17.

Killedar S, Dirosario J, Divers E, et al. Mucopolysaccharidosis IIIB, a lysosomal storage disease, triggers a pathogenic CNS autoimmune response. *J Neuroinflam* 2010; 7: 39–47.

Kiselyov K, Muallem S, Mitochondrial Ca2+ homeostasis in lysosomal storage diseases. *Cell Calcium* 2008; **44**: 103–111.

Moos T, Morgan EH. The metabolism of neuronal iron and its pathogenic role in neurological disease: Review. *Ann NY Acad Sci* 2004; **1012**: 14–26.

Platt FM, Walkley SU (eds.). *Lysosomal Disorders of the Brain.* Oxford University Press, 2004.

Schultz ML, Tecedor L, Chang M, Davidson BL. Clarifying lysosomal storage diseases. *Trends Neurosci* 2011; **34**: 401–410.

Settembre C, Fraldi A, Jahreiss L, et al. A block of autophagy in lysosomal storage disorders. *Hum Mol Genet* 2008; **17**: 119–129.

Urayama A, Grubb JH, Sly WS, Banks WA. Mannose 6-phosphate receptor-mediated transport of sulphatase across the blood-brain barrier in the neonatal mouse. *Molec Ther* 2008; **16**: 1261–1266.

Vitner EB, Platt FM, Futerman AH. Common and uncommon pathogenic cascades in lysosomal storage diseases. *J Biol Chem* 2010; **20**: 20423–20427.

Walkley SU. Cellular pathology of lysosomal storage disorders. *Brain Pathol* 1998; **8**: 175–193.

Walkley SU. Pathogenic cascades and brain dysfunction. In: Platt FM, Walkley SU (eds.), *Lysosomal Disorders of the Brain.* Oxford University Press, 2004: pp. 32–49.

Wei H, Kim SJ, Zhang Z, et al. ER and oxidative stresses are common mediators of apoptosis in both neurodegenerative and non-neurodegenerative lysosomal storage disorders and are alleviated by chemical chaperones. *Hum Mol Genet* 2008; **17**: 469–77.

Xilouri M, Stefanis L. Autophagic pathways in Parkinson disease and related disorders. *Expert Rev Mol Med* 2011; **13**: e8 doi:10.1017/S1462399411001803

第二十二章

新兴疗法与前景展望
Emerging Treatments and Future Outcomes

T. Andrew Burrow 和 Gregory A. Grabowski　著

任守臣　译　焉传祝　王拥军　审校

引言

在过去的二十年里，溶酶体贮积病（LSDs）的治疗已取得了快速进展，本书提供了几种安全有效的特效疗法（见第二十章），取得的这些进展都基于两个基本的概念：①重新恢复对底物的代谢功能，使之能与病情进展中的代谢缺陷程度保持一致，和（或）能恢复健康。②早期干预，预防组织损害的进展，比如，避免出现不可逆的损伤和（或）病情的自我持续进展。

随着对溶酶体在整个细胞功能中所发挥作用的认识不断提高，我们对 LSDs 的病理生理学的了解也越来越深刻。从一开始把溶酶体系统的功能障碍视为简单的，像细胞发生了"便秘"一样的代谢物沉积，后来逐渐认识到，这是一个复杂的细胞破坏的过程，其中涉及一连串的病理生理反应，包括钙稳态失衡、氧化应激反应、炎症反应、细胞自噬、内质网应激和自身免疫反应等等[1]。这些状态才更恰当地描述了溶酶体疾病的病理生理过程（图 22-1）。

溶酶体贮积病的组织细胞损害有进行性加重的特点，这就要求必须尽早对其进行干预。最初，LSD 患者的组织损伤是很轻微的，但经过几个阶段的发展以后，就越来越严重了，这些阶段包括：①溶酶体系统的致病性改变，导致底物代谢通路破坏，其后发生轻微的病理改变；②初级底物沉积，总量逐渐增多，出现细胞功能障碍和次级底物（比如 MPS Ⅰ 型中出现的 GM2 神经节苷脂沉积），诱发炎症反应过程；③出现进行性组织损伤和异常炎症/抗炎反应过程，这种逐步演进的病理损害过程与疾病发生的初始因素无关，能够独立存在，不断进展，造成病理损害的恶性循环，甚至是在溶酶体的酶系统得到恢复以后，仍不能中断，比如病程中出现的纤维化、炎症和（或）细胞死亡。

上述这些阶段大体上最终可以造成两种主要的影响：

1. 空间占位效应影响到组织细胞的结构，导致局部的损害和全身的效应因子释放（如细胞因子和趋化因子），像戈谢细胞在组织中的沉积就是个典型例子。

2. 由沉积物分子介导的畸形或破坏性效应，这会极大地改变细胞功能和（或）器官的发育，如 MPS 所致的骨发育不良。

LSD 的新兴疗法要想获得成功，必须要弄清楚各个阶段的病理生理过程。对各阶段的特异性治疗，最根本的是要改善目标细胞的底物代谢，可以是通过提供重组酶、药物增强剂或"分子伴侣"来恢复酶活性，提高对底物的分解代谢，或者是通过抑制底物

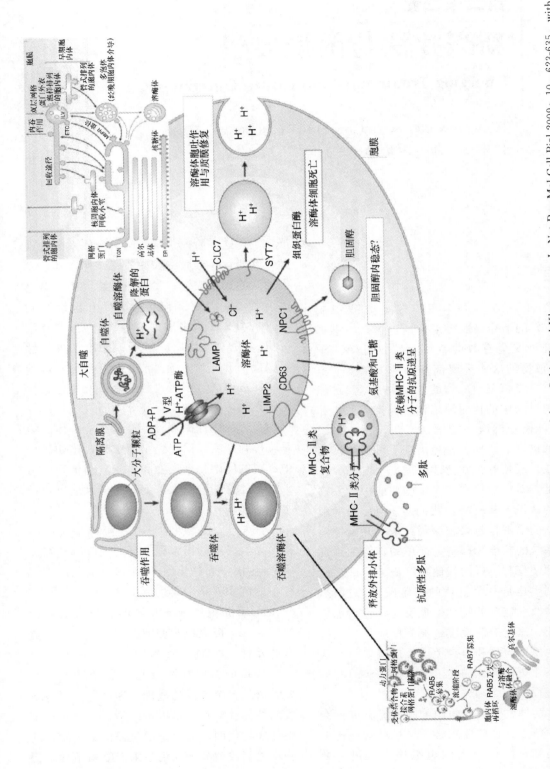

图 22-1 图示溶酶体系统疾病所涉及复杂的病理生理过程（Adapted from Saftig P and Klumperman J. Nat Rev Mol Cell Biol 2009；10：623-635, with permission from the Nature Publishing Group.）

合成，减少底物沉积，每些方法均可以延缓疾病的进展速率。在疾病早期，MPS 和鞘糖脂贮积病的 CNS 炎症反应非常轻，如果在出现明显的病理改变之前，能够充分地恢复代谢功能，就没必要进行辅助治疗了。对几种脑细胞受累型的疾病，此时治疗的目标可以集中在阻止毒性底物的过度沉积，抑制或消除小胶质细胞相关的炎症反应过程。大量沉积的毒性底物会破坏溶酶体膜的稳定性[2]，比如引发的炎症反应过程等，因此到了疾病的中期阶段，就有必要采用一些辅助性的治疗方法了，比如应用抗炎药物和底物清除疗法等，来阻止疾病的继续进展和促进病情的逆转。不同组织器官病变的可逆性与其再生能力有关，那些有再生潜力的细胞，如肝和骨髓细胞，就有可能是可逆的；而有些组织细胞，如神经元或肾小球的足细胞，就缺乏再生能力。患 MPS 时，可能会有神经元的死亡，但主要的病理改变看起来是底物沉积，这是可逆的，而像神经型的戈谢病、Krabbe 病和神经元蜡样脂褐质贮积病，其主要的病理变化是出现神经元的死亡，这可能就不可逆了。

在疾病的后期阶段，治疗将主要针对组织损伤以后出现的病理生理上的恶性循环，尽管这种继发性损害有时可以缓解原发性的代谢异常，但这时候可以考虑应用抗炎药物、抗细胞自噬药物或溶酶体膜的稳定剂。在疾病确诊的时候很可能已经出现了组织损伤，所以大多数情况下，需要考虑到给予多种治疗方法。

重点需要关注的是对中枢神经系统和骨骼系统的治疗，因为在当前医疗条件下，对这两个系统的治疗仍是医疗的难题。大约有 2/3 的 LSDs 会有原发性的 CNS 受累，当前对治疗来讲，血脑屏障的通透性是个主要障碍，但是，首先必须要对这些疾病的神经病理生理特点有充分的了解，这是保证未来治疗获得成功的关键。对中枢神经系统 LSDs 治疗的重点，应该关注病理改变前的初始阶段（纠正酶的缺乏）和产生恶性循环的机制，即提倡预防为主。早期治疗的基本前提是需要对病情进展的情况有准确预估和经过广泛验证的生物标志物，这些就不再一一介绍了。

对 LSD 造成的骨骼系统病变（例如戈谢病和 MPSⅠ、Ⅱ、Ⅵ型），目前还缺乏有效的治疗手段。在不同的疾病类型，沉积物最先发生沉积的细胞类型也会不一样，比如戈谢病的代谢物沉积最先是发生在巨噬细胞内，而 MPSⅠ型则是在软骨细胞，并且这些细胞所处的微环境也是不同的，目前我们对于这些特定细胞受累以后造成的直接或间接的病理生理学后果的关注还很少。

向 CNS 输送酶的途径

血脑屏障是不允许大分子蛋白自由通透的，通过动物试验对直接蛛网膜下腔给药（intrathecal，IT）和脑室内给药的方法进行了评估，比如 MPSⅠ型用的是狗，MPSⅢA 型和 Krabbe 病用的老鼠模型。结果显示，在整个中枢神经系统内，酶的分布是不均衡的，因而在神经胶质细胞和神经元细胞的溶酶体内，沉积物的清除情况不一致，由此造成对存活时间和功能改善的情况也不相同[3-5]。对 MPSⅠ型、MPSⅡ型和 MPSⅢA 型患者也进行了蛛网膜下腔给药的临床试验，从某种程度上来讲，还需要改进 IT 治疗的方法，IT 治疗需要留置的设备和把药物直接注入脑脊液中，对患者来讲都有明显的风险，其中包括感染，还有外科手术相关的风险。

对于人类和动物在脑脊液循环路径上的差异，目前还没有充分的论证，对于疾病本身和 IT 方法给予酶的分布是否对这种给药方法产生的效果有潜在的影响，也不是很清楚。在人类进行的临床试验中，治疗开始的时候，要对疾病所处的阶段有清醒的认识，这是非常重要的，因为在出现了不可逆性损害以后，IT 给予酶的潜在疗效会受到影响。当前对 CNS 进行评估的方法还存在不足，比如，LSD 的神经系统表现（即 MRI 显示的细微的脑白质异常）在临床症状出现之前就可以有，这样的话，在进行临床诊断和进行治疗之前，磁共振上的表现就已经超出了正常的范围。对骨骼系统的评估也存在相似的情况，疾病的状态已经超过了正常的界值水平，治疗之后也不能完全恢复正常了。比如戈谢病，出现了骨坏死或骨溶解性的损伤，就一直不能恢复到令人满意的水平。无论是出现了中枢神经系统受累，还是骨骼系统的受累，对其进行早期的预防性治疗都是一个新兴的领域。

CNS 靶向治疗用的酶替代物

分子特洛伊木马、内源性多肽或单克隆抗体携带的酶或基因，可以在受体的介导下穿过生物屏障，如 BBB，从而达到治疗的目的[6]。现在已经把几种受体介导穿过 BBB 的跨细胞机制作为了研究目标，比如胰岛素、肿瘤坏死因子 α 和载脂蛋白 E[7]。中国仓鼠卵巢（CHO）细胞[8]被设计来生产一种融合蛋白，该蛋白质能够把基因工程生产的胰岛素受体（HIR）的单克隆抗体（MAb）与艾杜糖醛酸-2-硫酸酯酶（IDS）连接起来，生成（MAbHIR）-IDS，从而可以把 IDS 通过 HIR 转入 MPS Ⅱ 型患者（或动物模型）成纤维细胞的溶酶体内。对 MPS Ⅱ 型成年恒河猴进行的动物试验显示，（MAbHIR）-IDS 的摄取率为单独给予 IDS 时摄取率的 20 倍还多，这提示通过静脉注射的大分子物质，是有可能被 CNS 所摄取的。

通过病毒表达一种融合蛋白，该蛋白能够把 HIV Tat 蛋白转导域和 β-葡糖醛酸酶连接起来，把这种与 Tat 蛋白结合的 β-葡糖醛酸酶，经静脉注射或脑室内注射给 MPS Ⅶ 老鼠以后，提高了 β-葡糖醛酸酶的分布，而相对来讲，不含 Tat 蛋白的酶的分布情况就没有这么好[9]。与 Tat 融合的 β-葡糖醛酸酶与未经处理的酶相比，提升了组织转运能力，并且使沉积物减少的程度更为明显了[9]。关于这些融合蛋白，还有其他一些融合蛋白，在 CNS 分布的详细情况还需要进一步的阐明，以保障这种技术（使酶活性充分重建的技术）在全球范围内得到应用。也可能还会发现其他的靶向治疗用多肽，但必须不增加它的免疫原性，还要保持融合蛋白的活性。

纳米技术是指使用一些能够与生物系统在分子水平上相互作用的材料或设备[10]，来增强靶细胞的摄取，或提高向靶细胞的转运，和（或）减少游离药物对非靶器官的毒性损害[11]。可以把酶、药物（如底物清除疗法）和基因等封装在各种成分的纳米粒子中[11]，便于把这些生物药品选择性地转送到多种组织或某种隔离组织中去，如 CNS、骨等，还可以对它们进行保护，避免出现变性。例如，用海藻酸钙微粒包裹葡糖脑苷脂酶以后（戈谢病患者缺乏该酶），可以提高酶向骨的转送[12]，还保留了酶的全部活性，使酶持续缓慢释放，临床效果还有待于进一步的观察。纳米治疗技术的确有些出现了炎症反应和毒性反应，这还需要进行更多、更深入的研究[11]。

对基因/细胞的干预

基于基因的治疗方法，为 LSD 的 CNS 或非 CNS 方面的治疗提供了一种潜在的、稳定的和长期的治疗方法。这种治疗方法的目标是用基因修正过的细胞去替代某种特定的细胞，或者使这种基因修饰后的细胞分泌某种酶，被未经基因修正过的细胞所摄取，形成代谢的交叉-纠正，最终重建了特定细胞中酶/蛋白的功能。重要的是，基因修饰必须要超过一定的阈值水平，才能为接受者提供充足的蛋白功能。理想的情况是基因修正的细胞来自接受者，经过基因修正以后再返还给同一个体，以避免出现免疫排斥反应。

基因疗法正在研究的技术包括基因添加、基因修正/改变、基因敲入、病毒和脂质体载体以及离体实验或在体实验技术。可以把 DNA 整合到宿主的 DNA 库中，或者作为有功能的游离体，存在于宿主基因组之外[13]。根据病毒的取向性（译者注：嗜性，如嗜神经性、嗜肝细胞性等），载体可以定向的导入某种特定的器官（如肝、脑等），特别是某种特定的细胞（如造血干细胞），也可以是向多器官导入。用各种重组的非致病性反转录病毒（RNA 病毒）或腺病毒（DNA 病毒）作为载体，前者会随机地整合到分裂期细胞的基因组中，而后者为游离体（不与基因组发生整合）。目前，无论是与慢病毒还是与腺病毒相关的（AAV）载体，都可以整合到非分裂期细胞的基因组中。只有特定血清型的 AAV 有多种取向性，而慢病毒的取向性比较广。通过直接静脉注射、脑室内注射或脑内注射载体和（或）基因修正以后的干细胞治疗神经系统疾病已经进行过研究。新生老鼠的静脉注射疗法获得了成功，这是由于在生命早期血脑屏障的通透性比较好。对于内脏器官来讲，含有整合后基因的造血干细胞，把添加的基因带入了体内，在各种内脏器官里形成了"内部工厂"，起到了代谢交叉-纠正作用。含有这种修正基因的神经干细胞直接注入 CNS 内也显示了相似的效果，比如，在 MPS ⅢB 型老鼠模型的脑内注射了病毒载体介导的基因，基因治疗以后观察它的神经病理改变，对治疗效果进行了评估，试验结果也比较鼓舞人心[14-15]。对 α-甘露糖苷病的猫科动物模型也进行了研究，结果显示，在早期应用 AAV 治疗它的中枢神经系统病变，其治疗效果也比较理想[16]。而更大型的灵长类动物，通过在大脑局部注射载体，就不能在远隔部位的 CNS 内分泌足够量的酶。曾设想接受转

导后的血管内皮细胞，通过在基底侧分泌酶，可以使酶分布的更为广泛[17]。有一种经过修饰的人类腺病毒载体，以人类转铁蛋白受体为导向，成功地进入了培养中的脑血管内皮细胞，应用这类技术有可能会使酶的分布更为广泛，也就能够进一步提高酶治疗的效果。关于载体的组成成分、促进因素、优化表达，以及在体内试验中怎么选择修正细胞等等方面的文献，作者也曾进行了广泛的查阅，但已不属于本文的范围了，然而，这些因素有可能为 LSDs 提供更好的特效治疗方法。

有 10 个晚期婴儿型神经元蜡样脂褐质贮积病的患儿，进行了基因治疗的 Ⅰ 期临床试验，试验中把 2 型 AAV 介导的 CLN2 的 cDNA 注入了患儿脑内[18]，试验结果显示，参加试验中的几个病情已比较严重的患者，在接受治疗以后，病情进展速度明显变慢了，是否还能有更好的治疗效果，尚需要对那些处于病程早期的患者进行更多的观察。

基因治疗目前还面临许多的困难：需要进一步提高载体取向的专一性，还要使特定类型的细胞能够表达出治疗所需剂量的酶/蛋白。目前能够广泛分布的载体正处于开发的过程中，而疾病特异性和（或）细胞特异性的载体还需要进行专门的定制。为了达到治疗目的，需要基因的表达能够维持终生。从药物开发的角度来看，还需要评估基因疗法的药代动力学特征和它具体的接触特性。此外，还必须对这些载体或酶/蛋白产物有可能产生的典型不良反应和过敏反应进行研究，因为，假如患者能够表达少量蛋白的话，这些高免疫原性的蛋白对患者来讲都是有风险的。最后还要注意，插入的载体如果与基因组产生了稳定的整合，还有可能使插入诱变的致癌基因被内源性的激活。以上这些风险都要根据所治疾病的性质，给予充分的考量，权衡利弊才能有的放矢。

采用诱导多能干细胞（induced pluripotent stem cells，iPSCs；译者注：通过导入

外源性基因使体细胞去分化，进而成为能向多个方向分化的多能干细胞，称之为诱导多能干细胞），有可能会避免病毒载体所带来的免疫学和插入诱变等问题。诱导多能干细胞是从受者体内采集的，又经过基因改造以后的干细胞。采用这种方法可以避免出现移植物抗宿主病或者宿主抗移植物的反应，然而，这还需要更多的试验数据，因为，有试验曾把 iPSCs 植入了遗传学上匹配的老鼠，结果还是出现了免疫排斥的现象，而换用胚胎干细胞以后就没有再出现这种反应[19]。这的确是一个很有争议的问题，还需要更多的研究去验证。采用诱导多能干细胞的方法包括：①体外载体转导法（前提是这些载体能够产生足够多的产物）；②iPSC 移植前，针对特定基因位点进行的定点修复法。后一种方法更为吸引人，比如，用镰状红细胞贫血大鼠的成纤维细胞，先制备成诱导多能干细胞，移植前，在体外进行同源重组修复它的基因缺陷[18]，再把修复好的造血干细胞移植给患病的供体大鼠，使患病大鼠的红细胞、体重、呼吸和肾髓质血流等观察指标均得到改善。这很好地诠释了诱导多能干细胞衍生的干细胞用于治疗遗传病的可能性。这是一个正在快速发展的领域，有希望通过个体化的方法，带来特效的细胞疗法。

　　把特定的基因插入 iPSCs 以后，就有可能为患者提供一个内源性酶/蛋白生成的源泉，这就为体内进行的代谢交叉纠正提供了可能，比如说，"修正细胞"移植以后生成的造血干细胞或神经干细胞。采用这种方式进行治疗，除了修正细胞会持续产生具有潜在免疫原性的产物以外，还要考虑到酶疗法可能会产生的所有的不良反应。另外，潜在的问题中还有一个也要考虑到，这种方法需要有一个"基因表达随意调控系统"，插入到修正细胞内的基因应该含有一个调控元件，这个调控元件能够对小分子产生反应，接受这些无毒的小分子或药物（如四环素衍生物等）的调控，允许关闭或打开基因的表达。根据插入的调控元件的状态（开或关），修正基因的表达能够被易化或抑制，从而得到所希望得到的酶/蛋白产物。

mRNA 翻译促进/天然酶功能增强疗法

　　有一类能够改变内源性酶活性的新兴药物（制剂），例如反义寡核苷酸、RNA 干扰（RNAi）和分子伴侣，这类药物的应用称为酶增强疗法（EET）。

　　反义寡核苷酸用于治疗剪切位点突变（也有其他情况的突变）所造成的疾病，其理论依据是反义寡核苷酸可以与突变后的异常剪切位点相结合，并封闭这种异常的剪切位点，从而恢复正常的剪切过程和野生型蛋白质的生成[20]，通过这种方式，尼曼匹克病 C 型成纤维细胞中的隐性剪切位点就可以被靶向地恢复为正常剪切位点[20]。使用这种方法，也有可能会通过移除一个或多个外显子，来恢复由于移码突变而打破的阅读框架，或者被迫使用另外一个替代的剪切位点[21]。少数的致病性突变位于剪切位点，对于这类罕见情况的治疗要依据它独特的突变类型来决定。对于 LSDs 的患者来讲，这也代表了一种潜在的重要治疗方法。

　　在 MPS Ⅰ型和神经元蜡样脂褐质贮积病的致病性基因突变中，有 18%～25% 的患者是出现了提前终止的密码子突变[22]。在入选的这部分民族/人口群体中，这种类型的突变是很常见的，例如在欧裔的 MPS Ⅰ型患者中，发生 Q70X 和 W402X 的突变率，分别大约是 35% 和 37%[23]。对终止密码子的通读（read-through，译者注：在基因的转录过程中，核糖体对终止密码子 UAA、UAG 和 UGA 出现了选择性的无视，从而跨过终止密码子，继续下一段 DNA 的转录过程）可使无义突变导致的 RNA 缩短现象得到缓解，保留部分残余酶的活性。自然条件下，人类的 3 个终止密码子 UAA、UAG 和 UGA 具有不同的通读潜力，由此可以用作不同的通读目标。来自 Q70X 和 W402X 复合杂合突变所致的 MPS Ⅰ型患者的成纤维细胞，经庆大霉素处理以后，观察到它里面的 α-1-艾杜糖醛酸酶活性有了增强，并且黏多糖沉积的现象也减轻了[24]。

这种方法对于提高酶活性的作用可能比较小，但是也足以减轻某些类型疾病的临床表现，并且，这些药物的分子量都比较小，与 ERT 用的蛋白相比，在体内的分布范围要更广泛[22]。这种药物仅对出现了提前终止密码子的患者有效，并且它们的毒性和不良反应等情况还需要进一步的观察。

RNA 干扰疗法可以抑制特定基因的功能[25]。就像美格鲁特和 eliglustat 的底物清除疗法（见第二十章），葡糖神经酰胺合成酶的特异性 miRNA（译者注：真核生物体内一种内源性的非编码 RNA，可以调控特定 mRNA 的转录合成），可以抑制这种酶的生成，从而减少葡糖神经酰胺的合成，减少底物。RNA 干扰疗法可能具有更大的特异性和较少的脱靶效应。

酶增强疗法旨在通过提高突变酶的稳定性和（或）催化能力，来增强残余酶的活性。其中最主要的是使用某些特定溶酶体酶的强效抑制剂作为药物伴侣，因为在培养的细胞中，这类制剂显示出明显的矫正作用[26]。然而，在对戈谢病和法布里病进行的临床试验中，这类药物没有显示出明显的治疗效果（见第二十章）。在用脱氧野尻霉素治疗晚发型庞贝病的时候，还要考虑到它对溶酶体 α-葡糖苷酶的抑制作用，因为这有可能导致药物相关的病情恶化。另外还要注意，这些药物中有些还会对酶发生的突变类型有要求，因为在体外试验中很明显地显示出，只有某些突变类型的酶才会对这类药物治疗反应比较好[27]。最后还要知道，亚胺糖类药物也会出现脱靶效应[28]。

间接疗法

大多数 LSDs 的病程中都会出现炎症反应，这对疾病的病理生理过程会产生一定程度的影响。因此认为，在 LSDs 的治疗中应用抗炎药物可能会有效。有些研究对抗炎药物治疗的效果进行了评估，特别是在 LSDs 的动物实验中，抗炎药物显示出一些治疗效果[29-30]。在治疗 LSDs 的时候，单独应用抗炎药物是无效的，但是在综合治疗过程中，把它们作为添加治疗，可能有一些效果。这类药物对人类 LSDs 的治疗作用，还需要更多的研究。溶酶体内的阴离子磷脂双（单甘油）磷酸酯（BMP）是溶酶体鞘磷脂代谢的一种重要的辅助因子，有意思的是，当热休克蛋白 70（Hsp70）与 BMP 结合以后，可以显示出稳定溶酶体膜的作用。有研究把酸性鞘磷脂酶缺乏的成纤维细胞暴露于重组 HSP70 后，酶的活性得到了增强，溶酶体的稳定性得到了改善[2]。这一研究成果提示，溶酶体膜稳定剂有可能成为一类新兴的 LSDs 治疗药物。

联合治疗

由于 LSDs 在病理生理学上的复杂性和临床表型的变异性，很难想象用一种药物就可以有效地解决 LSDs 的所有问题，采用联合治疗可能会为患者提供一套更为个体化的治疗方案。在一次探索性的研究中，对戈谢病Ⅰ型患者采用了 ERT 和美格鲁特的联合治疗，结果显示内脏的病变有了好转，但对血红蛋白和血小板水平的改善没有效果[31]，ERT 联合美格鲁特在治疗戈谢病大鼠的动物实验中显示出了协同的效果[32]。经过严格的评估，在用其他方式相互联合治疗和（或）前后转换治疗时，在某些特定的疾病阶段，可能会显示出疗效增强或者安全性提高的作用来，尤其是对疾病的中枢神经系统和骨骼系统损害这方面的治疗来讲，的确能显示出联合治疗的优势来。

结论

　　随着对 LSDs 病理生理学机制的不断深入了解，尤其是对每种类型疾病对不同组织器官产生的不同影响有了更多的认识以后，对于这类疾病的直接治疗方法或者辅助治疗方法也应该会越来越多。然而，想要得到当前和未来方法的治疗，治疗的花费和所处的地区都是要克服的主要障碍，这些重大挑战仍然存在，也应该是未来研究的重点。鉴于每种 LSD 都属于罕见病，这也为降低药物治疗的费用增加了困难。随着抑制底物合成或酶增强疗法的小分子药物的发展，可能会打破地理边界的限制。

参考文献

1 Vitner EB, Platt FM, Futerman AH. Common and uncommon pathogenic cascades in lysosomal storage diseases. *J Biol Chem* 2010; **285**: 20423–7.

2 Kirkegaard T, Roth AG, Petersen NH, Mahalka AK, Olsen OD, Moilanen I, et al. Hsp70 stabilizes lysosomes and reverts Niemann–Pick disease-associated lysosomal pathology. *Nature* 2010; **463**: 549–53.

3 Kakkis E, McEntee M, Vogler C, Le S, Levy B, Belichenko P, et al. Intrathecal enzyme replacement therapy reduces lysosomal storage in the brain and meninges of the canine model of MPS I. *Mol Genet Metab* 2004;**83**:163–74.

4 Lee WC, Tsoi YK, Troendle FJ, DeLucia MW, Ahmed Z, Dicky CA, et al. Single-dose intracerebroventricular administration of galactocerebrosidase improves survival in a mouse model of globoid cell leukodystrophy. *FASEB J* 2007;**21**:2520–7.

5 Savas PS, Hemsley KM, Hopwood JJ. Intracerebral injection of sulfamidase delays neuropathology in murine MPS-IIIA. *Mol Genet Metab* 2004;**82**:273–85.

6 Boado RJ, Zhang Y, Xia CF, Wang Y, Pardridge WM. Genetic engineering of a lysosomal enzyme fusion protein for targeted delivery across the human blood–brain barrier. *Biotechnol Bioeng* 2008;**99**:475–84.

7 Begley DJ, Pontikis CC, Scarpa M. Lysosomal storage diseases and the blood–brain barrier. *Curr Pharm Des* 2008;**14**:1566–80.

8 Lu JZ, Boado RJ, Hui EK, Zhou QH, Pardridge WM. Expression in CHO cells and pharmacokinetics and brain uptake in the Rhesus monkey of an IgG-iduronate-2-sulfatase fusion protein. *Biotechnol Bioeng* 2011;**108**:1954–64.

9 Xia H, Mao Q, Davidson BL. The HIV Tat protein transduction domain improves the biodistribution of beta-glucuronidase expressed from recombinant viral vectors. *Nat Biotechnol* 2001;**19**:640–4.

10 Modi G, Pillay V, Choonara YE, Ndesendo VM, du Toit LC, Naidoo D. Nanotechnological applications for the treatment of neurodegenerative disorders. *Prog Neurobiol* 2009;**88**:272–85.

11 De Jong WH, Borm PJ. Drug delivery and nanoparticles: applications and hazards. *Int J Nanomedicine* 2008;**3**:133–49.

12 Barrias CC, Lamghari M, Granja PL, Sa Miranda MC, Barbosa MA. Biological evaluation of calcium alginate microspheres as a vehicle for the localized delivery of a therapeutic enzyme. *J Biomed Mater Res A* 2005;**74**:545–52.

13 Kay MA. State-of-the-art gene-based therapies: the road ahead. *Nat Rev Genet* 2011;**12**:316–28.

14 Cressant A, Desmaris N, Verot L, Brejot T, Froissart R, Vanier MT, et al. Improved behavior and neuropathology in the mouse model of Sanfilippo type IIIB disease after adeno-associated virus-mediated gene transfer in the striatum. *J Neurosci* 2004;**24**:10229–39.

15 Fu H, Samulski RJ, McCown TJ, Picornell YJ, Fletcher D, Muenzer J. Neurological correction of lysosomal storage in a mucopolysaccharidosis IIIB mouse model by adeno-associated virus-mediated gene delivery. *Mol Ther* 2002;**5**:42–9.

16 Vite CH, McGowan JC, Niogi SN, Passini MA, Drobatz KJ, Haskins ME, et al. Effective gene therapy for an inherited CNS disease in a large animal model. *Ann Neurol* 2005;**57**(3):355–64.

17 Xia H, Anderson B, Mao Q, Davidson BL. Recombinant human adenovirus: targeting to the human transferrin receptor improves gene transfer to brain microcapillary endothelium. *J Virol* 2000;**74**:11359–66.

18 Worgall S, Sondhi D, Hackett NR, Kosofsky B, Kekatpure MV, Neyzi N, et al. Treatment of late infantile neuronal ceroid lipofuscinosis by CNS administration of a serotype 2 adeno-associated virus expressing CLN2 cDNA. *Hum Gene Ther* 2008;**19**:463–74.

19 Zhao T, Zhang ZN, Rong Z, Xu Y. Immunogenicity of induced pluripotent stem cells. *Nature* 2011;**474**:212–5.

20 Rodriguez-Pascau L, Coll MJ, Vilageliu L, Grinberg D. Antisense oligonucleotide treatment for a pseudoexon-generating mutation in the NPC1 gene causing Niemann–Pick type C disease. *Hum Mutat* 2009;**30**:E993-E1001.

21 Perez B, Rodriguez-Pascau L, Vilageliu L, Grinberg D, Ugarte M, Desviat LR. Present and future of antisense therapy for splicing modulation in inherited metabolic disease. *J Inherit Metab Dis* 2010;**33**:397–403.

22 Brooks DA, Muller VJ, Hopwood JJ. Stop-codon read-through for patients affected by a lysosomal storage disorder. *Trends Mol Med* 2006;**12**:367–73.

23 Bunge S, Kleijer WJ, Steglich C, Beck M, Zuther C, Morris CP, et al. Mucopolysaccharidosis type I: identification of 8 novel mutations and determination of the frequency of the two common alpha-L-iduronidase mutations (W402X and Q70X) among European patients. *Hum Mol Genet* 1994;**3**:861–6.

24 Keeling KM, Brooks DA, Hopwood JJ, Li P, Thompson JN, Bedwell DM. Gentamicin-mediated suppression of Hurler syndrome stop mutations restores a low level of alpha-L-iduronidase activity and reduces lysosomal glycosaminoglycan accumulation. *Hum Mol Genet* 2001;**10**:291–9.

25 Angaji SA, Hedayati SS, Poor RH, Madani S, Poor SS, Panahi S. Application of RNA interference in treating human diseases. *J Genet* 2010;**89**:527–37.

26 Asano N, Ishii S, Kizu H, Ikeda K, Yasuda K, Kato A, et al. In vitro inhibition and intracellular enhancement of lysosomal alpha-galactosidase A activity in Fabry lymphoblasts by 1-deoxygalactonojirimycin and its derivatives. Eur J Biochem 2000;267:4179–86.

27 Steet RA, Chung S, Wustman B, Powe A, Do H, Kornfeld SA. The iminosugar isofagomine increases the activity of N370S mutant acid beta-glucosidase in Gaucher fibroblasts by several mechanisms. Proc Natl Acad Sci USA 2006;103:13813–8.

28 Sun Y, Ran H, Liou B, Quinn B, Zamzow M, Zhang W, et al. Isofagomine in vivo effects in a neuronopathic Gaucher disease mouse. PLoS One. 2011;6:e19037.

29 Arfi A, Richard M, Gandolphe C, Bonnefont-Rousselot D, Therond P, Scherman D. Neuroinflammatory and oxidative stress phenomena in MPS IIIA mouse model: the positive effect of long-term aspirin treatment. Mol Genet Metab 2011;103:18–25.

30 Smith D, Wallom KL, Williams IM, Jeyakumar M, Platt FM. Beneficial effects of anti-inflammatory therapy in a mouse model of Niemann–Pick disease type C1. Neurobiol Dis 2009;36:242–51.

31 Elstein D, Dweck A, Attias D, Hadas-Halpern I, Zevin S, Altarescu G, et al. Oral maintenance clinical trial with miglustat for type I Gaucher disease: switch from or combination with intravenous enzyme replacement. Blood 2007;110:2296–301.

32 Marshall J, McEachern KA, Chuang WL, Hutto E, Siegel CS, Shayman JA, et al. Improved management of lysosomal glucosylceramide levels in a mouse model of type 1 Gaucher disease using enzyme and substrate reduction therapy. J Inherit Metab Dis 2010;33:281–9.

第二十三章

溶酶体贮积病的新生儿、高危人群和携带者筛查

Newborn，High Risk and Carrier Screening for Lysosomal Storage Disorders

Gabor E. Linthorst 和 Carla E. M. Hollak 著

王雅洁 任守臣 译 焉传祝 审校

病例报告 A

一个 4 岁的男孩被诊断为黏多糖贮积病 I 型，Hurler 型（MPS-I H），确诊时患者已经出现了精神运动发育迟滞，应用酶替代治疗（enzyme replacement therapy，ERT）时病情仍在持续恶化。进行家系筛查后，他还有个 6 个月大的同胞妹妹也被诊断出患有 MPS-I H，这个女孩在临床症状出现之前即开始应用酶替代治疗，还按计划进行了造血干细胞移植治疗（hematopoietic stem cell transplantation，HSCT）。HSCT 之后，她的精神运动发育维持正常，但是在 7 岁时，该患者出现了驼背。

病例报告 B

一个 54 岁的女性患者被发现患有严重的左心室肥厚，进行心脏的核磁共振检查之后，放射科医生怀疑该患者是 Fabry 病，基因检测发现患者的 α-半乳糖苷酶 A（α-Gal A）基因存在一个 A143T 的突变，家系筛查发现她的 3 个儿子（均为 20 多岁）也带有相同的突变。其中 2

个小儿子实际上已经出现了左心室的肥厚，但尚未出现法布里病的其他临床表现，随后这 4 名患者均被诊断为不典型的法布里病。生化检查提示 3 名男性患者的 α-半乳糖苷酶 A 残留的活性还比较高，能达到正常值的 40%，血尿中的酰基鞘氨醇三己糖（Gb3）水平并没有明显增高，并且血浆中的 LysoGb3 也正常，所以对诊断为 Fabry 病仍存在疑问。进一步的基因分析表明，先证者和她的 2 个患有左心室肥厚的儿子都带有一个心肌肌球蛋白结合蛋白 C 基因的突变，该基因大多数情况与左心室肥厚有关。

引言

溶酶体贮积病（lysosomal storage disorders，LSDs）包括一大组疾病，这一组疾病在首发症状及临床表现的各方面均具有明显的异质性。因为每一种 LSD 的发病率都比较低，且在临床表现方面又有如此大的差别，使得这类疾病的早期发现和诊断都受到明显的影响，有些病例在发病后的十几年才

最终得到明确的诊断，这种情况并不少见[1]。一般来讲 LSDs 均属于进展性的疾病，早期诊断对于制订治疗决策和遗传咨询都很重要。因此，高危人群筛查和携带者筛查被应用得越来越广泛，而新生儿筛查也是正在密切讨论中的议题。另外来讲，新生儿筛查在某些国家已经陆续开展起来了。目前大家最熟知的，也是最早获得成功的溶酶体贮积病筛查案例是对 Tay-Sachs 病携带者的筛查。在 20 世纪 70 年代的早期就已经可以使用酶学分析进行携带者的筛查了，后来又采用了基因突变分析的方法进行筛查。推广应用了一个联合的项目使得 Tay-Sachs 病在德系犹太人群中的发病率有了显著降低。最近，随着 ERT 和 HSCT 的发展，筛查项目主要是针对那些通过早期识别和及时干预，能够从中获益的个体，例如发生不可逆损害之前的那些患者。目前已经形成共识，对 MPS-Ⅰ H 患者应该在 2 岁半之前接受 HSCT[3]。

然而，对于大多数溶酶体贮积病来讲，关于疾病的自然病程，尤其是疾病的衰退形式，还有不同治疗方法产生的疗效等方面的长期随访资料仍不够充足，这些都阻碍了广泛筛查的具体实施，但各种生化检测和基因检查技术的发展，对开展携带者、高危人群和新生儿筛查工作起到了积极的促进作用。

携带者筛查

进行携带者筛查的目的是为有生育需求的夫妇，在隐性遗传性疾病患病风险方面给出建议。在预防严重的遗传性疾病方面，携带者筛查已经成为德系犹太人广泛接受的一种预防措施。在德系犹太人中进行的筛查工作取得成功以后，该方法也已经在其他民族中得到广泛开展。对临床表现差异性的深入了解进一步扩大了对疾病的认识，并逐步体现在疾病筛查工作中。例如，纽约大学医学中心对家族性 Tay-Sachs 病杂合子的检测项目，在 1994 年 1 月又扩展到了对戈谢病携带者的筛查。因为戈谢病最常见的临床类型可能仅表现出很轻微的症状，对该病携带者的筛查不一定达到预防严重疾病的目的。尽管有这些担忧，但最近美国医学遗传学学院还是提议，对携带者的筛查工作不仅要包括 Tay-Sachs 病和戈谢病，还要包括黏脂贮积病Ⅳ型和尼曼匹克病 A 型的高危人群[4]。因为基因型-临床表型的相关性之间缺乏足够明确的关系，这可能会对临床发病的预测和遗传咨询工作的开展产生不利影响，而基因组测序项目的快速发展使得它在伦理方面需要有更进一步的探讨，为年轻夫妇设计的、可进行多种遗传性疾病检测（也包括几种溶酶体贮积病）的商业试剂盒的推广应用，也对它们在伦理方面的要求提出了挑战。

高危人群筛查

高危人群筛查包括对那些具有某种溶酶体贮积病的症状但尚未诊断为溶酶体病的患者进行的筛查。尤其是当引入酶替代疗法用于治疗法布里病以后，对高危人群的检测就开始了。Nakao 等人首次提出患有左心室肥厚的男性患者，法布里病的患病率很高（达 7/230，3%）[5]。该发现又把原因不明的左心室肥厚患者纳入了筛查研究，此外还有那些终末期肾病患者、青年卒中患者和一些具有其他症状的人群，也需要被纳入筛查研究（总结在表 23-1，摘自参考文献 6）。据我们所知，目前还没有公开发表的针对其他溶酶体贮积病进行系统的高危筛查的研究。

新生儿筛查

对溶酶体贮积病应该尽早明确诊断，避免长期误诊，并可以早期进行治疗，这一点对于患者及其家庭都非常重要。对某些疾病，

表 23-1 不同分组法布里病的筛查研究结果

分组	病例数	患病率	
		男性	女性
肾透析	12 M/6 F	0.33% (CI 0.20~0.47)	0.10% (CI 0.0~0.19)
左心室肥厚	4	0.9%~5.3%	1.11%~13%
青年脑卒中	2	0~4.2%	0~2.1%

CI, 置信区间

Data summarized from Linthorst et al.[6].

早期发现并给予适当的治疗，可以获得更好的预后。那些会累及神经系统的溶酶体贮积病，诸如 Krabbe 病和 MPS-Ⅰ H 等，尽管在造血干细胞移植以后疾病的晚期仍有可能会出现一些并发症（见病例报告 A），但早期诊断并给予 HSCT 后的确会改善这些疾病的预后。对婴儿型庞贝病患者来讲，及早行 ERT 甚至可以挽救他们的生命，早期的 ERT 也可以预防戈谢病患者出现不可逆的骨骼系统并发症，而一般来讲法布里病导致的终末器官损害也都是不可逆转的。基于上述考虑，就促成了新生儿筛查项目的开展。然而，对于 HSCT 后的远期预后以及在出现症状之前进行 ERT 的治疗效果，现在还没有确切的证据。可想而知，我们不能这么早就下结论，把治疗失败的原因归于治疗开始的太晚。目前在台湾和美国的华盛顿州正在开展法布里病和庞贝病的试点项目。在美国其他一些州法布里病、Krabbe 病、尼曼匹克 A 型和戈谢病也已经加入到了新生儿筛查项目中。最近，AMCG 溶酶体贮积病诊断工作组发表了一部非常好的关于溶酶体贮积病诊断和治疗的教育指南[7]。

筛查的方法

为了检测某个指定的人群中（无论是新生儿还是有症状的人群）是否有 LSD，已经采用了很多的实验室检查技术。Chamoles 等人[8]首先证明干燥血滤片法可使用人工底物来检测各种不同的溶酶体酶活性。其他的方法还处于试验阶段，包括多通道技术，使用这种技术可以一次性检测多种溶酶体酶，并可以检测血液或尿液样本中的沉积物。尽管在技术上已经取得了巨大的进步，但仍然存在许多挑战。例如，酶学检测不能用于某些个体（如女性法布里病患者）或者对一些患者进行检测的结果可能为假阳性，这些患者今后也不会发病（比如检测结果为芳香硫酯酶 A 缺乏，但没有代谢物沉积的病理学证据）[7]。需要由经验丰富的生化检查实验室对结果进行确认和解释，以避免误诊。毫无疑问，最有前途的当属全基因组或称为二代的基因测序技术，这种技术将对筛查产生深远的影响。虽然这种技术目前主要用于确认那些临床表现比较典型病例的遗传学病因，但是因为全基因组测序技术的造价正在迅速降低，这使得它最终将成为一种筛查的工具。虽说这种技术可以规避上述酶活性检测可能会出现的假阳性或者假阴性的结果，但是也可能会发现某些意义不明的新突变，而带来一些不确定的结果（如病例报告 B）。

筛查的注意事项

若将一种疾病纳入新生儿筛查项目，需要满足若干个条件。在决定把某些疾病纳入新生儿筛查项目时，虽说仍然会把 Wilson 和 Jungner 在 1968 年制订的标准（列在框 23-1 内）作为基础依据，但是该标准在当前还存在诸多的争议。2006 年 AMCG 发布

框 23-1 1968 年，由 Wilson 和 Jungner 制订的
新生儿筛查标准

1. 面临的状况首先应该是一个重要的健康问题。
2. 对所筛查的疾病应该有办法进行治疗。
3. 诊断和治疗的设备应该都是可用的。
4. 这种疾病应该有一个潜伏期。
5. 对这种疾病应该是可以进行检查的。
6. 这种检查方法应该被该人群所接受。
7. 对这种疾病的自然病史应该有充分的了解。
8. 对接受治疗的人应该有政策方面的支持。
9. 发现一例患者的花费应该在经济上与整体的医疗消费保持平衡。
10. 对病例的筛查应该能够持续进行，而不仅是一个一次性项目。

学家和医学专家的广泛参与。

对晚发变异型或未知临床意义的遗传学变异的检测是筛查所要面对的一个主要问题。如前所述，溶酶体贮积病的表型谱非常宽，严重的可以导致儿童的早期死亡，也有临床发病比较晚、致死率比较低的类型。新生儿筛查工作需要能识别出所有类型的患者。为了区分开哪些 LSD 患者可以通过早期治疗而从中获益，必须能够准确地预测出他们的发病类型。对某些病例来讲，基因型可能有助于把他们区分开来，但总体来说，大部分 LSDs 的基因型和表型的相关性都比较差。筛查能够识别出那些临床表现不太典型的变异型，很可能通过筛查发现的那些不典型病例或晚发变异型病例的数量将占到诊断出的病例中的大多数（从表 23-2 中就可以明显地看出来这一点）。对一个临床表现尚不明显的或者晚发型患者做出了早期诊断可能会导致其焦虑，使受试者失去无忧无虑的生活，还会引发一些诸如医疗保险费用上涨等社会问题。社会上对于成人发病的疾病进行早期诊断所能给予的支持还不太明确[9]，对临床意义不确定的变异进行检测所

了一份报告，这份报告提议，即使是被筛查的婴儿本身并不能直接从新生儿筛查工作中获益，也应本着对家庭和社会有利的原则进行调整。而美国以外的国家专家则认为，那些通过恰当的治疗可以对预期寿命或生活质量起到明显效果的疾病，才应被纳入筛查项目（如囊性纤维化）。关于溶酶体贮积病也存在同样的争论，这种讨论需要来自患者团体和各种专业人员，包括伦理学家、生物化

表 23-2 新生儿筛查研究的结果

疾病	研究	国家（地区）/筛查人数	患病率（总体，经典型，晚发型）	评论
Fabry 病[a]	Spada et al.[11]	意大利 37 104	1：3092 1：3373 1：37 104	对新生儿的首次 LSD 筛查研究
	Hwu et al.[12]	中国（台湾） 90 288	1：1236 1：22 750 1：1390	在特定中国人群中的晚发型突变频率高
	Lin et al.[13]	中国（台湾） 57 451	1：1368 1：57 451 1：1401	本病的晚发型老年男性患者中只有 1/3 伴左心室肥厚
庞贝氏病	Chien et al.[14]	中国（台湾） 132 538	1：33 134	伴假性酶缺乏的比例高
Krabbe 病	Caggana et al.[15]	美国 260 000	1：65 000	2 个接受筛查者在新生儿期接受了干细胞移植

[a]结果仅显示 Fabry 中的男性患者

需要的社会支持也没有进行过研究。除此之外，无论是对经典型还是对晚发变异型的病例，还必须要弄清楚治疗后的长期效果究竟会怎么样。我们已经逐渐认识到，目前为止许多溶酶体贮积病还是没有治愈的方法。比如，Krabbe 病在症状出现之前进行的骨髓移植并不能预防疾病导致的运动、语言问题和生长发育障碍[10]。这需要更大规模的合作性研究来探索这些问题，并把它们和伦理方面的探讨同步进行。

结论

对 LSDs 高危人群或新生儿进行的筛查工作吸引了大家越来越多的关注。LSDs 的筛查工作的确大大缩短了确立临床诊断的时间。这些疾病具有进行性加重的临床特点，失去了宝贵的治疗时机，就会出现不可逆的临床表现。然而，检测出大量的临床意义不确切的变异，会使得这些阳性结果变得不再可信。为避免这种现象，还需要对大多数 LSDs 的自然病程有更多的研究。包括对基因型/表型相关性有更好的了解，找到更多的有预测意义的生物标志物等。此外，首先要使治疗获得更好的长期效果，这些数据资料是开展筛查项目的先决条件。

参考文献

1 Mehta A, Ricci R, Widmer U, Dehout F, Garcia de Lorenzo A, Kampmann C, et al. Fabry disease defined: baseline clinical manifestations of 366 patients in the Fabry Outcome Survey. *Eur J Clin Invest* 2004;**34**:236–242.

2 Scott SA, Edelmann L, Liu L, Luo M, Desnick RJ, Kornreich R. Experience with carrier screening and prenatal diagnosis for

16 Ashkenazi Jewish genetic diseases. *Hum Mutat* 2010;**31**:1240–1250.

3 de Ru MH, Boelens JJ, Das AM, Jones SA, van der Lee JH, Mahlaoui N, et al. Enzyme replacement therapy and/or hematopoietic stem cell transplantation at diagnosis in patients with mucopolysaccharidosis type I: results of a European consensus procedure. *Orphanet J Rare Dis* 2011;**6**:55.

4 Gross SJ, Pletcher BA, Monaghan KG, Professional Practice and Guidelines Committee. Carrier screening in individuals of Ashkenazi Jewish descent. *Genet Med* 2008;**10**:54–56.

5 Nakao S, Takenaka T, Maeda M, Kodama C, Tanaka A, Tahara M, et al. 080395 An Atypical Variant of Fabry's Disease in Men. *New Engl J Med* 2000;**21**:1–6.

6 Linthorst GE, Bouwman MG, Wijburg FA, Aerts JMFG, Poorthuis BJHM, Hollak CEM. Screening for Fabry disease in high-risk populations: a systematic review. *J Med Genet* 2010;**47**:217–222.

7 Wang RY, Bodamer OA, Watson MS, Wilcox WR, ACMG Work Group on Diagnostic Confirmation of Lysosomal Storage Diseases. Lysosomal storage diseases: diagnostic confirmation and management of presymptomatic individuals. *Genet Med* 2011;**13**:457–484.

8 Chamoles NA, Blanco M, Gaggioli D. Fabry disease: enzymatic diagnosis in dried blood spots on filter paper. *Clin Chim Acta* 2001;**308**:195–196.

9 Hasegawa LE, Fergus KA, Ojeda N, Au SM. Parental Attitudes toward Ethical and Social Issues Surrounding the Expansion of Newborn Screening Using New Technologies. *Public Health Genomics* 2011;**14**:298–306.

10 Escolar ML, Poe MD, Yelin K, Kurtzberg J. Long-term developmental follow-up of babies treated for infantile Krabbe disease with unrelated cord blood transplantation. *Mol Genet Metab* 2008;**93**:21.

11 Spada M, Pagliardini S, Yasuda M, Tukel T, Thiagarajan G, Sakuraba H, et al. High incidence of later-onset fabry disease revealed by newborn screening. *Am J Hum Genet* 2006;**79**:31–40.

12 Hwu W, Chien Y, Lee N, Chiang S, Dobrovolny R, Huang A, et al. Newborn screening for Fabry disease in Taiwan reveals a high incidence of the later-onset GLA mutation c.936+919G > A (IVS4+919G > A). *Human Mutat* **30**:1397–405.

13 Lin H-Y, Chong K-W, Hsu J-H, Yu H-C, Shih C-C, Huang C-H, et al. High incidence of the cardiac variant of Fabry disease revealed by newborn screening in the Taiwan Chinese population. *Circulation Cardiovasc Genetics* 2009;**2**:450–456.

14 Chien YH, Chiang SC, Zhang XK, Keutzer J, Lee NC, Huang AC, et al. Early Detection of Pompe Disease by Newborn Screening is Feasible: Results From the Taiwan Screening Program. *Pediatrics* 2008;**122**:e39–e45.

15 Caggana M, Saavedra C, Wenger D, Helton L, Orsini J. Newborn screening for Krabbe disease in New York state: Experience from the first year. *Mol Genet Metab* 2008;**93**:17.

第二十四章

罕见病患者的处境
The Patient Perspective on Rare Diseases

Alastair Kent，Christine Lavery 和 Jeremy Manuel　著

王雅洁　任守臣　译　焉传祝　审校

前言

新生命的降临是激动人心的时刻，也意味着生活将随之发生变化。初为父母，他们第一个问题是"我的小宝贝还好吗？"幸运的是，绝大多数情况下答案是肯定的。但令人遗憾的是，在少数情况下，答案也可能会是否定的，通常这就意味着出现了医疗紧急情况，期间医护忙于急救处理，父母的需求常常被暂时抛到一边，此时，父母常常感觉很迷茫、无能为力，他们常常感觉到被边缘化了。

孕检条件的改善和筛查技术的进步意味着越来越多后代所患的疾病可以在怀孕期间被诊断，这使得准父母们有机会了解那些检测的情况，并在可能的选项中做出更明智的选择。尽管科学技术有了快速的发展，对于妇女们追求最大可能地拥有健康后代的这种需求也得到越来越多的理解、关怀和支持。然而现实中仍有许多患有严重疾病且导致寿命受限的婴儿在相当长的时间内未被检测出来，这使得父母们难以理解，到底发生了什么情况？该如何面对这种状况？尤其是遭遇到罕见疾病时，上述问题就更为突出。在这种情况下，需要耗费大量的时间才有可能获得及时、准确的诊断，并获得恰当的医疗服

务和适当的支持，但有时结果并不满意。

罕见病问题的重要性

这不是一个微不足道的问题。患有罕见病的家庭有时会感觉到被边缘化了，好像"罕见"就等同于卫生保健系统里的"不重要"的级别。虽然就个体而言，可能在英国确实是任何一个罕见病只是影响到了少数的家庭，但实际上有很多种不同的罕见病，随着新诊断技术的发展，已经被识别的罕见病就已经超过了6000种，这意味着罕见病实际上并不罕见。

根据欧盟国家对于罕见病的定义：患病率为5/10 000或更低[1]，估计影响了总人口的1/17。这意味着，在英国大约有350万人患有这类严重的，有时甚至是致命的罕见病，而患者又要终身伴随着这种日益衰退的疾病状态。罕见病除了对患者个人和家庭的直接影响之外，还是一个严重的公共卫生问题，它对全球卫生保健系统的资源分配也构成了极大的挑战。然而，因为那些罕见病患者仅被认为是个人的不幸遭遇，而没有被看成一个公共的问题，政策制定者和服务提供者们很少去重视那些罕见病对整个卫生保健系统的影响。从这个问题的重要性上来讲，政府官员及卫生保健战略的决策者们应

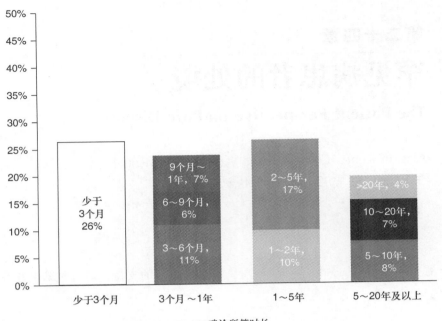

图 24-1　图表："从出现最初的症状到最后确诊，你或你的家人需要等待多长时间？"来自：英国罕见病患者及家庭经历调查（http://www.raredisease.org.uk/documents/RDUK-Family-Report.pdf）.（Reproduced with permission from Genetic Alliance UK.）

该给予合理的优先考虑。英国罕见病组织最近对一个超过 100 种罕见病影响到的 600 多个家庭进行的调查[2]显示，真实情况并不是这样。调查显示，罕见病患者长期被延误诊断，值得注意的是，有一小部分被延误诊断的时间超过了 5 年，一些甚至从未被确诊。同样令人不安的是，有许多患者被误诊为其他疾病，有时还不止一次。

考虑到有 80%，甚至更多的罕见病是遗传性的，是由某一个特定基因的改变所引起的，延误诊断就会影响整个家族，产生跨代的影响。误诊意味着有可能是能被治疗的疾病依然未给予治疗，以及被当成本没有患的疾病而接受了错误的治疗，这就不可能对缓解症状有所帮助，浪费了资源还使本来有可能避免的伤害继续加重。

即使给出正确的诊断，情况也不是一帆风顺。患有罕见病的家庭经常缺乏渠道去了解他们所患疾病的详细情况，不了解如何去做才能够获得和保留一定程度的功能去实现

他们所希望的生活。对他们的身体条件及生活的环境而言，如果获得有效的支持治疗，那些他们所希望的生活是有可能实现的。

面对的挑战

大部分罕见病是很复杂的，常常影响到身体的各个系统，除了躯体方面的往往还会有心理上的影响，目前可以被治疗的罕见病还是很少，当然今后会有越来越多的罕见病能够被治疗，例如，酶替代治疗已经用于治疗某些先天性代谢异常，尽管如此，绝大多数情况下罕见病还是无法治愈，在这种情况下，重视日常管理，针对出现的不同问题给予实际的帮助，对患者家庭来讲意义尤为重大。

可以通过患者支援组织进行点对点的帮助，汲取成功的经验，总结失败的教训，建立有效的沟通渠道。最初的经验来源于患者及其家庭，现在这些患者支援组织已经开始

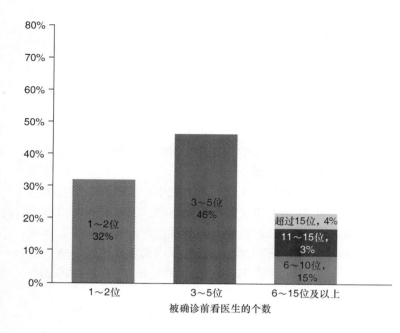

图 24-2　图表："在得到确定诊断之前，你或你的家人看了多少位医生？" *Source*：Rare Disease UK survey on patients and family experiences of rare diseases. (http://www.raredisease.org.uk/documents/RDUK-Family-Report.pdf). Reproduced with permission from Genetic Alliance UK.

逐渐地提供有效的信息、建议和支持，他们在先天代谢性疾病这一领域显得更为高效和有影响力，包括溶酶体贮积病（lysosomal storage disorders，LSDs）。

英国的溶酶体贮积病患者协作组织成立于 2008 年，由 6 个创始成员组成，在成立之前的每个成员代表着一类溶酶体病（糖原贮积病协会、Batten 病家庭协会、戈谢病联盟、MPS 协会、英国尼曼匹克病小组和代表 Krabbe 脑白质病的英国救助婴儿筛查基金会）。这个协作组织成立的宗旨是为了促进对 LSDs 的互相了解和共同进步，提出对 LSDs 患者的关爱标准，增进他们的福祉。重点是要激发合作伙伴的兴趣和促进相关工作的开展，参与各方可就某些共同感兴趣的话题展开讨论，总结照看患者的过程中获得的良好实践经验，并为这些经验的推广和发展建立标准。

组建这个合作组织的各个小组成员都有着丰富的实践经验，在各种特定的疾病方面经过了多年的信息积累，举办过各种家庭会议、区域会议、特定疾病的专家会议、小组讨论和研讨会。某些协会，比如 MPS 协会和英国尼曼匹克病小组，倡导为患者个人提供全面的服务，涉及社会关怀、日常生活、临终关怀和殡葬料理等各个方面。

获得治疗

即使有一种治疗方法能够提高患者的生活质量和预期寿命，同时也对患者的亲属、照看人和广大的社会有利，患者也不一定就可以得到治疗。研制出新的治疗方法往往需要经过大量的研究和长期的临床实践。对于罕见病来讲，还需要考虑到其患者数比较少，疾病的自然病程往往也缺乏特征性。那些肩负重大责任欲求最大健康利益的治疗方法，其效果也不是很确切，而且对每个患者来讲，平均花费通常也很高。如此一来，卫生部门当局和出资方就不太愿意为罕见病患者开出新疗法的处方和为之支付费用。此外，医生也可能缺乏对于该类疾病的认识，即使他们能够做出诊断，也可能对新的干预治疗方法缺乏了解。患者组织一直在积极地帮助组织中的成员家庭、所有患者以及所有需要帮助的人，保证他们能获得新的治疗，并积极地促进新疗法的发展。

利益相关方需要做大量而细致的工作，

要突破专业上、临床方面、学术上和商业方面等重重障碍，才有可能获得新的治疗方法。患者组织通过多年的工作让大家去了解他们的成员所患疾病造成的影响。他们筹集资金资助研究，与感兴趣的学者及临床医生密切合作，制订并发展基础研究策略，招募患者及其家人参与其中，以促使研究获得成功。当时机成熟以后，他们要与生产厂家以及法定监管部门合作，推进新疗法的临床开发、生产和注册，这个时候他们还要巧舌如簧、费尽周折，有时甚至是连蒙带骗地去说服那些不情愿的卫生部门当局为这些新疗法买单。

英国的状况

第一个临床应用的酶制剂为阿糖苷酶，这是一种天然的纯化 β-葡糖脑苷脂酶，在1991年由美国 FDA 批准用于治疗戈谢病。阿糖苷酶是从人体的胎盘组织中提取并纯化而来，成为治疗溶酶体贮积病的第一个特效药物。伊米苷酶是一种重组的葡糖脑苷脂酶，在1994年被批准上市。

美国以外的患者和他们的医生若想采用这种治疗方法，目前还未获得批准，并且花费也非常昂贵，这使得这种治疗方法在其他国家的应用面临巨大的挑战。英国新成立（1991年）了一个戈谢病协会，会同患者和患者家属一道制订了一个策略，找到那些想要采用这种治疗方法并愿意为处方这种尚未获批的药物负责的医生，以患者的特殊需求为名开出这种药物的处方，这会面临相当大的阻力，因为各个地方卫生行政机关需要审批并支付治疗的费用，他们常常以"药物还在试验中，当前尚未在英国获批上市"为由，进行推脱。患者及其家属共同做出努力，争取获得他们选出的议会代表们（议员）的支持。患者组织会向卫生行政部门的官员提供数据资料和一些其他证据，说服他们改变对这些治疗方法抱有的消极态度，有

些情况下，还可以通过媒体曝光的方法，给予施加更大的压力。

在1996年，由医生向卫生部门提出的申请促成了一项定向基金向国家专家中心的拨付工作，最初（1997年）有3个这样的国家专家中心，第二年又发展为4个，由这些专家中心负责戈谢病患者的评估和管理工作。到2000年5月，共有171名戈谢病患者加入了这4个国家中心。然而，仍是由当地的卫生行政管理部门（当时称为基础医疗信托）控制着酶替代治疗的花费，这意味着在英国这个国家范围内仍没有实现平等，就起了个名字，叫"邮编处方"，来描述这种令人不满的状态。

2001年戈谢病患者再次面临挑战，卫生部门计划取消这4个戈谢病定点医疗中心。患者们都知道设置定点医疗中心的意义，担心取消医疗中心会导致以后更难取得有效的治疗，戈谢病协会联合国家医疗中心的医生们一起强烈呼吁：那些罕见病患者的人数很少，他们需要有一个专家组成的服务中心，才能够在那里获得专家的帮助，这也是中心成立的初衷。

患者将他们在定点医疗专家中心的经历描述为"英国国民健康保险制度发挥了最好的作用"，在那里，他们既往所共同经历过的那些"误诊、医生对他们的病情一无所知以及不适宜的治疗等等"，随着专家医疗中心的建立都一去不复返了。

戈谢病协会能够与医生合作，成功地游说政府，不但应该保留那些戈谢病专家医疗中心，而且要逐渐拓展他们的业务范围，覆盖到其他罕见的溶酶体病，使这些中心也有利于去解决其他溶酶体病患者的治疗费用。与戈谢病协会所做出的努力类似，代表其他溶酶体贮积病的团体也正在进行积极的活动，促进建成类似的定点专家医疗中心。

为了解决每个地方卫生机构所单独面临的资金压力，成立了"风险共担"联合体，把一系列相毗邻的基础医疗信托机构联合起

来，共同分担新诊断患者的高额医疗费用，这样做也有利于控制地方的经费预算，但也的确会使倡导者、医生和他们的医疗团队付出大量的时间和精力，因为制定决策往往会比较缓慢，而且有时候 LSDs 患者的响应还不是很积极。

2001 年 8 月，欧洲批准了酶替代治疗处理法布里病，随后欧洲又分别在 2003 年 6 月、2006 年 1 月和 2007 年 3 月先后批准了 ERT 用于 MPS Ⅰ、MPS Ⅵ和 MPS Ⅱ型的治疗。

然而在 2003 年的整个欧洲，许多患者的希望又变成了绝望，因为这些用于拯救生命的新疗法被拒绝支付费用。在英国，因为事出突然，个人基本医疗信托还没有为此做好准备，患者组织被频繁告知："我患有一种超级孤儿病，满足临床酶替代治疗的标准，但没人愿意为之付费"或者"因为国家没有相关政策，我们当地的卫生基金管理机构不能决定为 ERT 支付费用"。

新疗法已经成熟并且还被批准应用于临床了。患者及其家属也知道开发出来一种新的疗法可能需要数年的时间，但是令他们不解的是，治疗方案已被研究出来了，为什么治疗之门还是会被堵死。2003 年 12 月，溶酶体贮积病专家中心的医生和患者代表一起与国会议员举行会谈，大家一致认为需要与卫生部长展开进一步的会谈。

与此同时，在 2004 年的 1 月，MPS 协会开始研究会员们被拒绝支付 ERT 相关费用后所能够采取的法律手段。一家专门从事人权和歧视案件的法律公司同意受理那些符合 ERT 标准并且有权获得公共资金的儿童个案。2004 年 3 月，MPS 协会与两个医学专家一起会见了卫生部部长，部长同意关注所提出的问题。传达给卫生部长的信息很清楚，"时间既不能让患者痊愈，也没有站在患者的一边，等待只能使病情越来越糟糕"。

MPS 患者的支持团队虽然对政策方面的规定很清楚，2004 年，他们还是选择支持 15 个法布里和 MPS Ⅰ型患者向卫生部门当局提出的抗议，要求他们进行正当程序失效的司法审查。治疗是需要花费大量的公共资金，但这是值得的，与那些患病的儿童、年轻人以及他们的家人所承受的痛苦相比较，这样的花费就显得微不足道了，他们一直独自过着噩梦般生活。人们想象不到，可以毫不夸张地说，父母们为了他们的孩子得到治疗，不得不到处乞求。

2004 年 7 月，卫生部宣布为所有的溶酶体贮积病设立专家委员会，然而，像原来的戈谢病服务机构一样，这个专家委员会不包括酶替代治疗的费用。到 2004 年 10 月情况有了转变，卫生部重申了溶酶体贮积病专家委员会，从 2005 年 4 月开始，在英格兰，专家委员会给予承担酶替代治疗的费用，但在英国的其他地方，该项费用还没有包括在内，这些区域将独立决定是否承担这些费用。

英国目前的形势（2012 年）

在英国，每个患者组织均与国家指定的 8 个溶酶体贮积病专家医疗中心展开密切的合作，这些中心都是由中央政府指定的，并为它们提供经费支持。这些医学中心会雇佣一些专业的医生和学者，和他们一起工作的还有护士、遗传咨询师和其他一些卫生保健的专业人员，共同为溶酶体贮积病患者及其家属提供先进的多方面的医疗和护理服务。医疗中心在 LSDs 的诊断、协调和提供专业性和支持性治疗方面发挥着非常关键的作用，同时也开展这类疾病的病理生理学研究，并探索如何改善治疗方案。患者组织还会对全英国的所有诊所提供支持，患者组织的成员也常常需要在那里得到一些额外的服务。这些诊所能够为倾听各方的需求提供极好的机会，特别是来自那些新诊断出来的家庭，还能对来自各方的主张进行探讨。大多数的患者在他们自己的家里接受治疗，由他们自己或家庭成员实施治疗方案，或者由有资质的雇员来协助他们在家里完成治疗过程。这些诊所也常把那些患病的家庭召集到一起分享各自的经验。2012 年，无论是英国还是世界上其他地区的经济形势都变得很严峻，对溶酶体贮积病的这种策略不断地受到来自各方的威胁，对它的"合理性""成本效益分析"等产生了诸多的质疑，致使国家要采取其他方案以降低治疗的花费。当然，罕见病患者和代表他们的组织也必须时刻准备着去发挥他们自己的作用，在这个经济困难时期要努力地去提高他们治疗的成效比。不管怎么说，像英国这样，成立了医学中心系统，就有可能与药品生产企业和家庭治疗提供商进行谈判，来争取最好的条款。

从 2009 年 6 月开始，因 Genzyme 公司的生产遇到困难，直接导致一些酶制剂在全球范围内的短缺。因为在英国设置了一个公共设施，在那里允许患者自由地表达自己的意愿，所以就很好地处理了这一次危机。那里的医生、提供资金的代理人和企业方代表达成了一致意见，同意减少酶制剂的应用量，根据需要来决定优先匹配给哪些患者，并引入了一些新的疗法（通常是未获批准的，至少在开始选用的时候还没有获得批准）。现在这些危机仍然存在，但已被接纳。这一经验表明为了保证患者能够随时随地表达自己的意愿，患者组织绝对有必要与医生、患者的照管人和所有把患者的利益放在心上的人展开合作。

欧洲的情况

欧洲其他政府的反应差别很大，在某种程度上可以说是令人惊讶。挪威和瑞典都经历了漫长的过程，政府才意识到要设立基金支持 ERT。波兰是欧盟国家中人均卫生支出最低的国家之一，波兰的 MPS 协会费尽周折，终于耐心地成功说服政府无条件地支持他们的会员采用 ERT，除非患者死亡。

他们还算是获得了成功。即使在今天，那些生活在苏格兰或威尔士（英国的地区，卫生服务权利已经由英国移交给这两个地区）的 LSDs 患者，想要得到基金支持的 ERT，仍是一个挑战。此外有证据显示，在某些欧洲国家，卫生当局只会为儿童提供基金支持，但是在患者超过 18 岁以后，基金将中断供应。

欧洲的戈谢病患者团体一起创建了欧洲戈谢病联盟（EGA），创建联盟的目的是为了尽他们的努力去帮助和支援所有的患者团体，使他们能够在各自的国家获得治疗，为他们提供信息，协助游说中央政府或地方当局，在那些根本无法得到治疗的地方，为患者寻求人道主义的援助。截至 2012 年，EGA 的发展已包括了 31 个国家，和其他团体一起为患者寻求人道主义支援，通过 Genzyme 公司（伊米苷酶的生产商）的慈善活动，已为超过 100 名戈谢病患者提供了支持。

与此同时，患者组织还为那些有兴趣的医生、护士和其他医疗专业人士提供培训和专业的发展机会，他们还与医疗界和学术界的领军人物合作，创建专业技术中心。在持续提高对他们所患疾病的认识和该改善患者的生活质量方面，这些专业技术中心起着非常关键的作用。

毫无疑问，由英国卫生部在英格兰所创建的 LSDs 临床治疗和管理委员会可以使全国范围内的患者都能够得到 ERT，并且让全国各地区的患者都能公平地得到治疗。临床专家和患者组织代表一致同意并参与起草了戈谢病、法布里病、黏多糖贮积病（MPS）Ⅰ型、MPS Ⅱ型和 MPS Ⅵ型的临床治疗指南。为确保透明而公平地制订治疗方案，这些治疗指南起了非常重要的作用。英国国民医疗保健制度的基本原则是根据需要选择治疗，而不是根据支付能力、疾病发生的区域或其他非临床因素。没有哪个地方规定，罕见病患者从卫生保健系统得到的帮助应该比常见病患者少。卫生部门当局应该制订一整套方案并监督实施，以确保罕见病患者和他们的家人，在他们需要的时候都能得到及时、恰当而友善的服务和支持。

最近在欧盟委员会的一份通讯文件[1]和卫生部长委员会的一项建议文件[3]中已明确地表现出了这个系统方案的基本要素。这两份文件呼吁成员国到2013年的时候要确保制订计划或策略，用于改善罕见病患者及其家人的医疗保健，为他们提供更好的服务和支持。这份计划或策略的基本要素应该包括：

- 及时准确诊断，发展筛查项目，确保罕见病的早期普查。
- 为罕见病患者及其家庭提供准确、全面和易于理解的信息、建议和咨询服务。
- 提供跨学科、跨机构的综合服务，包括支持专业技术中心的发展。
- 创建基础研究设施，促进对未知领域的研究，响应需求，深挖细查。
- 为了保障高质量的医疗和护理效果，对这个高支出的项目在制订计划和分配供给方面需要结构合理，项目如果突破预算还应该照顾到可持续发展和体现公平，在一处的支出也要照顾到对他处有利，还应考虑到制度上的障碍会影响到整个布局。

结论

罕见病患者及其家庭在患病初期常常心怀困惑和恐惧，而不论出现了什么样急剧恶化的症状和体征，他们都还心怀希望，对于出现的这种心理，可能下面的想法可以简单地进行解释：恐惧毫无根据，问题会逐渐消失，如果不是这样的话，那就是他们希望有治愈或有效阻止病情进展的方法。但常常出现的结果要么是当前还无法实现，要么就是选择的办法（比如产前检测和终止妊娠）无法被接受。接下来患者的需求就是疾病信息、关心、支持和有效缓解症状。其后他们的希望所在就是知道了相关的研究正在进行之中，也许情况在后代会变得更好一些，即使对于那些当前患病的人来讲，这种希望来得太迟了，但总归还是有希望。

患者、患者的支持团体、医生、科学家、企业、策划者、政策制定者、监管部门和政界人士都有责任去实现它。本着精诚合作，达成共识，相互尊重的原则，根据当前科技进展，有效整合现有临床资源，为患者提供优质的医疗服务和相关支持，这将变得越来越规范。然而，如果我们都袖手旁观等待别人去做，那么我们的目标绝不会实现。根据我们已有的经验，我们所有人都会面临挑战，需要一起努力实现这一共同目标，刻不容缓。

参考文献

1　http://eur-lex.europa.eu/LexUriServ/LexUriServ.do?uri=COM:2008:0679:FIN:EN:

2　http://www.raredisease.org.uk/documents/RDUK-Family-Report.pdf

3　http://eur-lex.europa.eu/LexUriServ/LexUriServ.do?uri=OJ:C:2009:151:0007:0010:EN:PDF

4　Mehta A, Lewis S, Laverey C. Treatment of lysosomal storage disorders (Editorial). BMJ 2003; **327**: 462–463.

索　引

大溶酶体系统

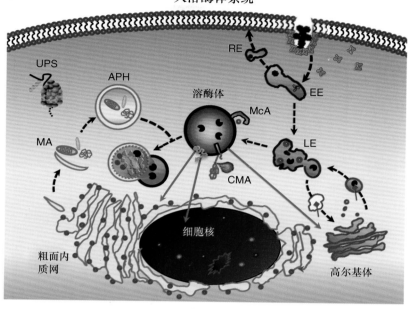

彩图 1-1

在 *CLN2* $^{-/-}$ 小鼠模型中的SCMAS的沉积

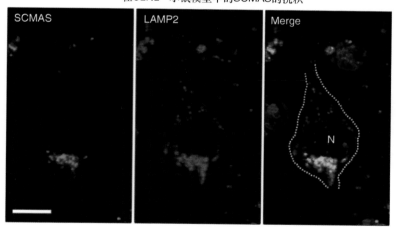

彩图 1-2

Mcoln1-/-大鼠模型的轴索球

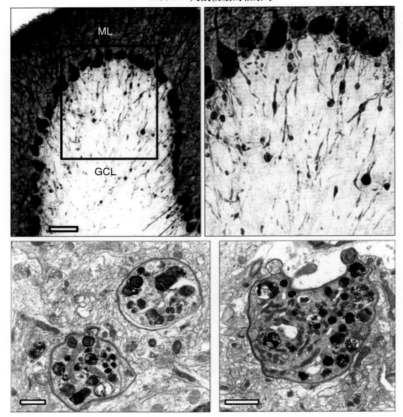

图 1-3

(a) Npc1-/-浦肯野细胞中出现的p62沉积

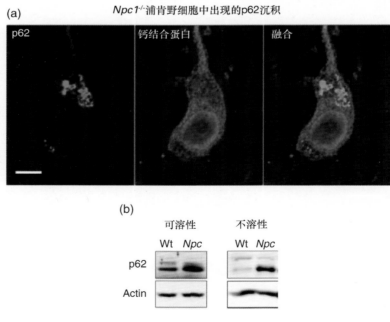

彩图 1-4

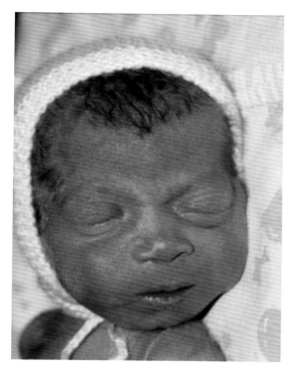

彩图 2-3

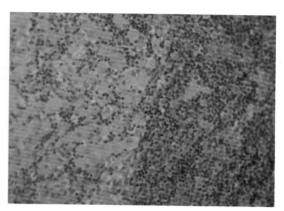

彩图 6-7

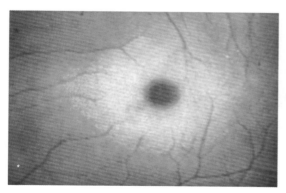

彩图 2-5

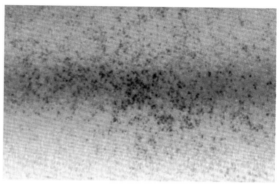

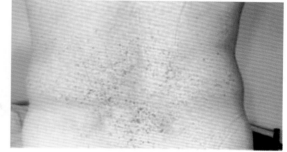

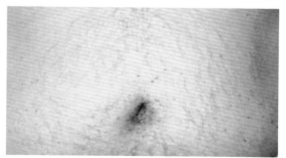

彩图 7-1

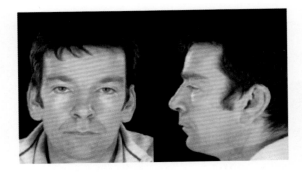

彩图 7-2

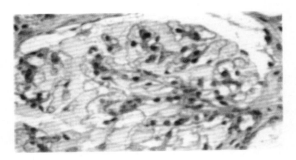

彩图 7-5

(a)

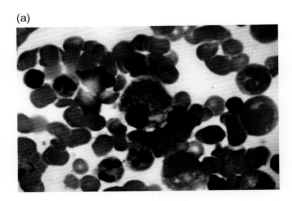

(b)

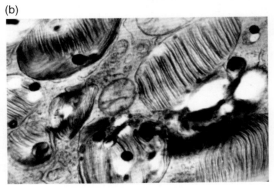

彩图 8-1

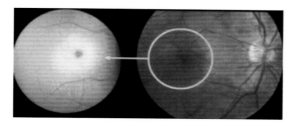

彩图 8-3

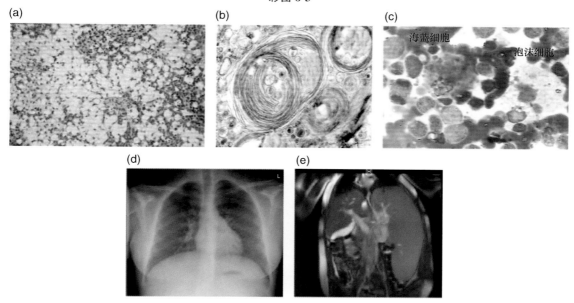

(a)

(b)

(c)

海蓝细胞
泡沫细胞

(d)

(e)

彩图 10-1

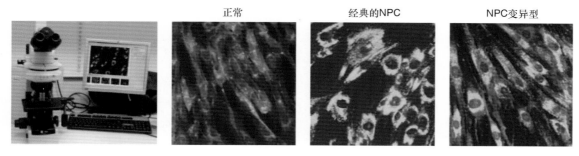

正常

经典的NPC

NPC变异型

彩图 11-3

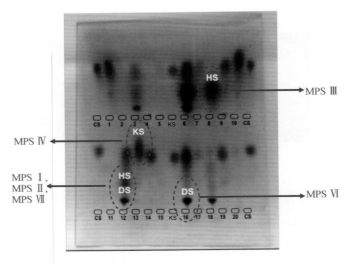

彩图 12-6

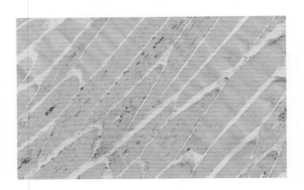

彩图 13-1

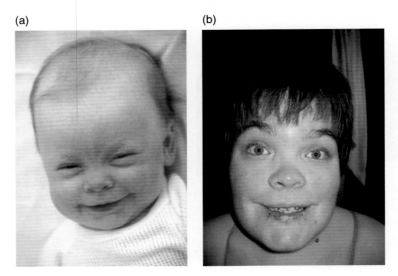

图 14-3

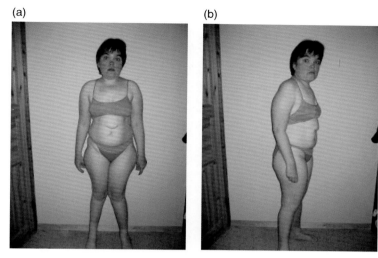

图 14-4

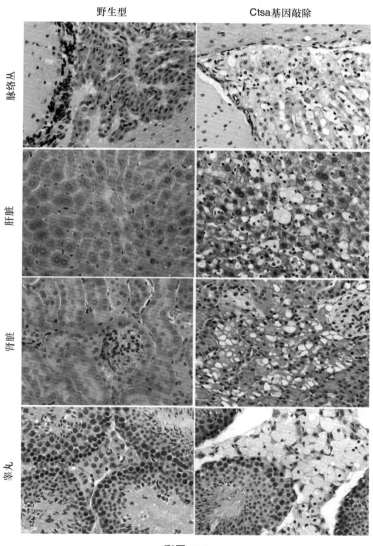

彩图 15-2

肾　　　　　　　　　　　脾

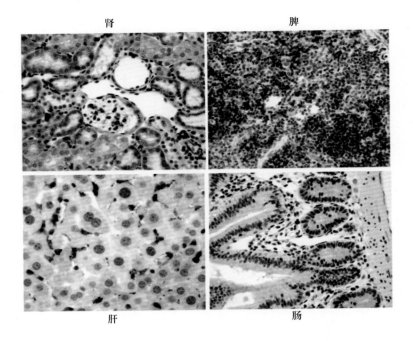

肝　　　　　　　　　　　肠

彩图 15-3

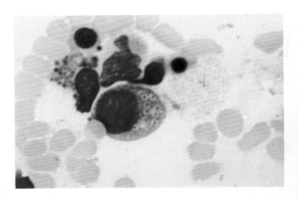

彩图 19-1

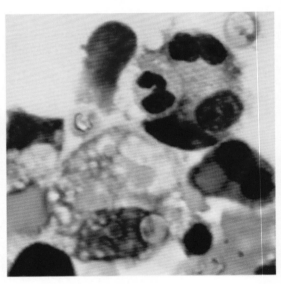

彩图 19-2